医療現場の
データベース活用

ファイルメーカーを用いた医療データベース構築・活用術

編集／若宮俊司　吉田　茂

LIFE SCIENCE PUBLISHING

推薦の言葉

一般社団法人日本医療情報学会理事長
浜松医科大学医療情報部
木村通男

　医療情報システムは，医事会計の合理化からはじまり，発生源入力（オーダエントリ）の推進，そして診療録の電子化とその歩みを進めてきた。これらは診療待ち時間の減少や医療安全の向上（手書き依頼からの開放，患者取り違えの防止など）に寄与してきた。そして今，診療録内容をその範囲とすることにより，なにが求められるであろうか。もちろんチーム医療のための情報共有の推進など，患者への診療行為そのものをサポートすることとともに，教育・研究の推進，副作用の早期検出，さらには臨床エビデンスや指標の創出があげられるであろう。

　これを実現するためには，診療の運営に寄与する病院情報システム（Organized Computing）の膨大なデータが必要不可欠であるが，一方，その利用や分析には，利用者のよいアイディアを簡単に具象化するツール（End User Computing）が望ましい。ここで，Organized ComputingとEnd User Computingの二つを結合するためには，三つの問題点がある。

- 病院情報システム側の出力形式の標準化の欠如
- できれば外界（Internet）とは離したい前者と，外界との接続を生かしたい後者との安全な連携
- 診療業務の一部に取り込まれた場合の後者の各種ドキュメンテーション

　第1の点については，2010年3月に厚生労働省が厚生労働省標準規格を8件制定したため，今後は各医療情報システムが標準的情報出力機能を持つことが期待される。
　一方，第2，第3の点については，いままでの類書はその便利さ，柔軟さを示すばかりであったが，本書はこれらの点についてしっかり言及された，はじめての書である。
　読者が本書を活用し，医学・医療の推進に，研究，教育の点で寄与するとともに，各種文書，提出物作成など，読者の医療業務環境を改善することも，期待したい。

はじめに

若宮俊司（川崎医科大学眼科学）

　わが国での医療の電子化は，1960年代後半に行われた医事会計の電算化，1970年代に行われた臨床検査の電子化，遠隔医療の試みにはじまり，1970年代から1980年代にかけて医療エキスパートシステム・電子教科書の試みとオーダリングシステムの普及開始，1980年代以降普及しはじめたPACS，1990年代半ばにはじまったカルテの電子化，そして2000年代以降はよく知られているように電子カルテの普及へと続いています。一方，医療者が開発に直接関与した医療用ソフトウエアも同じような時期にはじまっており，1960年代から1970年代にはすでに心電図診断や肝臓病鑑別診断，Mumps系病歴データベースの構築が試みられています。2000年以前，オーダリングシステムあるいは電子カルテがまだ普及していなかった時代には，こうした取り組みは先端的施設が中心になって行われていたものであり，一般病院では医師らが個人的にマッキントッシュなどを購入して部門内あるいは個人的に自らの医療のためのデータベースやソフトウエアを作っていたにすぎませんでした。ところが，その後，大手ベンダによるレセコン，オーダリングシステム，電子カルテが一般病院にも普及しはじめると，こうした電子化は病院経営側が主体となって行うがために，医療現場にとって使いにくい電子化の側面が指摘されるようになりました。2000年以降はその隙間を埋めるかのようにFileMakerを筆頭にさまざまなツールを用いた医療者作成のソフトウエアが発表されるようになりました。それらのなかには病院全体で利用されるものさえ知られています。

　こうした医療者が作成する医療現場のツールを一つの領域として確立しようという動きが2004年の日本クリニカルパス学会をきっかけに起こり，年末には学会内のワーキンググループである「CPTプロジェクト」（責任者：筆者）が設置されました。メンバーは主に2004年の学会でパス展示（PC）を行った発表者でした。このプロジェクトはさまざまな方面からの活動を行い，数多くの成果を上げてきました。国内外での学会企画と講演，和文，英文の論文，英文書籍の発刊などがその主なものですが，FileMakerを中心として，病院情報システムとのさまざまな連携・非連携によるEnd User Applicationの存在を医療の世界に情報発信したこと，そして活動の基盤としてFileMakerを中心としたJ-SUMMITS，医療だけでなく全分野を対象とした日本EUC学会という二つの組織がこのプロジェクトから生まれたことは「CPTプロジェクト」の大きな成果であったと思います。J-SUMMITSについては名古屋大学の吉田茂先生から紹介していただきます。

　本書では医療向けにFileMakerでどのようなものを作ることができ，また，実際に使わ

れているかについて，具体的なアプリケーションの目的，動作，画面，使われ方，利点・欠点などを紹介します．そのほか，FileMakerのあまり一般的ではない使い方，他のソフトとの連携，医療現場特有の使い方，高度な利用法，著作権・文書保存・個人情報保護など医療特有の注意点，FileMaker利用を推進してゆくためのヒントなどにも触れたいと思います．

はじめに

吉田　茂（名古屋大学医学部附属病院）

　私がはじめてFileMakerを使ったのは，今から15年ほど前のことです。当時，神鋼病院の小児科医師として働いていましたが，B型肝炎母子感染予防の患者管理のために作ったデータベースが私の最初の作品です。今から思うと，色の付け方も知らず，ボタンの作り方もままならず，非常に質素な作りのDBでした。その後，異動先の神鋼加古川病院で，紹介状の返書作りに取り組みました。その際に，根っから無精者の私にとって，退院サマリーと紹介状返書に似たようなことを二度書いているのが面倒くさくて仕方なかったので，FileMaker上の同じレコードでレイアウトを変えて2種類の文書を表現することにしました。さらに封筒の宛名印刷機能なども追加してより便利になった段階で，同僚の医師にも薦めたところ大変気に入られて，結局，小児科の入院担当医師全員が私の作った退院サマリー兼紹介状返書DBを使用することになりました。

　ここまでならば，よくあるFileMaker個人使用の共有版ですが，私は，せっかく小児科の全入院患者がDB化されるのならば，これを入退院名簿に使えば便利だと考えました。そうして入院時に患者登録をすれば，その情報は退院時には，退院サマリーや紹介状返書作成時に利用できることになります。

　次に考えたことは，入院時の指示をFileMakerで作成することです。当時，外来をしながら，自分が入院させた患者の入院時指示を手書きで書いていましたが，結構，時間を要する作業で，その間，外来診療が中断していました。そこで，診断名，観察事項，注射薬，内服薬，検査などの指示をリストから選んで簡便に入院時指示を作成できる仕組みをFileMakerで自作しました。紙カルテ時代には，入院時に様々な書類や記録用紙が必要ですが，それらの多くをボタンひとつで印刷発行できるようにしました。これは，自分自身のみならず看護師および事務方の作業負担を大幅に軽減しました。入院登録，入院時指示，必要書類の印刷，退院サマリーと紹介状返書作成が一連のDBで可能になりました。

　その後，医療界はクリニカルパス時代の幕開けとなったのですが，私のところでは，すでに疾患ごとの指示の定型化，標準化は上記のFileMakerシステムで実現されていました。よく使う指示パターンを定型化し，観察項目や注意点なども印刷されるようになっていました。あとはアウトカムの設定とバリアンス収集の仕組みを追加するだけでしたが，その頃には私のFileMakerスキルもかなり向上していましたので，熱型表や処方箋発行，さらには当時，参加していた厚生労働科学研究費で，患者状態適応型パス（PCAPS）まで作り込んでいきました。

次の大きな転機は，小児科以外にもFileMaker自作システムの輪が広がったことです。放射線科の中村医師が放射線検査予約システムを作り，院内の公式システムになったことで，神鋼加古川病院では一気にFileMaker自作システムによる診療支援システムの構築が進みました。

　私にとっての最大の転機は，2004年に現在の名古屋大学医学部附属病院に異動したことです。こちらではじめてベンダー製の電子カルテというものに触れ，これまでFileMakerで自作してきたシステムとはまったく掛け離れた代物に，いろいろな意味で圧倒され，しばらくの間は，まったくFileMakerに触ることもできませんでした。しかし，電子カルテの現状が把握できるようになるにつれ，ここでもFileMakerによるユーザーメードシステムは必要であると確信するに至り，2007年の電子カルテ更新時にFileMakerを病院全体に導入し，電子カルテシステムとの連携を構築しました。以後，さまざまな改良を重ね，今や，当院において，「名大の森」と呼ばれるFileMakerシステムは，診療・研究・教育・管理などで欠かせない存在になっています。

　現在に至る道程で，私には多くの仲間ができました。これについては後で詳しく述べますが，その集大成が「J-SUMMITS」です。実は，日本全国には私と同じようにFileMakerで自作したシステムを医療現場で活用している医療者がたくさんいたのです。

　本書では主にJ-SUMMITSの仲間が，それぞれの知恵や経験を活かして，医療現場でいかにFileMakerを活用し，業務改善や医療の質の向上に役立てているかをお伝えします。本書が，個人でのFileMaker利用者から，病院情報システムの責任者まで，幅広くさまざまな読者の役に立つことを祈念します。

目　次

1章　医療現場のファイルメーカー ……………………………………… 13

医師のまわりのデータの管理 ……………………………………………… 14
1. はじめに …………………………………………………………………… 14
2. Eメール・データベース ………………………………………………… 14
3. 学会データベース ………………………………………………………… 15
4. 備忘録データベース ……………………………………………………… 15
5. 臨床データファイリングデータベース ………………………………… 16
6. 最後に ……………………………………………………………………… 17

FileMaker Proを用いた糖尿病診療に特化したサブシステムの運用 …… 18
1. はじめに …………………………………………………………………… 18
2. 電子化に至ったきっかけ ………………………………………………… 18
3. リレーショナルデータベース化による外来の入力省力化，チーム医療への拡張 …… 19
4. 糖尿病治療マニュアル「SDM」における相当ステージ記載とのリレーション ……… 19
5. 電子カルテCubeとの並行運用 ………………………………………… 19
6. クリニックでの非糖尿病患者も含めた拡張 …………………………… 20
7. 紹介状への検査データの自動転記 ……………………………………… 21
8. ネットワーク利用と新たな母艦ネットワーク，携帯端末 …………… 21

汎用データベースソフトを利用した図書・DVD管理システム ………… 24
1. はじめに …………………………………………………………………… 24
2. 方　法 ……………………………………………………………………… 24
3. 管理用のファイル ………………………………………………………… 29
4. 効　果 ……………………………………………………………………… 32
5. おわりに …………………………………………………………………… 33

施設全体利用のためのFileMakerポータル ……………………………… 34
1. FileMaker導入の経緯 …………………………………………………… 34
2. FileMakerと基幹システムとの連携 —起動時連携— ………………… 36
3. 名大の森(FileMakerポータル)概要説明 ……………………………… 38
4. FileMakerと基幹システムとの連携 —バックグラウンド連携— …… 40
5. FileMakerと基幹システムとの連携 —電子カルテへの書き込み— … 42
6. まとめ ……………………………………………………………………… 45

医療現場のFileMaker(施設全体利用) …………………………………… 46
1. はじめに …………………………………………………………………… 46
2. FileMakerデータベース作成までのワークフロー …………………… 46
3. FileMakerの運用 ………………………………………………………… 47

  4 FileMaker 作成・運用時の工夫 …………………………………………………… 53

「紙」と「電子」の共存（施設全体利用） 57
  1 導入にあたって ……………………………………………………………………… 57
  2 サブシステム選定とエンド・ユーザ・コンピューティング（EUC）戦略の導入 …… 57
  3 パワーユーザーの誕生 ……………………………………………………………… 58
  4 電子カルテシステムとの情報伝達 ………………………………………………… 59
  5 当院 FileMaker システムのファイル構成 ……………………………………… 60
  6 FileMaker Pro システムのメリットとデメリット ……………………………… 65
  7 まとめ ………………………………………………………………………………… 67

医療現場の FileMaker（施設全体利用） 69
  1 施設概略 ……………………………………………………………………………… 69
  2 医療情報システムの現状と FileMaker 導入の経緯 …………………………… 69
  3 FileMaker によるクリニカル・サポーティング・システム（CSS）の概要 …… 71
  4 がん化学療法管理システム ………………………………………………………… 73
  5 手術予約システム …………………………………………………………………… 75
  6 DPC コーディングシステム ………………………………………………………… 76

FileMaker Pro を用いた診療情報システムの開発と病院システムとの連携 79
  1 序　文 ………………………………………………………………………………… 79
  2 システム構成 ………………………………………………………………………… 80
  3 データベース構成 …………………………………………………………………… 80
  4 オーダリングシステム ……………………………………………………………… 80
  5 放射線情報システム ………………………………………………………………… 81
  6 考察 …………………………………………………………………………………… 82

大阪医療センターの病院情報システム FileMaker を用いた入出力および参照系 84
  1 病院情報システムの歴史と現状 …………………………………………………… 84
  2 後利用システム ……………………………………………………………………… 86
  3 ベンダーの開発手法の問題点 ……………………………………………………… 88
  4 FileMaker をベンダー製電子カルテのインターフェース層に配置する ……… 91
  5 データ転送の仕組み ………………………………………………………………… 93
  6 FileMaker 参照系 …………………………………………………………………… 93
  7 開　発 ………………………………………………………………………………… 96
  8 ユーザーが作ったカルテのアドバンテージ ……………………………………… 101
  9 運用状況 ……………………………………………………………………………… 104
  10 おわりに ……………………………………………………………………………… 105

基幹システムとの連携（病院規模） 106
  1 はじめに ……………………………………………………………………………… 106

2 連携方法の選択……………………………………………………………………… *107*
　　3 リアルタイム接続について………………………………………………………… *108*
　　4 送受信時期と粒度について………………………………………………………… *108*
　　5 基幹システムとの連携の実際……………………………………………………… *112*
　　6 基幹システムにFileMakerを直結してはいけない！……………………………… *113*
　　7 連携データの処理法の実際………………………………………………………… *115*
　　8 静的なリスト作成…………………………………………………………………… *115*
　　9 入退院オーダーから逐次入院台帳を作成する方法……………………………… *116*
　　10 連携した情報をなにに利用するのか……………………………………………… *118*
　FileMakerで構築した，基幹システムとの同期システム……………………………… *120*
　　1 どのようなツールで………………………………………………………………… *120*
　　2 どのような内容のものを…………………………………………………………… *121*
　　3 HISとどのように接続して………………………………………………………… *122*
　　4 どのような利用で，どのような効果が得られているか………………………… *123*
　　5 情報の流れ…………………………………………………………………………… *135*
　　6 利点と問題点はなにか……………………………………………………………… *138*

2章　ファイルメーカーの特殊な使い方 …………………………………… *141*
　　1 はじめに……………………………………………………………………………… *142*
　　2 運用方法……………………………………………………………………………… *142*
　　3 ネットワーク上で運用する………………………………………………………… *151*
　　4 セキュリティーのかけ方…………………………………………………………… *158*
　　5 URL参照を用いた種々のシステムの起動………………………………………… *160*
　　6 病院情報システムの入出力インターフェースとして使う……………………… *160*
　　7 おわりに……………………………………………………………………………… *162*

3章　高度な利用法 ………………………………………………………………… *165*
　医療情報の高度活用，DataCubeによる医療安全のためのCDSS構築……………… *166*
　　1 医療ICTの発達と医療情報の利用と活用………………………………………… *166*
　　2 医療安全のためのCDSSの効用と限界…………………………………………… *168*
　　3 情報収集および処理………………………………………………………………… *172*
　　4 医療ワークフローへの適合性と開発手法………………………………………… *184*
　　5 CDSSと医療者の相互関係と人間中心設計……………………………………… *185*
　FileMakerを使った標準化ストレージからのデータ抽出……………………………… *189*
　　1 HISからのデータ出力の難しさ…………………………………………………… *190*
　　2 SS-MIXとは………………………………………………………………………… *190*

3 標準化ストレージとは ……………………………………………………… *191*
　　4 標準化ストレージの正体 …………………………………………………… *193*
　　5 なぜHL7なのか ……………………………………………………………… *196*
　　6 FileMakerを利用した標準化ストレージからの情報抽出 ……………… *196*

4章　医療で利用する際の注意 …………………………………………… *203*
EUCとそのファイルの取り扱い ……………………………………………… *204*
　　1 EUCと職務著作 ……………………………………………………………… *204*
　　2 職務作成物 …………………………………………………………………… *204*
　　3 著作権とは …………………………………………………………………… *205*
　　4 職務著作と職務発明 ………………………………………………………… *207*
　　6 著作権を得るためには ……………………………………………………… *210*
　　7 ファイルの保管について …………………………………………………… *211*

5章　施設におけるファイルメーカーの利用推進 ……………………… *215*
施設におけるFileMakerの利用推進 ………………………………………… *216*
　　1 佐賀整肢学園の場合 ………………………………………………………… *216*
　　2 佐賀記念病院の場合 ………………………………………………………… *217*
　　3 佐賀県立病院好生館の場合 ………………………………………………… *218*
　　4 最後に ………………………………………………………………………… *223*

6章　成果の共有化 ………………………………………………………… *225*
成果の共有化 …………………………………………………………………… *226*
　　1 FileMakerとの出合い ……………………………………………………… *226*
　　2 医学・医療用ソフト開発の経緯 …………………………………………… *226*
　　3 医療用テンプレートの公開準備 …………………………………………… *227*
　　4 どこに公開するか …………………………………………………………… *228*
　　5 Vectorへのソフト／テンプレートの登録方法 …………………………… *229*
　　6 医療用テンプレート公開の利点 …………………………………………… *231*
　　7 医療用テンプレート公開の欠点 …………………………………………… *231*

7章　J-SUMMITSの紹介 …………………………………………………… *233*
J-SUMMITS概要 ………………………………………………………………… *234*

執筆者一覧

●編集
若宮　俊司　　川崎医科大学眼科学
吉田　茂　　　名古屋大学医学部附属病院

●執筆（執筆順）
柚木　靖弘　　川崎医科大学心臓血管外科
古賀　龍彦　　原土井病院
原　　祐一　　原土井病院
中尾　偕主　　中尾医院
名西　史夫　　山口赤十字病院
若宮　俊司　　川崎医科大学眼科学
山内　一信　　藤田保健衛生大学医療科学部医療経営情報学科
吉田　茂　　　名古屋大学医学部附属病院
村上　公一　　津山慈風会津山中央病院
太田原　顕　　山陰労災病院
松波　和寿　　松波総合病院副院長産婦人科
中村　徹　　　加古川東市民病院（旧：神鋼加古川病院）放射線科
岡垣　篤彦　　国立病院機構大阪医療センター
山本　康仁　　都立広尾病院小児科
平松　晋介　　製鉄記念広畑病院産婦人科
渡辺　浩　　　国立長寿医療研究センター病院　臨床研究推進部
佛坂　俊輔　　佐賀県立病院好生館
山口　秀人　　佐賀記念病院
横田　欽一　　慶友会吉田病院健康相談センター

1章 医療現場のファイルメーカー

医師のまわりのデータの管理

柚木靖弘（川崎医科大学 心臓血管外科）

1 はじめに

　医療現場はもはやパソコンの存在なしに1日として立ちゆきません。ナースステーションを見渡してみると私たちがいかに多くのパソコンに囲まれながら仕事をしているかがわかります。医師個人でも同様です。日々の診療・研究・教育においてパソコンは手放せないツールになっています。

　私たち医師がパソコンに最も期待するのは，情報をいかに収集し，整理し，そして活用できるかということでしょう。現在多くのアプリケーションが開発されていますが，FileMakerはこのなかでももっとも強力で有効なデータベースソフトウエアであるといえます。ここではFileMakerの個人利用を中心に説明します。

2 Eメール・データベース

　Eメール（以下：メール）を用いての報告・連絡・相談は一般的に行われるようになっています。私はMicrosoft Outlookを用いていますが，メールのテキストデータの管理はFileMakerのデータベースで行っています。この際Microsoft Outlookで受信したメールをこのデータベースにコピー＆ペーストするひと手間を要しますが，重要なメールデータを失ってしまうくらいならこの程度の手間は取るに足らないと考えています。サンプルファイル

　このデータベースの作成は難しくありません（e-mail DB 基本編）。ファイルメーカのメニューバーの「ファイル(F)」から「新規データベース(N)」を選択する。新規作成するファイル名を「e-mail DB」として保存する。「e-mail DB」のデータベースの定義で「宛名」，「トピック」，「メッセージ」の各フィールドを作成します。フィールドタイプはすべて「テキスト」。この段階ではモニタ上には「宛名」，「トピック」，「メッセージ」の各フィールドが縦に三つ並んでいるだけです。

　ここでレイアウトモードに切り替え，ステータスエリアからボタンツールを選択しフィールドの隣にボタンを二つ作成します。一つは新しいレコードを作成するボタンで，「ボタン設定」は「レコード」から「新規レコード/検索条件」を選択します。ボタン名は「新規」。もう一つのボタンの設定は「その他」の「メール送信」を選択します。さらに「オプション」として「ダイアログなしで実行(P)」を選択した後，「指定(F)」のボタンから「宛名(T)」，「トピック(U)」，「メッ

セージ(M)」の項目をフィールド名の指定(F)からそれぞれ先ほど作成した「宛名」,「トピック」,「メッセージ」の各フィールドを指定します。ボタン名は「送信」とします。

ブラウザモードに戻り「新規」ボタンから新規レコードを作成し，各項目を入力し，「送信」ボタンを押せばMicrosoft Outlookの新規メールが作成され，後は送信するだけになります。一方，受信したメールは「新規」ボタンから新規レコードを作成して各項目を順にコピー＆ペーストします。

私はメールアドレスを管理するデータベースを別に作成し，さらにまたその他の機能を併せ持ったデータベースを使用しています(e-mail DB 応用編)。データベースを実際に使っていくうちに，「こんな機能があったら便利だな」と思う機能を一つずつ追加していきました。このような自分好みのカスタマイズができることがFileMakerの大きな魅力の一つです。

3 学会データベース

1年間に多くの医学関連学会が行われています。現在，学会の演題の応募は主にホームページで行われていますが，私はこれらのスケジュール・演題登録の締切日・登録番号・パスワードなどの管理を行うファイルを作成しています(学会DB)。 サンプルファイル

このデータベースを立ち上げると，初期画面として当日以降に開催が予定されている学会がリスト表示されます。学会名，開催場所，会期等の基本情報を一覧表示され，その内容は「詳細」のボタンをクリックするとレイアウトが変わり，学会に関する詳しい情報が表示されます。この詳細情報のレイアウトでは主に三つの種類の情報を表示しています。学会の基本情報としての，学会名・開催場所・会期・演題応募締切日・学会ホームページのURLを表示します。次に私がその学会に参加予定か，演題応募予定か，演題をすでに作成したかなどの情報を表示します。演題を応募した後に修正・削除するのに必要な登録番号，参照・更新用パスワードをここに入力できるようにしています。さらに演題を作成する際には演題名，所属・演者名，抄録を入力できます。演題名，抄録の登録には文字数の制限があるので文字数のカウントを設定しています(ただし，文字数のカウント方法は各学会で細かい点で異なっているので，大まかな目安としていただき，最終的にはホームページ上での調節が必要です)。

このファイルを利用すると，今までの学会発表の抄録の検索をすることもでき，また学会発表の業績一覧を作成することも容易です。

4 備忘録データベース

以前はpalmのto-do-listを使用していましたが，自分好みにカスタマイズできず，かなりのフラストレーションを感じていました。また，to-do-listにもその仕事の進捗状況のメモを追加記載することはできましたが，入力が面倒でついついさぼりがちとなり，その結果大切な

仕事を忘却してしまうこともありました。現在はFileMakerで自分好みに「備忘録DB」を作成し使用しています(備忘録DB)。 サンプルファイル

この「備忘録DB」は重要度を3段階で指定できるようしており、「0：最重要事項」、「1：期限を決めて仕上げる仕事」、「2：折に触れて思い出す事項」に分類しています。各項目は終了目標日を設定でき、この設定日の2日前には「！」を表示して注意を喚起するようにしています。

5 臨床データファイリングデータベース

私が臨床データの系統的なファイリングの必要性を痛感したのは日本外科学会の専門医申請の際です。今日、医師は各学会の専門医・指導医資格を取得し、更新しなければなりません。この際には自分の手術実績・検査実績などの臨床経験をデータとして提出することが求められています。

一方、日々経験した外科手術の記録をたった一行のメモ書きとしてでも記載しておくことは、外科医者の修練としても非常に大切なことです。患者氏名、年齢、性別、患者番号、手術年月日、術前診断、予定術式、術後診断、施行手術、手術担当医、麻酔方法、麻酔担当医、手術内容が最低限記録しておくべき事項ですが、このような情報のファイリングに強い味方となってくれるのがFileMakerです。「手術記録DB 基礎編」という新規データベースを作成し、前挙した各項目をフィールド名で入力し、適切なデータタイプを選択する。この1レコードが1手術に該当するわけで、毎日こつこつとデータを入力していくことが自分の外科医としての記録にもなります(余談ではあるが、新規データベースを作成した際には白地のバックに黒文字という、まったく味気ない面構えである。どうしてもピンク地に緑色文字にしたいと思われる御仁は遠慮なされずにどうぞ。FileMakerは非常に懐の深いアプリケーションである)。

後々の応用利用を考えると、1レコード毎に手術番号をつけることを勧めます。この際、手術番号を自分で一つ一つ手入力する必要はありません。手術番号のフィールド名の作成の際に「フィールドのオプションの入力」の「入力値の自動化」の「シリアル番号(S)」をチェックし、「作成時(N)」のラジオボタンを確認し、「次の値(X)」と「増分(I)」を入力しておきます。「次の値(X)」は例えば2010-001(2010年の001番目の手術の意味)、「増分(I)」は1を入力しておけば次回レコード作成時に2010-001の手術番号を持つレコードが作成されます。この時「フィールドのオプションの入力」の「入力時制限」の「ユニークな値(U)」をチェックしておくと同じ手術番号のレコードが間違って作成されるのを防止できます。

私が初めて作った臨床データベースも手術記録のデータベースです。喜々として毎日データを入力していました。しかし、幾日か経ったとき私はハタと困ってしまった。この方法では時に複数回手術を受けられる患者さんでは、全体像が見えてこなくなることがわかりました。患者氏名で検索をかければ表示されますが、面倒であるし、入力の段階で間違っていれば検索にもかかりません。このような際に有用なのがリレーションシップという機能です。

リレーションシップ機能とは、二つのテーブル間でフィールドの値を照らし合わせ、一致

するテーブルのデータを参照する機能であり，この機能はFileMakerの優れた点です。

まず，新規データベースで「患者基本情報DB」というファイルを作成します。そして患者番号，患者氏名，患者氏名ふりがな，生年月日，性別の各フィールド名を作成します。このファイルは患者の基本情報を管理するファイルで，この後の臨床データベースの中心となる最重要ファイルですから，データ入力には間違いのないよう細心の注意が必要です。このデータベースは1患者・1レコードとします。 サンプルファイル

この「患者基本情報DB」にポータルを作成して，患者番号でリレーションシップを作成している「手術記録DB 応用編」から，手術番号，手術年月日，施行手術の各データを表示します。これで一人の患者が複数回手術を受けていれば，ポータル上に複数回の手術がリストアップされます。新たに手術を施行した場合には，ポータルの空白の行に手術年月日を入力すればその患者の新たな手術記録が1レコード作成され，詳細のボタンを押すことで，新たに作成したレコードに飛ぶことができます。 サンプルファイル

患者番号でリレーションシップを形成することによって，患者の基本情報を他のデータベースでも利用することができます。たとえば入院サマリーや紹介状などのデータベースにも応用することができ，臨床データの系統的なファイリングを構築することが可能となります。

この際，十分な注意をしておかないといけないのは，このデータベースには患者の個人情報が含まれるためパスワード設定が不可欠であるということです。

6 最後に

私にとってFileMakerは多忙な日々を一緒に戦ってくれる心強い友といえます。おそらく私はいまだに彼の100分の1も理解できていないと思いますが，これからも親しくお付き合いいただき，少しずつでも彼のことを知っていきたいと思います。

この度の小書を手に取っていただいた方には，まず彼との「個人的」なお付き合いを始めていただき，少しずつ深みにはまっていっていただくことをお勧めします。その際，私のこの駄文が少しなりともお役に立てば，これに勝る喜びはありません。

参考文献
1) 医療関係者のためのファイルメーカー Pro 活用マニュアル2 臨床・文献データ活用編．浅野道雄著．南江堂

FileMaker Pro を用いた糖尿病診療に特化したサブシステムの運用

古賀龍彦[1]　原　祐一[1]　中尾偕主[2]　名西史夫[3]

1 はじめに

　病院情報システムの導入だけでなく，多くの公的急性期病院では病院機能評価の更新とも関連してペーパーレス化を目指す電子カルテの導入を検討する時代に入ってきましたが，今後すべてがそうした流れになっていくのかというと疑問が残ります．それは電子化に伴う，初期投資の問題だけではありません．

　筆者・古賀の勤務先であった山口赤十字病院ではじめた糖尿病部門のシステムを，次の勤務先である，電子カルテ完備の福岡市・原土井病院でも並行運用しています．糖尿病診療では特有の診療粒度でのデータ管理が必要だからです．さらに佐賀市中尾医院外来において，患者指導ツールの機能付加と，眼科，循環器科をはじめとする合併症管理のための他院への紹介状作成への工夫も含めて，糖尿病診療の特殊性に対応した電子化利用の有効性について順を追って提示したいと思います．

2 電子化に至ったきっかけ

　1989年，山口赤十字病院へ糖尿病担当医として赴任後間もなく，糖尿病外来への通院患者のなかから癌が複数発見されました．糖尿病外来では担癌患者と，将来，肝臓癌を発現する可能性が高いB型肝炎，C型肝炎陽性患者が10％近くを占めます．そのため，過去の胸部X線写真，心電図，エコー（腹部，頸動脈，心），胃検査，便潜血，大腸検査，CTならびにMRI（頭部，胸部，腹部），トレッドミル，ホルター心電図などの検査所見と，検査日を入力するデータベースファイルを作成しました．その際，検査日からの経過日数を計算することで，長期の再検査落ちを防ぐようにしています．さらに神経障害，網膜症，腎症という三大合併症を把握するために，眼科受診日と所見，神経障害の症状と投薬履歴，腎機能検査の結果と検査日も追加するしていいます．データベースは，当初，Apple IIcのRAMディスク上に展開されたGEOS-OSによるGeoFileで作成しましたが，その後，Macintosh SE/30とFileMaker Pro1.0Jに移行，軽量のWindowsマシンでも利用が可能となり，どこでも入力ができるようになりました[1)]．

[1,]原土井病院，[2]中尾医院，[3]山口赤十字病院

3 リレーショナルデータベース化による外来の入力省力化，チーム医療への拡張

　当初は，手書きカルテ記載に加えてのデータベースへの転記作業は大きな負担でしたが，FileMaker Pro v3からは複数ファイル間のリレーショナル表示が可能となり，患者ファイルとID番号によりリレーションされた経過ファイルとの，1対多のリレーショナルができるようになりました。以降，受診時のカルテ記載も含めて，画面上で外来業務すべてを完結させ，印字したものをカルテ用紙に貼って署名をするだけとすることになりました。

　検査部で取り込んだ患者採血データは，HbA1cが測定されたデータのみをCSVファイルとして書き出し，これをFileMakerファイルに取り込んで，ID番号でリレーションを組むことで，採血結果を簡便に利用できるようにしました。同様にリレーション機能により，医師とコメディカル部門の相互閲覧，ならびに再利用が可能となったため，チーム医療として行う糖尿病教育の環境が整いました。

4 糖尿病治療マニュアル「SDM」における相当ステージ記載とのリレーション

　糖尿病外来では，外来糖尿病患者のフォローだけでなく，他科受診依頼による入院患者の術前・術後管理も大きな比重を占めています。入院で糖尿病管理がはじめてできた患者の，入院中の情報を今後にいかせるように，入院中の検査の結果を，自動的に紹介状に反映される，3枚セットの紹介状レイアウトを作成しました。紹介状の3ページ目には，糖尿病の管理マニュアルであるSDM™(Staged Diabetes Management)の，患者の病期に対応した記載をリレーションで表示させ，さらにコメントを追記することで標準的治療の提示を行い，以降の治療に参照していただけるようにしています[2]。

　糖尿病外来患者の多くは，複数施設に通院しています。FileMaker Pro v6からのXML対応により，日本医療情報学会が提唱する，診療情報共有のための書き出しの試み[3]などを，山口赤十字病院在籍中(2002年まで)に行いました[4,5]。

5 電子カルテCubeとの並行運用

　2003年，福岡市の原土井病院に転勤しました。こちらの病院は，病院システムがすでに2回更新されており，赴任直後に3度目の更新を，電子カルテ導入という形で行うことが決定しました。しかし，電子カルテには，多様な病棟形式をカバーできるパッケージがなかったことと，検査室やPACS，医事会計など，すでに一部導入されていたものを並行利用できるマルチベンダーシステムを選択したため，電子カルテをM言語(Caché)を用いて各部署の要望を受けながらゼロから作り上げることになりました。筆者もその電子化委員会の一員に加

わることができ，かなりの要望を提出することができました。一方で，この電子カルテは各科が共通に使用するものであり，運用速度に支障をきたすようなカスタマイズは事故にもつながります。糖尿病診療独自の粒度で，使いやすいレイアウトを準備することはできないことがわかってきたため，FileMakerを用いた糖尿病部門システムを再度動かすようにしました。

当初は電子カルテCube端末のそばにノートパソコンを別途準備して，並行運用していましたが[6]，個人情報保護法施行後，ノートパソコンに患者データを入れて持ち歩くことは危険との認識が強まったことと，Cube上の採血データなどを部門システムにコピー＆ペーストを行いたいことから，Cube端末内に部門システムを表示させるように変更しました。その詳細は他稿[7]を参照ください。

原土井病院では，基本電子カルテCube本体だけではカバーできない褥創ファイルや栄養管理のデータベースの公開を，FileMakerのweb公開機能を利用して行っています。この方法ならば，ブラウザーさえインストールされていれば，個々の端末にFileMakerのアプリケーションをインストールする必要はありません。糖尿病部門システムもこの方法を用いた共有方法への変更を検討しましたが，FileMakerの使用できる関数が制限されること，レイアウトによってはレスポンスが重くなること，また印字機能の乏しさから，採用しませんでした。原土井病院では，週末短期入院においても多彩な書類を印刷しています。これはFileMaker Pro Advancedにより作成したランタイムアプリケーションを用いた糖尿病部門システムなしには継続できないものです。

6 クリニックでの非糖尿病患者も含めた拡張

週1回半日だけ佐賀市のクリニックで外来を担当しています。この医院では電子カルテシステムは未導入で，レセプトシステムのみが稼働しています。丁寧な説明にプラスとなるよう，糖尿病診療だけでなく高血圧症や心臓病，消化器病患者のフォローにも使える，汎用のFileMakerシステムを構築しました。山口赤十字病院で使用していた，非糖尿病患者用の外来ファイルを基本として，大幅に情報を追加したものです。

初診時ないし年が改まってカルテを新規に作りなおした時の，1ページ目に貼るための病歴，生活歴，家族歴，既往歴，アレルギー歴などが記載された印刷レイアウトと，継続フォローのための印刷レイアウトを作成しました[9]。いずれもA4用紙の左半分には，患者説明用にあらかじめ準備されたトピックス80種類超に即した記載ができるようにしています。さらに一言コメントを受診時に入力することで，口頭説明だけでは忘れてしまいやすいものを，患者さんが帰宅後確認できるようにしています。

再診用レイアウトの中央には糖尿病療養手帳の記録部分に貼れるように縦横を調節した印字部分を用意しています。糖尿病診療では糖尿病協会が作成した『糖尿病療養手帳』に毎回受診時の体重，血圧，血糖値，HbA1c値のほか，総コレステロール，HDLコレステロール，LDLコレステロール，中性脂肪，AST，ALT，γGTPなどの結果を記載することになってい

ます．それが電子カルテ時代に入りキーボード作業が多くなると，その手帳記載が難しくなってきました[10]．

山口赤十字病院では，手帳記載部分の印字を一時試みたものの貼らない患者さんが少なくないために断念していましたが，クリニックの看護師が貼って渡すという形をとることで再開しました．

7　紹介状への検査データの自動転記

『糖尿病療養手帳』へのデータ入力は再利用できます．外来で過去3回分の逆時系列表示をして最近の経過を表示するだけではなく，紹介状にも用いるようにしています．2時間半強で20人前後を診る外来時間中，その多くを占める糖尿病患者さんでは，おおよそ3人に1人の割合で，紹介状を書くことになります．その紹介状に家族歴，既往歴，生活歴，アレルギー歴と現在の処方内容に加え，過去3回の採血データと過去5回の処方変更歴，眼科受診状況，受診目的とコメント数行をを自動的に組み込み(図1)，2，3分で紹介状が完成できるようにすることもできます．

8　ネットワーク利用と新たな母艦ネットワーク，携帯端末

山口赤十字病院では，現在，病院情報システムHISの一部端末に，FileMakerをインストールして，HISから糖尿病ファイルに入る形でのネットワーク利用で運用されています．一方，原土井病院ではFileMakerのネットワーク利用を控えています．糖尿病データの電子化に関する領域で，最もユーザー数が多い糖尿病電子カルテは，糖尿病データマネジメント協会の会員が使用しているCoDiC(Computerized Diabetes Care)です[11]．今や10万人に近い糖尿病患者のデータを管理しており多施設共同研究として多くの成果をあげていますが，CoDiCも必ずしもHISと同一ネットワークには入っていないと聞いています．

糖尿病管理のスタッフは，患者の血糖自己測定データを手元のPCに取り込み，そのデータは糖尿病外来におくPCとだけ結ぶようにし，糖尿病部門システムの母艦としてサーバー管理すれば，HISとは独立するため，HISに影響を与えることなく，また費用も安く糖尿病管理データベースが実現が可能なのではないかと考えています[12]．

また，筆者が山口赤十字病院にいたときは，病棟回診用に携帯端末(PDA)上のファイルメーカー Mobile 2.1にデータの一部を書き出して用いていました．同ソフトの販売終了に伴い，現在はメモリー駆動のモバイルコンピュータにファイルを転送していますが，新たにアップル社のiPadが発売され，このiPad上で用いることの出来るFileMaker Go for iPadが登場しました．電子カルテは運用において，必ずしもペーパーレスとはなりません．FileMaker Go for iPadではv1.1においてPDF保存機能が追加され，印字出力とともに入力時刻もスタンプした

図1　中尾医院での紹介状作成例

```
                        診療情報提供書
                          ○○病院
                  肝臓外来主治医　先生御侍史              平成22年7月14日
                                         ○○市内○○町x-xx  TEL xxxx-xx-xxxx
                                                中尾医院　内科　古賀龍彦　拝
        いつも大変お世話になっています。下記の患者様について御高診御精査の程よろしくお願い申し上げます。

            名前        ○○　○○殿　50004       現在      70kg
                        昭和24年10月3日生　60歳
            主訴病名    糖尿病、慢性C型肝炎（ウイルス中力価）、高血圧
            既往症      入院は糖尿病にてH7頃○○県病院入院とH19○○病院に、輸血歴なし

            家族歴      5人家族、外食は少ないと、母方の実家に糖尿病と高血圧あり、ほかは脳卒中、心臓病、喘息、
                        癌なし
            生活歴      現在○○に在住にて○○市に通勤で事務職（時間は安定にて夕食はご自宅で）、
                        178cm、最大体重85kg（35歳）。

        いつもお世話になります。                              飲酒　焼酎お湯割りで3杯毎
                                                              喫煙　2007年頭禁煙されている
        H5年に貴院にてインターフェロン治療をいただいた糖尿病の男性ですが、   薬物禁忌
        一昨年貴外来にて御高診をいただいた方ですが、今回のドックにてHCV    特になし
        中力価と腹部エコーでS2に陰影を指摘されていて精査を依頼されました。
                                                              現在投与中の処方内容
        御高診ならびにご精査をお願い申し上げます。              1) アマリール(3)      1錠  1×朝前
                                                              2) アマリール(1)      1錠  1×夕前
        糖尿病については下記の経過にて最近HbA1c値が高めに経過しており    3) ノルバスク(5)      1錠
        ましたが、5/19の採血は7.3まで改善していました。眼科所見は以下の通    オルメティック(10) 1錠
        りで安定しています。                                      リピトール5mg      1錠  1×朝後
                                                              4) アクトス(30)       1錠  1×朝後
                                                              5) ユリノーム25mg    2錠  2×朝夕後
                                                              6) ベイスン(0.3)      3錠  毎食前
                                                                     以上　28日分

        眼科所見
        ○○病院眼科にて以前汎光凝固後→○○眼科にて前増殖網膜症で安定と、
        糖尿病眼手帳を発行1年毎受診にて安定していると 2010/5/18   糖尿病眼手帳と共に糖尿病療養手帳継続中

        最近の処方変更内容
            リピトール10mg→5mgへ           2010.4.12
            リピトール10mg追加              2010.2.24
            メデット→アクトス               2009.9.2
            ユリノーム25mg 2錠              2009.5.20
            ○○にてメデット(250mg)3錠追加されている   2007.7.4
```

検査日	FPG,	食後PG,	HbA1c,	AST,	ALT,	γGTP,	TChol,	HDLC,	LDLC,	TG,	UN,	Cr,	尿Albその他付記
10/5/19	135		7.3				178	107	49	50			
10/3/24	174		8.0				171	113	35	78			
10/1/20	237		8.4	19	22		249		121		14.9	0.78	

ものをPDFとして保存できるようになりました。電子カルテの端末として用いることができるようになる重要な機能が付加されたといえます。

参考文献
1) Koga T, Hara H. A small system suitable for team work towards patients with diabetes mellitus. Hospital end user computing in Japan 2010, Bentham Science Publishers Ltd in press

2) 古賀龍彦ほか．SDMの院内ネットワーク活用．Mebio 2000; 17: 84−89．
3) 古賀龍彦，松岡健平．糖尿病診療録の電子化と発展性．Diabetes Frontier 2001; 12: 737−42．
4) 古賀龍彦ほか．外来栄養指導の継続と歯科診療連携の改善―コンピュータと個人携帯端末の利用．プラクティス 2002; 19; 510−6．
5) 古賀龍彦ほか．日常臨床現場におけるITの活用．Diabetes Frontier 2003; 14: 357−63．
6) 古賀龍彦ほか．糖尿病診療と電子カルテ．Diabetes Journal 2004; 32: 79−83．
7) 古賀龍彦．糖尿病医療現場でのIT利用と情報漏洩対策．糖尿病治療ハンドブック．医学出版，東京，2009．p282−3．
8) 古賀龍彦ほか．糖尿病診療に有用と思われる電子カルテ機能．医療情報学 2007; 27(Supp)：47−8．
9) 古賀龍彦．糖尿病診療における電子カルテと部門システム併用の効果．肥満と糖尿病 209; 8(Supp): 62−7．
10) 古賀龍彦，松岡健平．網膜静脈閉塞症と糖尿病網膜症．Medical Asahi 2009; (99): 60−2．
11) 山崎勝也，小林正．糖尿病患者データ集積用ソフト"CoDiC"を用いた多施設のデータ解析．プラクティス 2002; 19: 517−21．
12) 古賀龍彦．糖尿病診療システムの今．これだけは知っておきたい糖尿病．医学書院，東京，in press

汎用データベースソフトを利用した図書・DVD管理システム

若宮俊司（川崎医科大学眼科学・川崎医療福祉大学医療情報学科）
山内一信（藤田保健衛生大学医療科学部医療経営情報学科）

1 はじめに

　今日，図書を管理するシステムは数多くの製品のなかから選択することができます。また，システムを自前で構築することが可能なソフトウエアも，インターネットを探せば容易に手に入れられる時代となっています。公共あるいは大学の図書館ともなれば，図書もかなりの数と種類になりますので，製品を導入することによって安全な図書運営が行えるはずです。しかし，小規模な図書室あるいは医局の図書程度であれば，場合によっては図書全体の価値よりも管理システムの製品価値のほうが大きくなってしまう可能性があります。通常はこのような場合，貸出ノートを作って各自が借用返却を記録する方法，図書カードを書籍に入れて管理する方法など，用手的な管理方法を採用することが多いと思います。著者の一人である若宮の所属する川崎医科大学眼科学教室でも，2年前までは図書の貸出ノートを使っていました。ところが，人によってはついうっかり，あるいはほんの短い期間だからという理由で貸出ノートに記載しない，書籍が行方不明，退職した人が持っていたなどの不都合がときどき発生していました。眼科の手術を記録したDVDも年間にするとかなりの数のディスクが増える状況にあり，それらが研究発表などの資料となるため，書籍と同様に借用返却が発生していました。手術DVDも書籍と同じような管理をしていましたが，やはり同様の状況にありました。そこで，費用をかけずに図書や手術DVDを管理するシステムを自前で作れないものかと考え，いろいろと試行錯誤した結果，安価でありながら大学図書館なみの管理が行えるようになりました。本稿では実際に作成して使ってみた結果を，良かった点，反省すべき点も含めてご紹介したいと思います。

2 方法

　図書にしても手術DVDにしても，基本的には個々の書籍あるいはメディアに標識をつけて，それを読みとり，借用返却情報，利用者の情報を付帯して電子的に管理するという方法以外，思いつきません。そこで，標識にはバーコードを，読み取りはバーコードスキャナで，管理

用ファイルにはFileMaker Pro Ver. 8を用いました。下記にその具体的な作り方を書きます。

1) 図書に一意の番号を割り当てる

　1970年以降に出版された書籍には，ISBN（国際標準図書番号）という，世界共通に書籍を特定するための番号が付けられています。2007年以前は10桁の数値が用いられていましたが，現在では13桁表記になっています。日本では1970年に制定された日本独自の書籍コードを1981年に改定して，販売の対象，発行形態，内容を記したCコードや本体価格などをISBNに加えた日本図書コードが利用されていました。1990年にはこの日本図書コードをJANコードに組み入れた書籍JANコードが用いられるようになりました。このコードは2段のバーコードで表示されており，1段目にはISBN，2段目にはCコードなどが表示されています。先に述べました2007年のISBNの桁数改定に伴い，書籍JANコードの1段目も10桁から13桁に変更されています。従来の10桁の先頭に978を挿入してチェックデジットを再計算することで13桁の表示にすることになっています。このように書籍のコード自体が複雑である上に，出版された年代により異なったコードが印刷されていること，きわめて古い書籍になるとコード自体が印刷されていないものもあり，図書の管理を行う場合，書籍のコード取り扱いが容易ではありません。

　また，ISBNコードは対象となる書籍に対して与えられていますから，たとえば同じ書籍が何冊もある場合，付録の書籍がある場合，あるいは月刊誌などで半年分をまとめて一冊に装幀する場合にはISBNコードだけで区別することができません。そこで，書籍に印刷してあるコードではなく，ISBNコードを利用した独自のコードを作ることにしました。独自にということであれば，番号の付け方など1番から適当につければよいようなものではあるのですが，500冊以上ある図書がきちんと整理されて順番に並んでいるというわけでもなかったので，ISBNコードを利用した独自コードがよいと考えました。といっても図書は10桁のコードと13桁のコードが混在しています。したがって，どちらかに統一する必要があり，どちらを選択してもコードを付け直す作業が必要になります。筆者らは10桁に統一することにしました。これはできるかぎりコードを短くして読み取りエラーを減らしたいと考えたからでしたが，遠い将来を考慮すると13桁で工夫する方が適切だったかもしれません。作成したコードは下記のとおりです。

　　14桁書籍独自コード＝10桁分のISBNコード＋2桁副本コード＋2桁所有数番コード

　たとえば，2008年に出版された『眼科プラクティス22 抗加齢眼科学』（出版社 文光堂）という書籍はISBNコードが13桁「9784830655791」です。10桁に直すためには先頭のJANコードで決められているフラグ978を除いた9桁分の「483065579」に，チェックデジットを再計算した結果「3」を末尾につけるのが正しい方法ですが，読み取りの際のデジットチェックは行わない予定でしたので，再計算の面倒を省いて，「4830655791」そのままを10桁分のISBNコード

として採用しました。この書籍には付録本がありませんので，2桁副本コードは「01」となります。書籍は1冊しか所蔵していませんので，2桁所有数番コードも「01」です。したがって，独自コードは「48306557910101」となります。ISBNコードはNACSIS Webcatのホームページ（http://webcat.nii.ac.jp/webcat.html）でも簡単に検索することができます。ちなみに書籍のチェックデジットは10桁のISBNコードの場合，モジュラス11 ウェイト10-2(M11W10～2)という方法で行われ，13桁のISBNコードの場合，モジュラス10 ウェイト3・1(M10W31)という方法で行われています。インターネットなどで検索すると簡単に情報が入手できると思いますが，計算方法は，前者では先頭の桁から10，9，8・・・2を掛けてそれらの和を11で割った余りを11から引き，結果が10ならX，11なら0，それ以外は結果をチェックデジットとします。後者では数値の末尾桁から3，1，3，1とかけてゆき総和を求めた結果を10で割り，その余りを10から引いた値がチェックデジットとなります。

　発刊時に10桁だったISBNコードの場合は10桁分のISBNコードもそのままですが，ISBNコードが付いていない書籍や数冊を一冊に製本した書籍については新たに「10桁のISBNコードもどき」を作成しなければなりません。

　ISBNコードの先頭にはグループ記号とよばれる識別番号がついています。英語圏は0と1，フランス語圏は2，ドイツ語圏は3，日本は4，ロシアは5，中国は7，その他の国々は8番台が2桁，9番台が2～5桁となっています。この桁数が多くなると当然ながら残りのISBNコード桁数が少なくなりますから，書籍に割り当てられる番号もそれだけ少なくなるはずです。何だか奇妙な感じがしますね。

　では，6番台はどうなっているのでしょう。601のカザフスタンからはじまって617のウクライナまで各国が割り当てられています。つまり，600の割り当てはないということになります。そこで，新たに作成する「10桁のISBNコードもどき」にはこの番号を割り当てることにしました。たとえば2007年に出版された『あたらしい眼科』第22巻の1月号から6月号までの6冊を一冊に製本した書籍は，9桁の番号「600010278」にモジュラス11 ウェイト10-2で計算したチェックデジット「1」を付けた「6000102781」を「10桁のISBNコードもどき」としました。このチェックデジットは何でもよかったのですが，既存のISBNにはチェックデジットを再計算しないで新規のISBNコードもどきに対して計算したのは，単に「やってみたかった」からにすぎません。この作業にはMicrosoft EXCEL 2003を利用しました。ISBNコードの識別番号についてはInternational ISBN Agencyというホームページ（http://www.isbn-international.org/page/ranges）に詳細があります。

　もしも，今回の独自コードで読み取りの際にデジットチェックを行うとしたら，

14桁書籍独自コード
　＝9桁分のISBNコード＋2桁副本コード＋2桁所有数番コード＋チェックデジット

として適当なチェックデジットを付与することになります。

2) DVDに一意の番号を割り当てる

　DVDのコードは書籍よりも簡単です。眼科の手術は所属している施設では毎日，数件から十数件行われていますが，DVDは容量が大きいので，何日かに一度，新しいメディアに取り変える程度です。そこで，余裕をもたせた独自コードを作成しました。

11桁DVD独自コード
　　＝4桁の西暦年＋2桁の月＋2桁の日＋1日分の中のDVD連番＋チェックデジット

　年月日を利用するのはごく普通のアイデアです。チェックデジットは将来のために付けました。読み取りの際にはデジットチェックは行わない予定でしたから，書籍同様，なんでもよかったので，13桁のISBNコードで使われているモジュラス10 ウェイト3・1（M10W31）を利用するつもりでした。先に紹介しましたように，この計算方法では奇数桁に3を乗じ，偶数桁に1を乗じるのですが，FileMaker Proでスクリプトを組む際，間違えて逆にしてしまいました。気が付いた時にはすでにラベル印刷を行った後でしたので，そのまま使うことにしました。たとえば，2010年3月22日に保存されたDVDは一枚あり，チェックデジットを付けて「20100322017」としようとしたところを「20100322019」としたわけです。これでもデジットチェックをしようと思えばできるので，独自チェックデジットといえばいえるかもしれませんが，単なるミスでした。利用に際しては何も影響ありませんでした，などと気楽にしていられるのがエンド・ユーザ・コンピューティングのよいところですね。

3) バーコード印刷に必要なもの

　作成したバーコードは印刷して書籍に貼付する必要があります。手ごろな大きさのものなら何でもよいかというとそうはいきませんでした。バーコードスキャナの特性に合わせて，印字のサイズと品質，ラベル紙の種類，ラベル劣化防止のための透明保護ラベルを選択する必要があります。バーコードスキャナはよくスーパーなどで見かける手持ちのタイプではなく定置式のほうが便利と考えていましたので，サンプルを提供して頂いて試行錯誤しました。いろいろと試した結果，ラベル紙は「マイタックラベル ML-503 20シート入り」（ニチバン社製），透明保護ラベルは「LABEL SEAL 08371（45mm×90mm）24枚入り」（A-One社製）が最適でした。プリンターについては専用のバーコードラベルプリンタを用いなくても普段，利用しているモノクロレーザープリンター「LBP3210」（キャノン社製）で十分でした。印字は，書籍が横43mm縦9mm，DVDが横35mm縦9mmというサイズが購入したバーコードスキャナの読み取りに最適でした。

　文字をバーコードになおして印刷する方法はフォントを入手するのが簡単です。バーコードにはITFコード，CODE39，CODE128，NW-7などの一次元バーコード，QRコードで有名な二次元バーコードなど，数多くの規格があり，それぞれ用途が異なっています。桁数や読み取りの際の精度などが関係しています。図書館でよく見かけるものはNW-7という規格です。Technical Corp. という会社のホームページ（http://www.technical.jp/handbook/chapter-font1.

html）からフリーのNW-7用フォントを入手することができます。NW-7は構成が簡単で印刷精度もあまり要求されないといわれています。Windowsパソコンではコントロールパネルの中に「フォント」というメニューがあると思いますから，そのフォルダの中にコピーするとよいです。なお，パソコンはごく普通に入手できるものです。筆者らは「VALUE STAR Xp Home Edition Ver.2002」（NEC社製）を使っていますが，教室の共用パソコンです。

4）バーコードの印刷

　大切なことが一点あります。独自コードを作り，ラベルにバーコードを印刷しただけではバーコードスキャナで読み取れません。読み取り開始，読み取り終了を指示するスタートコード，ストップコードを独自コードに追加しておく必要があります。筆者らの使用したバーコードスキャナでは「a」を独自コードの前後に追加しました。

　先の書籍とDVDの独自コードにスタート・ストップコード「a」を追加してNW-7のフォン

図1　書籍バーコード

図2　DVDバーコード

トで表現すると，先にご説明した書籍のバーコードa48306557910101a，DVDのバーコードa2010032201aは図1，図2のようになります。

　バーコードのラベル印刷にはMicrosoft EXCEL 2003にデータを入れて，Microsoft Word 2003の差し込み印刷を利用しました。

図3　Magellan-1000i

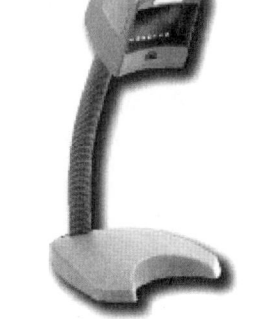

5）バーコードの読み取り

　バーコードスキャナもさまざまなものが発売されています。スーパーや図書館などでは，手持ち式のスキャナをバーコードに当てて読みとっているところが多いと思いますが，書籍とDVDだけを対象としているので，筆者らはかざしただけで済むようにと「Magellan-1000i」（SystemGear社製）という台付き定置式の製品を購入しました。この会社ではデモ機を無料で借りることができるので，購入前に行ったラベル印刷や読み取りの実験にとても重宝しました（http://www.systemgear.com/products/top/barcode_07.html）。SystemGear社のご許可を得てその写真を掲載します。手持ち式のバーコードスキャナも試し

てみましたが，バーコードにあてる時の距離やバーコードの大きさ・太さ・長さ・鮮明度などが読み取りに関係しているようでした。もちろんバーコードスキャナの性能も関係していると思いますが，筆者らの環境では，購入した製品が最も楽に読み取れるという印象でした。なお，いずれのバーコードスキャナも通常は読み取り条件を設定するようになっています。

3 管理用のファイル

作成した管理用ファイルは，職員の管理用ファイル，図書の目録用ファイル，図書の借用返却用ファイル，DVDの目録用ファイル，DVDの借用返却用ファイルの5つです。FileMaker Pro Ver.8を用いました。データベースを作成する他，自動処理のためにスクリプトを組んでいますが，リレーションを組む以外，特別な処理は何もありませんので，もっと古いバージョンで作成しても同じ動作をすると思います。

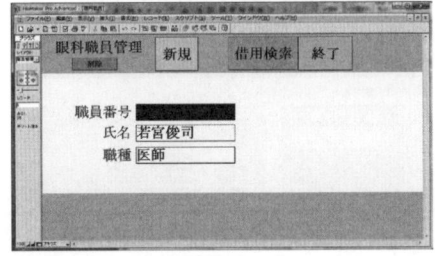

図4　職員の管理用ファイル　　図5　図書・DVDの借用検索画面

1) 職員の管理用ファイル

職員番号，氏名，職種を保存しています。ファイルには新規入力，個人別に図書・DVDの借用情報検索ができるようスクリプトを組んでいます。

2) 図書の目録用ファイル

図書の台帳となるファイルです。ISBNコード，副本番号，所有番号を入力すると書籍番号が生成されます。最低限の入力項目として書籍名を入力し，著者，編者，出版社，出版年，出版地なども入力できるようにしています。新規入力や削除，書籍の検索，NACSIS WebcatでのISBN検索もできるようにスクリプトを組んでいます。検索機能は書籍名から部分検索できるようにしています。

3) 図書の借用返却用ファイル

図書を借用あるいは返却する際には，個人の情報を入力する必要があります。作成したシステムでは，初めにその情報を入力しています。これは同じ人が複数の図書を借用あるいは返却することはありえるのに対して，同じ図書に対して複数の人が借用あるいは返却を行う

図6 図書の目録用ファイル
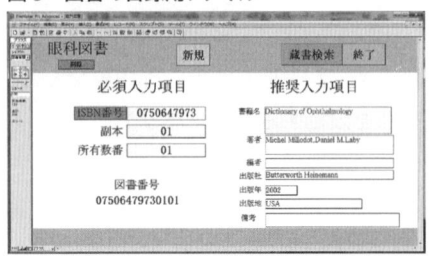

図7 図書の検索画面
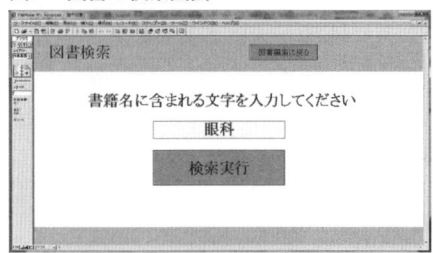

図8 図書の検索結果画面
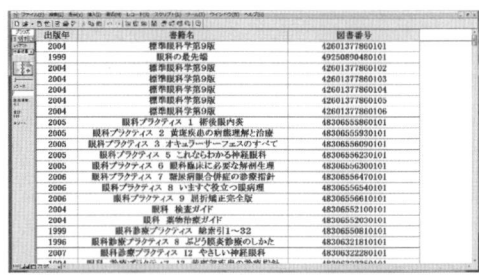

図9 職員番号入力（バーコード用）
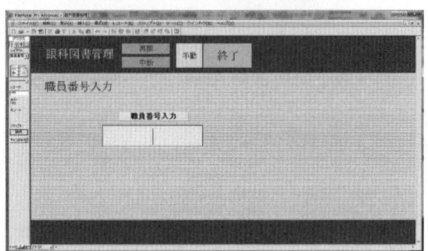

図10 職員番号入力（キーボード用）
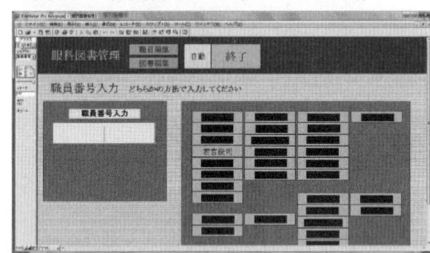

図11 書籍の独自コード入力
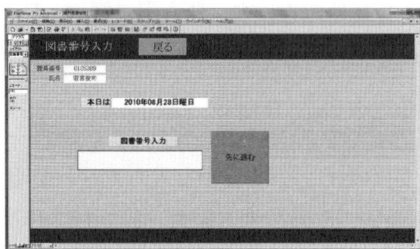

図12 書籍の借用画面
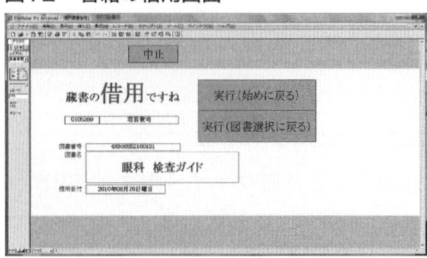

図13 書籍の返却画面
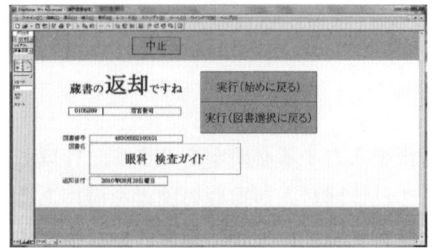

図14 アラート画面
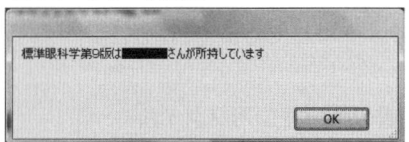

ことはありえないためです。個人の特定には大学・病院から付与されている職員番号を利用しました。ファイルを起動すると職員番号入力画面が立ち上がり，入力待ちになります。図9は職員番号をバーコードスキャナで読み取るための画面です。予め職員番号を書籍と同様にバーコードを印刷しておいて近くに置いておき，それを読み取らせます。1秒間隔で読み取り動作を行うようにスクリプトを組んでいます。一方，キーボートを使っても入力ができるようにした画面が図10です。画面の右側には個人名別のボタンがあり，職員番号を入力しなくてもボタン操作で先に進めるようにしています。職員総数が多い場合はもう少し工夫が要りますね。バーコード読み取り用とキーボード入力用のどちらからでも切り替えが行えるようにしています。職員番号を正しく入力すると，次は書籍のコードを入力する画面に切り替わります（図11）。これもバーコードスキャナで読み取るかキーボードで入力するか選択可能です。書籍のコードが正しく入力されると，該当書籍が借用可能か否かで画面が自動的に変わります。借用可能であれば図12の画面に，返却すべき状態であれば図13の画面になります。誰かが借用していればその人は借用も返却もできないわけで，図14の画面がアラートとして現われます。職員や書籍のコードが正しく入力されない場合は先に進めません。

4) DVDの目録用ファイル

　DVDの台帳となるファイルです。DVDを保存した年月日，連番を入力するとDVD番号が作成されます。DVD名や内容なども入力できるようにしています。新規入力や削除，本日付けの年月日自動入力，DVDの検索もできるようにスクリプトを組んでいます。検索機能は保存された年で検索できるようにしています。

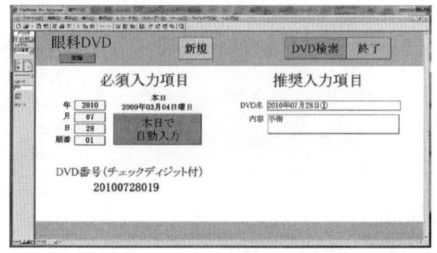

図15　DVDの目録ファイル

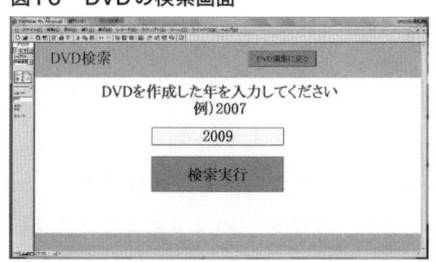

図16　DVDの検索画面

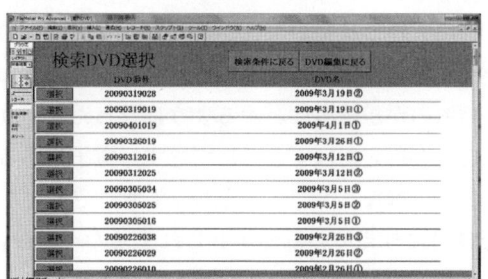

図17　DVDの検索結果画面

5) DVDの借用返却用ファイル

図書の借用返却用ファイルと機能的には同じです。画面も書籍かDVDかの文字の違いがある程度なので省略します。

6) 入力作業

ファイルやバーコードスキャナを用意しても，実際に利用するためには，書籍やDVDをファイルに登録し，バーコードを印刷し，書籍に貼るなど初期に行うべき作業が多く，筆者らは教室の入力業務をお願いしていたパートの方に依頼しました。この作業が一番手間を要します。ただ，一度，やってしまうと，後は追加だけなのでそれほどではありません。

7) 運用

職員も毎年新しい人がやってきます。誰でも苦労しないで取り扱えるように説明書を書籍，DVDと分けて作成しています。基本的には個人個人の責任で図書・DVDの管理を行っているのですが，2009年8月に利用を開始してから2010年8月までのほぼ一年間の利用者のべ数は図書が82件，DVDが153件でした。その間のシステム的な問題は特に発生していません。眼科学教室には大学から補助員が配置されているので，システムの管理はその方にお任せしています。やはりどなたか管理をしてくださる方がいないと職員の交代や図書・DVDの追加に迅速な対応ができないように思います。

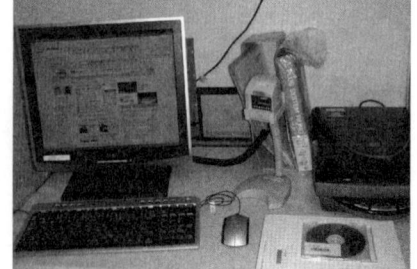

図18 教室の実験室に設置した図書・DVD管理システム

効 果

ノートで管理をしていた時代には，どれだけの図書があるのかさえ不明でした。DVDも年々増えてゆくばかりで，管理をどのようにすべきか悩むところでした。本システムを構築した後は，コードを割りふった書籍やDVDについては行方不明がなくなりました。総額でおよそ10万円程度かかりましたが，ほとんどの費用はバーコードスキャナ代でした。要した費用の割には良いものが作れたかなというのが率直な印象です。職員の感想としても手間がかかるようになったという意見はありませんでした。むしろ，借りたい時に誰が借り出しているのかが確実にわかるようになったというのが大きなポイントです。貸出ノートでも同じことが行えたはずなのにできず，電子化するとできるようになったというのも不思議といえば不思議なことです。きちんと管理されているものを借りようとしているのだという印象を職員に与えているのかもしれません。職員番号の入力に関しては，バーコードの読み取りよりもボタンあるいはキーボードを利用する人が多数でした。これは

普段，病院で電子カルテに自分のIDを入力するのに慣れていることが関係しているのかもしれません。

プロフェッショナルからみれば問題だらけとは思いますが，ユーザが作りたいものを自分で作るエンド・ユーザ・コンピューティングの世界はとても素晴らしいと思います。

5 おわりに

今から思えばこう作ればよかったなと思えるところもあるのですが，取りあえず，業務利用されているので変更せずに使っています。今後は長期的な運用を通じて改善すべき点などを明らかにしようとしています。読者の皆様も試みられてはいかがでしょうか。作成したファイルはとても公開できるものではないので一般公開しておりませんが，やってみようと思われる方には個別にご連絡をいただければできるかぎりのご協力をいたします。

謝　辞

本システムを構築するにあたり，研究費から本システム構築費用を負担していただいた川崎医科大学眼科学教室の桐生純一教授に厚くお礼申しあげます。また，データの入力と処理を手伝っていただいた教室事務パートの山本珠美氏に感謝いたします。

施設全体利用のための FileMaker ポータル

吉田　茂（名古屋大学医学部附属病院）

1 FileMaker導入の経緯

　名古屋大学医学部附属病院は，東海地区の基幹病院であり，診療・研究・教育のすべての面において地域の核となる病院です。当院では，いち早く，2003年から電子カルテシステム（富士通社製NeoChart）を導入し，完全ペーパーレス，フィルムレスの運用を行っています。NeoChartは中部地区で富士通が展開する電子カルテ製品です。私が2004年に当院に赴任した頃は，電子カルテ稼動後1年経ってやや落ち着いた時期でしたが，さまざまな問題が山積みでした。NeoChartが電子カルテとして高度な機能を有していることは間違いないのですが，医療現場の多様性や迅速性に対応しきれていない部分が目につきました。これは，どこのベンダーの製品でも共通の電子カルテシステムの弱点だと思います。医療情報システムの責任者として，一つ一つ問題解決に向けて努力する毎日でしたが，前任地の神鋼加古川病院（現：加古川東市民病院）で自作したFileMakerシステムの有用性が忘れられず，2007年の電子カルテシステム更新時に，院内全体にFileMakerを導入する計画を立てました。当時は，一見無謀とも思える構想でしたが，実は事前に院内でアンケート調査を行ない，当院にはFileMakerユーザーが多数存在し，実際にさまざまな自作システムが部局単位で活用されていることがわかっていたのです（図1）。

　同じアンケート調査で，各部署がすでに有しているFileMakerデータベース数を調べると

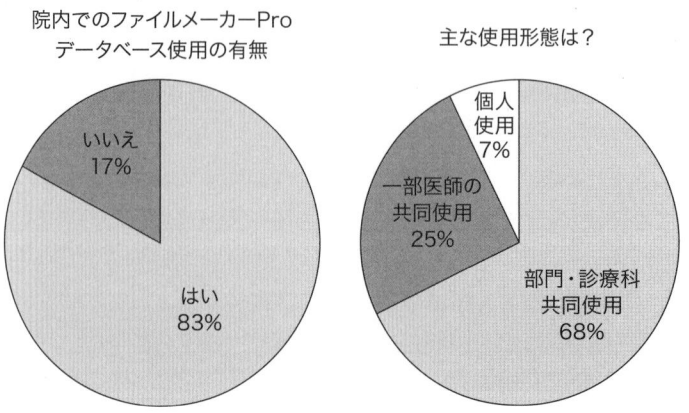

図1　アンケート結果1
名大病院の30診療科/部署に対するアンケート調査にて
左はFileMaker使用の有無，右はその主な使用形態を尋ねた結果の円グラフ

図2　アンケート結果2
同じアンケート調査にて，左は電子カルテ上でのFileMaker利用希望の有無，右はその場合のFileMakerの管理を尋ねた結果の円グラフ

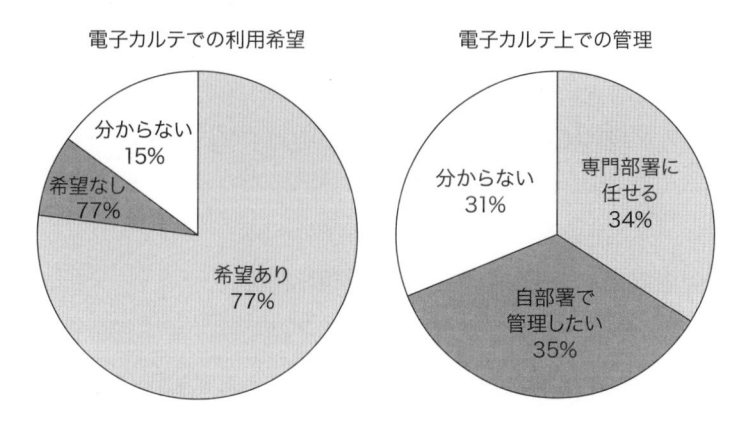

電子カルテでの利用希望
- 分からない 15%
- 希望なし 77%
- 希望あり 77%

電子カルテ上での管理
- 分からない 31%
- 専門部署に任せる 34%
- 自部署で管理したい 35%

約200個に上ることがわかりました。それらのデータベースが医局や個人のパソコン上（一部はFileMaker Server上）に保有されていたのです。ユーザーの立場からすると電子カルテとの連携がない状態では，データ入力の手間が負荷になっていましたが，一方，情報管理者の立場からすると，患者個人情報を含むデータベースが，個人のパソコン上に存在することは大問題でした。そこで，電子カルテとの接続と管理の問題を尋ねた結果が**図2**です。

多くの部署でFileMakerを電子カルテ上で利用したいというニーズがある一方，その管理は専門部署に任せたい部署と自分たちで管理したい部署が同じくらいの割合で認められましたが，わからないと答えた部署も合わせると，3分の2くらいの部署は，専門部署での管理に同意してもらえそうな感じでした。実際にはFileMaker Serverに載せてしまえば，情報管理部門以外でDBファイルをコピーしたり外部に持ち出したりすることはできなくなるので，電子カルテと連携させるために，電子カルテネットワーク上に存在するFileMaker ServerにDBファイルを載せるということは，事実上，セキュリティなどを専門部署に任せることになります。

その後，自部署で管理したいと答えていた部署には，Local Admin権限を与え，該当するDBファイルへ自由にアクセスできるようにして，自部署での修正変更などの管理のみ可能としました。

2007年当時は，医療界で個人情報保護法が話題になりはじめていた頃でもあり，医局や個人のパソコン上に大量の患者情報が入っていることに不安を感じている医療者も多かったため，このような管理権限の委譲は順調に行われました。

これから，院内にFileMakerを導入して基幹システムと連携させたいと考えている方には，ぜひ最初にアンケート調査を行ない，院内でどれくらいの部署が実際に日々の診療業務に関連してFileMakerを使用しているかの実態を把握することをお勧めします。予想以上に隠れFileMakerユーザーがいて，多くの部署で使用されていることが判明するかも知れません。その数字を持って，病院上層部にアピールするのも効果的だと思います。また，一方では，

院内の既存ライセンスを合計して把握しておけば，病院全体でサイトライセンス契約をする際に役立つこともあります。

　もし，病院上層部が，院内にFileMakerの利用実態が多数あるのを承知の上でも基幹システムとの連携を渋るようでしたら，医局や個人のパソコン上にFileMakerデータベースが野放しになっていることの危険性を指摘してみるのもよいかもしれません。その際には，病院上層部を怒らせて，逆にFileMaker禁止令を出されないように注意して自己責任でお願いいたします。

2　FileMakerと基幹システムとの連携 ―起動時連携―

　以下に，名古屋大学医学部附属病院のFileMakerシステムと基幹システムとの連携の概要を述べます。

　基幹電子カルテシステムは，富士通社製NeoChartと呼ばれるサーバークライアントシステムです。NeoChartは，中部地区で当院を中心に独自開発されたフルカスタマイズシステムです。クライアントPCのOSはWindows XPで，そのほぼ全端末にFileMaker Pro 8.5がインストールされています。OSの機能を制限することにより，FileMakerのアプリケーションをOSから直接起動することはできないようにしています。FileMakerを使用するためには，電子カルテシステムをまず起動しないといけませんが，電子カルテシステムの起動には，指紋認証やID，パスワードといった厳密な利用者認証が要求されます。こうすることで，FileMakerでは作り込みが難しい利用者認証の仕組みを電子カルテ側で担保してもらっています。

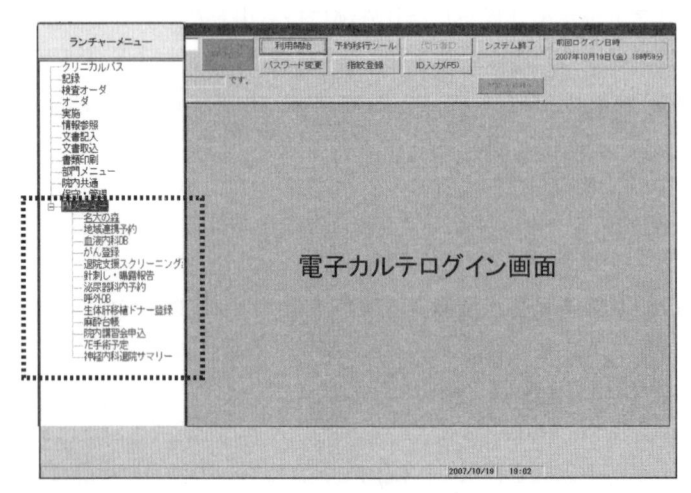

図3　電子カルテログイン画面
電子カルテにログイン後，マウスカーソルを左端に移動させると，ランチャーメニューが出現する。階層化された各種メニューの中で，破線で囲った「FMメニュー」の下の階層がすべてFileMaker DB起動メニューであり，中でも最上部の「名大の森」がFileMakerポータルDBとなっている。

電子カルテを起動すると，ランチャーメニューと呼ばれる電子カルテ上の全機能を呼び出せるフローティングメニューが現れます。そのなかにFileMakerのポータルDBである「名大の森」および各DBファイルを起動するためのメニューが利用できる仕様になっています(図3)。

さて，上記のランチャーメニューから「名大の森」を開くと，どのような仕組みでFileMakerが起動するのか，その実際の連携方法を解説します。サンプルファイル

最初にFileMakerアプリケーションがActive-X連携により起動され，同時に，電子カルテ側からは，現在の利用者IDおよび選択中の患者IDなどの属性情報がCSVファイルとして端末上の特定のフォルダに書き出されます。当然，このフォルダは一般ユーザーからはアクセス

図4　起動時スクリプト
左は，ファイルオプション(Mac)画面。ファイルを開く時に実行するスクリプトとして「起動時スクリプト」を指定している。右上は，「起動時スクリプト」の内容。4行目にサブスクリプト「属性読込」を実行している。右下は，「属性読込」の内容。5行目で，「属性CSV」をレコードのインポートにより読み込んでいる。属性読込失敗時にはアプリケーションが終了するようになっている。

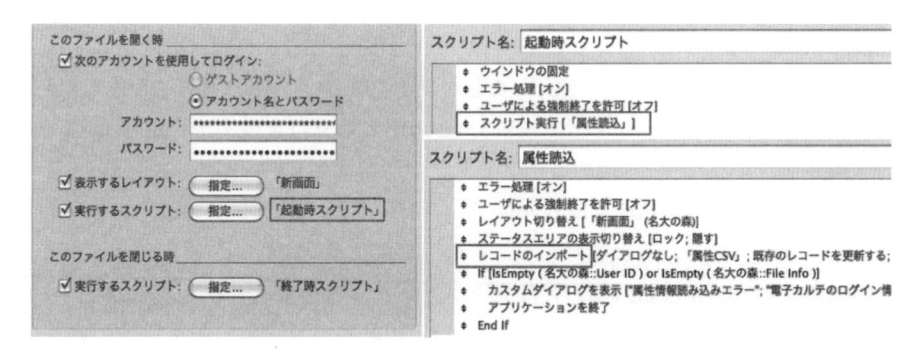

図5　名大の森
FileMakerポータル(入口)画面となるファイル

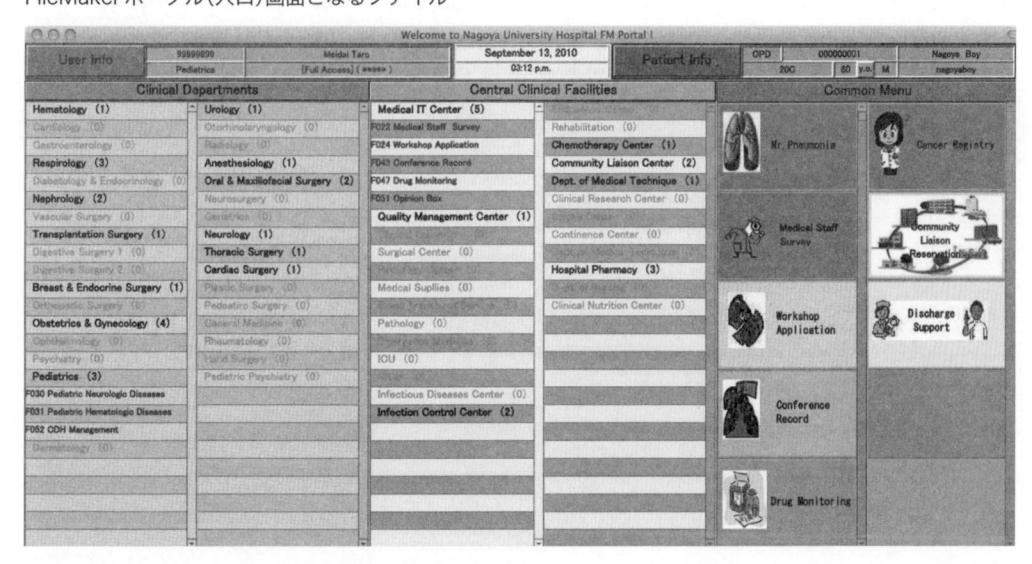

できません。次に,「名大の森」が開く際に,FileMakerの起動時スクリプトという機能により,先に電子カルテが書き出したCSVファイルを読み込み,FileMakerシステム側に属性情報を取り込みます(**図4**)。これにより,電子カルテシステムとFileMakerシステムは,常に同じ利用者,同じ患者で利用されていることになります。なお,読み込んだ後のCSVファイルは,FileMakerからコマンドを送って消去しています。

こうして,「名大の森」の画面左上部には,現在の電子カルテ利用者情報が引き継がれ,右上部には,電子カルテで開いている患者の情報が引き継がれています(**図5**)。

3 名大の森(FileMakerポータル)概要説明

「名大の森」には,診療科別,中央部門別,院内共通などの階層化されたメニューが表示されており,それぞれのデータベースシステムをワンクリックで起動することができます。たとえば,診療科別メニューの「Pediatrics」(註:小児科)の下には,赤文字で「F030 Pediatric Neurologic Diseases」,「F031 Pediatric Hematologic Diseases」,「F052 CDH Management」と3行のメニューが表示されていますが,ここをクリックすると,それぞれのDBファイルを開くことができます。よく見ると,「Pediatrics(3)」と末尾に括弧付き数字が表示されていますね。これは,「Pediatrics」に関係する(あるいは小児科が所有する)データベースが3個あるということを示しています。「Obstetrics & Gynecology(4)」(註:産婦人科)のように末尾に括弧付きで(4)が表示されているにもかかわらず,その下に赤文字のDB名が表示されていないところは,「Obstetrics & Gynecology(4)」の部分をクリックすると表示されるようになります。もう一度クリックすると非表示になります。すなわち,親階層の診療科名をクリックすることで,子階層のDB名の表示・非表示が切り替えられるわけです。なお,この子階層のDB名の表示・非表示の状態は利用者ごとに保持されるので,常に自分がよく使うDB名だけが赤文字表示されるように設定できます。ちなみに,「Ophthalmology(0)」(註:眼科)のように,グレーアウトしたタイトルで末尾の括弧付き数字が(0)のところは,子階層となるDBファイルがないことを示しています。

図6 DB起動スクリプト
F999_Sample DBというファイルを開く際のスクリプトを示す。

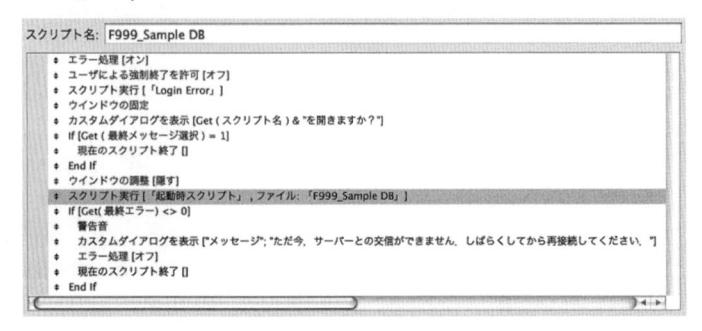

次に，実際に赤文字で示されたDBファイル名をクリックした際に動くスクリプトの内容を解説します（図6）。

図6のスクリプトの10行目の部分で，「F999_Sample DB」の「起動時スクリプト」を実行させることにより，当該ファイルを起動させています。FileMaker Server上のDBファイルを起動させる際に，ただ単に「ファイルを開く」のステップを使って当該ファイルを開くことも可能ですが，私は，必ず，すべてのDBファイルに「起動時スクリプト」を作っておき，開く際のレコード，レイアウト，初期設定などさまざまな制御を実行させるようにしており，当該ファイルを開く際には，外部スクリプトの実行の形で，その「起動時スクリプト」をキックする方法を取っています。

こうして開かれた「F999_Sample DB」の画面上部には，「名大の森」とまったく同様に，左上部には，現在の電子カルテ利用者情報が引き継がれ，右上部には，電子カルテで開いている患者の情報が引き継がれています（図7）。サンプルファイル

もう少し詳しく解説すると，F999_Sample DBの「User ID」フィールドは，以下の計算式で定義されています。

[非保存, from Sample DB, = 名大の森::User ID]

つまり，情報の引き継ぎというよりも，常に「名大の森」の利用者情報と患者情報を参照することで一致させているわけです。

ここまでをまとめると，FileMaker Serverで管理しているすべてのデータベースは，電子カルテシステムから安全な方法で起動され，利用者認証を引き継いだ後の「名大の森」を介してのみ開けることになります。こうすることによって，多数のFileMakerデータベースに対して個々に利用者認証やアクセス権の問題を考慮する必要はなく，「名大の森」が窓口となって，FileMaker全体の利用者認証や患者特定を引き受け，各データベースに反映させることが可能となります。

図7　F999_Sample DB画面
画面左上部には利用者情報，右上部には患者情報が表示されている。
これらの情報は「名大の森」と常に同期している。

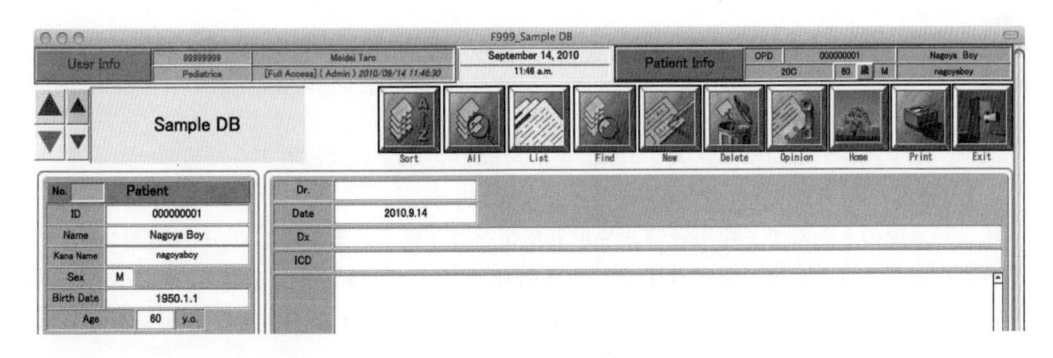

図8 起動時連携の概要
電子カルテから「名大の森」を起動すると同時に，属性情報を書き出す。
次に「名大の森」の起動時スクリプトで，属性情報を取り込む。

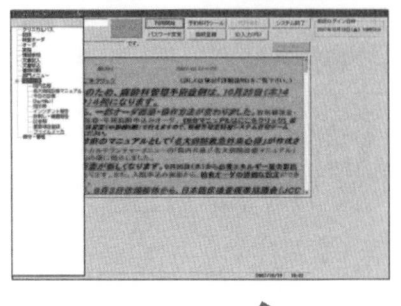

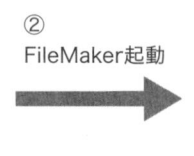

```
┌─ 電子カルテ側処理 ─┐                    ┌─ FileMaker側処理 ─┐
電子カルテから，CSVデータとして利用者属      FileMaker起動時スクリプトにより書き出さ
性・患者属性・ファイル属性を書き出し，      れたCSVデータを取り込んで利用者属性・
Active-X連携にてFileMakerを起動する。      患者属性・ファイル属性を引き継ぐ。
```

②
FileMaker起動

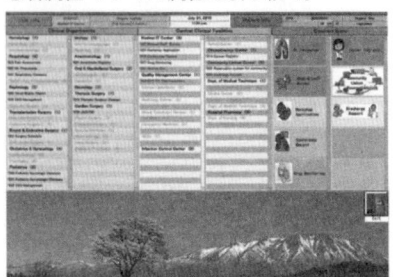

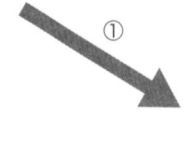

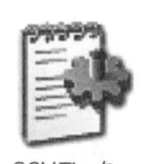

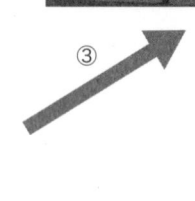

①　　　　　　　③

CSVデータ

　なお，電子カルテシステムのランチャーメニューには，個々のFileMakerデータベースを直接開けるメニューも表示されていますが，実際には，どのDBメニューをクリックしても，起動されるのは，すべて「名大の森」になっています。ただし，個々のDBメニューをクリックした場合には，「名大の森」は非表示の状態で起動され，個々のDBメニューに対応するデータベースのDBコードを「名大の森」の起動時スクリプトに渡すことにより，選択したデータベースを起動する仕組みとなっています。いわば，「名大の森」はスルーされるわけですが，必ずバックグラウンドでは起動されて，利用者情報と患者情報を電子カルテから引き継ぎ，個々のデータベースに反映させています。
　ここまでに述べた起動時連携の仕組みを**図8**にまとめました。

4　FileMakerと基幹システムとの連携 —バックグラウンド連携—

　次に，電子カルテ上のさまざまな情報をFileMakerシステムで利用するためのバックグラウンド連携について説明します。
　起動時連携のところで，利用者情報や患者情報を引き継ぐと書きましたが，実際に書き出されるCSVファイルには，利用者ID番号と患者ID番号しか含まれていません。利用者氏名・利用者所属，患者氏名・患者年齢・患者性別などは，利用者ID番号と患者ID番号をキーに

してルックアップで取り込んでいるのです。そのためには，当然，参照先の利用者情報DB，患者情報DBが必要になりますね。さらに，そのDBファイルは，電子カルテ等の基幹情報システムと連携を取っていなければなりません。その仕組みについて，これから述べます。

まず，電子カルテ側のデータベースで有している利用者情報テーブル，患者情報テーブルをCSVファイルとして，定期的に書き出してもらいます。これらの作業は，電子カルテベンダーにお願いすることになりますが，それほど面倒な作業ではありません。ちなみに当院ではすでにほかのデータウェアハウス製品へデータを書き出す仕組みがあったので，それをFileMakerシステム用にも使わせてもらいました。読者の方々の施設でも，すでにそういう環境があれば，このようにいわば「お裾分け方式」で簡単にデータをもらうことも可能かもしれません。

次に，電子カルテから書き出してもらったCSVファイルを自動的にFileMakerで取り込んで，利用者情報DB，患者情報DBを作成します。この際に，大量のデータの上書きを避けるために，電子カルテ側で更新処理のあったデータだけを差分ファイルとして書き出してもらう工夫が必要になります。さらにFileMaker側でも照合キーと更新タイムスタンプを元に上書き処理するようにします。

ここで問題になるのは，電子カルテデータベース上の利用者情報テーブル，患者情報テーブルと，FileMakerデータベースに変換された利用者情報DB，患者情報DBの同期のタイミングでしょう。ODBC経由などで実際に，電子カルテデータベース上のテーブルを覗きに行くのと異なり，この方法だとどうしてもタイムラグは生じます。しかし，日々の診療業務においては，これらの情報の同期は，リアルタイムである必要はないのではないでしょうか。当院では，患者情報DBの同期は6分ごと，利用者情報DBの同期は1日ごとに設定しています。すなわち，新規患者の場合でも受付で新患登録された6分後には，すべてのFileMakerデータベース上で患者IDを入力すれば，氏名や生年月日，性別，住所，電話番号などが利用可能となるのです。実際には，新患登録後6分以内にFileMakerデータベース上で情報が必要とされることはないため，これで十分と考えています。もちろん，もしもう少し短いタイムラグが必要ならば最短1分間隔まで短縮可能な仕組みになっています。

同様に，電子カルテ側から，定期的にCSVファイル渡しでFileMakerシステムに同期されている情報には以下のようなものがあります。処方情報(6分間隔)，病名情報(1時間間隔)，検査結果情報(1時間間隔)，手術情報(1時間間隔)，退院支援情報(1時間間隔)，生理学的検査情報(1時間間隔)です(図9)。

これらのデータベースは，いわゆるマスタ系DB群として，一般ユーザーの目には触れませんが，ユーザーが利用する各運用データベースに，電子カルテから必要な情報を提供する目的でいたる所で活用されています。この仕組みの最大の利点は，構築が容易であることと電子カルテデータベースに直接操作を加えることがないため，電子カルテベンダーの協力が得られやすいことです。また，電子カルテからCSVファイルで書き出された後は，すべてFileMaker側の処理になるため，問題が生じたときに責任分界点の切り分けが容易であることです。

図9　バックグラウンド連携の概要
電子カルテから定期的にCSVファイルで書き出された情報がFileMakerに取り込まれる。

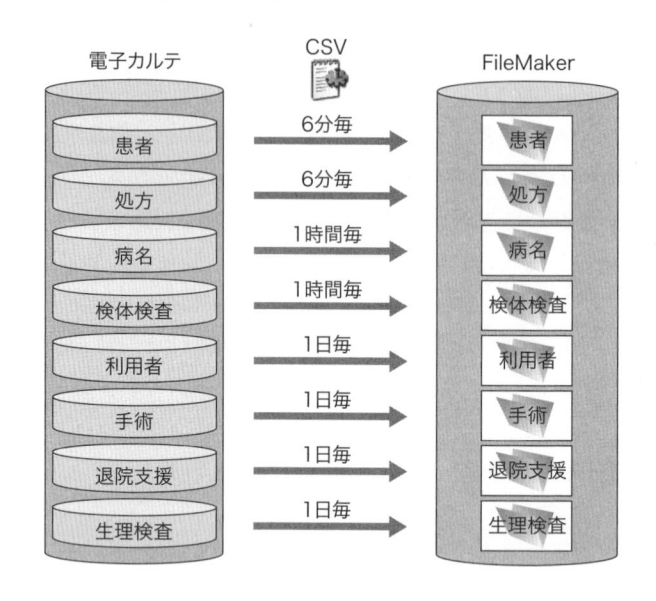

電子カルテ		FileMaker
患者	6分毎 →	患者
処方	6分毎 →	処方
病名	1時間毎 →	病名
検体検査	1時間毎 →	検体検査
利用者	1日毎 →	利用者
手術	1日毎 →	手術
退院支援	1日毎 →	退院支援
生理検査	1日毎 →	生理検査

5　FileMakerと基幹システムとの連携 ―電子カルテへの書き込み―

　最後に，FileMakerデータベースから必要な情報を診療録として残すために，電子カルテデータベースに書き込む仕組みについて解説します。
　仕組みの説明の前に述べておきますが，当院では，FileMakerシステムはあくまでも診療・研究・教育などに利用する補助的システムとして位置付けています。したがって，診療の補助に用いる場合も，FileMaker DB内に書かれた内容のすべてが診療記録であるとは考えずに，利用者が診療記録として残す必要を認め，電子カルテに明示的に書き込んだ情報のみが診療記録であると規定しています。これから述べる書き込みの仕組みは，その作業を簡便かつ厳密に実行するためのものです。
　図10に示しますように，電子カルテからFileMakerが起動されると，「CTFM2000」と呼ばれるアプリケーションがバックグラウンドで起動されます。このアプリケーションは，電子カルテベンダーに依頼して作ってもらったもので，FileMakerから電子カルテへ必要な情報をXMLデータとして書き込む仕事をします。FileMaker起動中は常駐アプリとして常に待機状態にあり，FileMakerから書き込みのコマンドを受けると仕事をします。
　FileMaker側では，「電子カルテへ送信」スクリプトを用意して，その中で，書き込みたい情報だけをテキストで編集したフィールドをXMLデータとして端末のローカルフォルダーに書き出します。それと同時に，待機中の「CTFM2000」にDDEコマンドを送信して，書き出し

図10　電子カルテへの書き込みの概要
FileMaker起動中は，CTFM2000と呼ばれるアプリケーションが待機状態になっている。
FileMakerからXMLデータを書き出し，CTFM2000にDDEコマンドで書き込み命令を送る。

0) 準備段階
電子カルテのランチャーからFileMaker起動時に送信用アプリCTFM2000を起動 (待機状態)

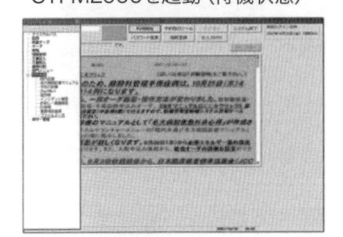

1) FileMaker側処理
FileMakerからXMLデータとして出力後，送信用アプリにDDEコマンドを送信 (書き込み命令)

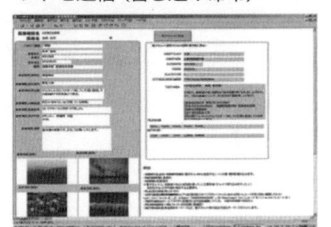

2) 電子カルテ側処理
XMLデータを取り込んで，ブラウザ上に記録シートとして表示

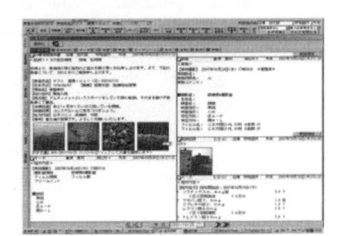

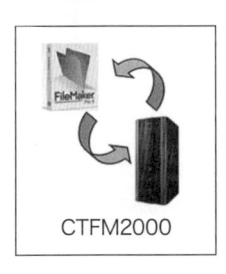

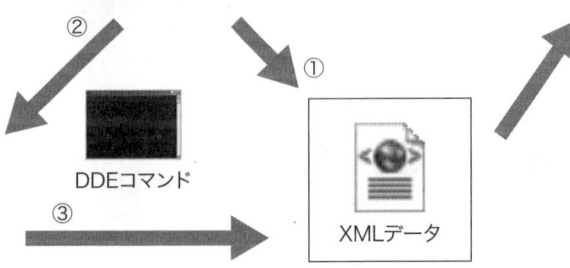

たXMLデータを電子カルテに書き込ませます。その際には確認ウィンドウが出て，データ送信ボタンを押すようになっています(図11)。

　送信できる内容は，テキスト情報のみならず，JPEG，PDF形式のファイルも添付ファイルとして書き込めます。また，テキスト内に医事用コードを付けて送れば医事システムに対して会計送信も行えるようになっています。

　FileMakerからは，書き込む情報のほかにメタ情報として，DBコード，レコードID，利用者ID，患者IDなどを送っています。これにより，万が一，FileMakerの利用者IDと電子カルテの利用者IDの不一致(これは理論上ありえません)や，患者IDの不一致(これは状況によっては起こりえます)があれば，「CTFM2000」がアラートを出して，電子カルテへ書き込めないようになっています。また，DBコード，レコードID，患者IDが同じ情報は，同じFileMakerデータベースの同じレコードから発生した記録ですので，同一患者の同一記録の書き換えとして電子カルテ側で版数管理をした上で更新処理をしてくれます。これにより，FileMaker単独では複雑で面倒な修正履歴をきちんと残すことができるようになっています。つまり，正式な診療録としての面倒な役割はすべて電子カルテに任せ，FileMakerは記録作成ツールとしての働きに専念しているわけです。

　先ほど，患者IDの不一致が状況によって起こりうると書きましたが，その状況とは以下のようなものです。

　通常，電子カルテで患者を開いてから，その同じ患者に対してFileMakerデータベースを

図11　電子カルテへ送信画面
書き込み内容を確認後，「データ送信」ボタンを押すと，電子カルテの記録シートとして保存される。JPEG，PDF形式の添付ファイルも保存できる。

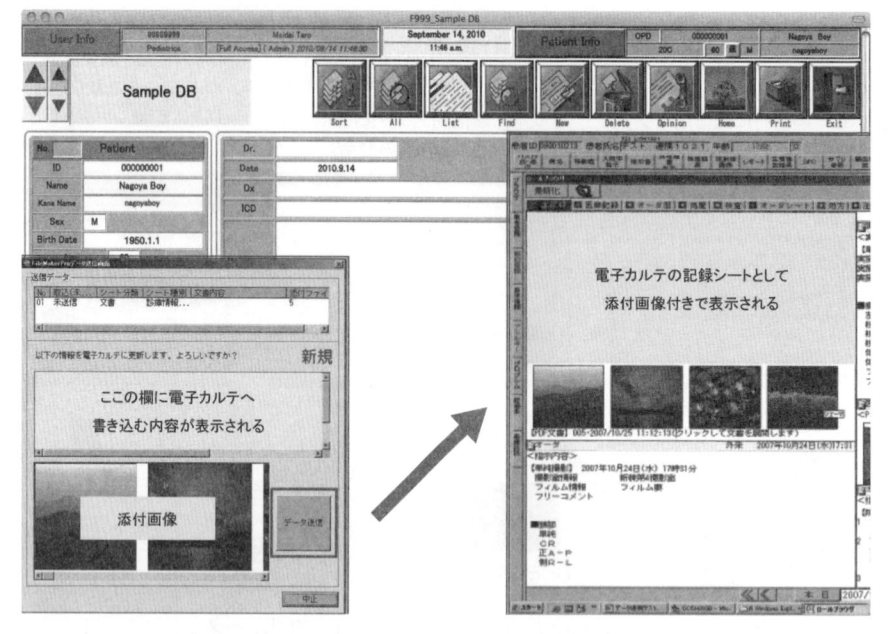

図12　患者不一致時のアラート表示
画面右上には「名大の森」すなわち電子カルテで開いている患者情報が表示されており
画面左下には，「Sample DB」で現在，参照中の患者が表示されている。
両者が一致していないことを「Inconsistency！(患者不一致！)」と警告している。

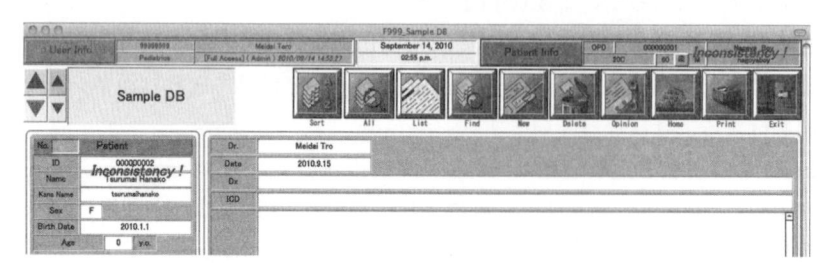

利用するわけですが，状況によっては，他の患者のレコードを参照したいことが生じます。基本的に当院のすべてのFileMaker DB画面はステータスエリア非表示でロックが掛かっており，他のレコードに自由に移動することはできませんが，DBによっては，患者一覧のリスト画面を用意してあり，他の患者への移動も可能になっています。ただし，その際には，現在，電子カルテで選択中の患者，すなわちFileMakerポータルである「名大の森」で選択中の患者と異なる患者のレコードに移動しようとしていることを警告した上で，移動したあとには，画面右上部の患者情報および，そのDBのレコード内の患者氏名欄の上に重ねて，赤文字で「患者不一致！」というメッセージを表示させるようにしています(**図12**)。

6 まとめ

　現在，当院では，マスタDBや管理用DBを除くと44個のFileMakerデータベースが院内の電子カルテネットワーク上で共有利用されています。それらを目的別に大まかに分けると以下のようになります。疾患管理14個(32％)，文書作成8個(18％)，CDSS(Clinical Decision Support System)7個(16％)，予約台帳6個(14％)，外部DB登録用4個(9％)，その他5個(11％)。

　これらのDBを有効に活用できているのは，基幹システムベンダーとの良好な協調体制により，FileMakerシステムと電子カルテシステムとの間で，シンプルかつ機能的な連携を構築できたことが大きいと思います。

　今後，同様の連携構築を目指される施設の方には，まず，基幹システムベンダーと根気よく話し合い，お互いの状況を理解し合った上で，双方に無理のない効率的な連携の仕組みを目指すことをお勧めします。

医療現場のFileMaker（施設全体利用）

村上公一（財団法人津山慈風会津山中央病院）

1 はじめに

　津山中央病院(以下，当院)では，1999年12月から電子カルテでの運用を始め，2010年で11年目を迎えました。当院では，電子カルテを使用し始めた当初から，FileMakerを使ったレポートシステムを構築してきました。今では246のデータベースを四つのFileMaker Serverで運用しています。

　FileMakerの動作するクライアントは700台以上あり，本稿執筆時点では，Windows 2000のクライアントが残っていることから，FileMaker Pro ver. 6を使用しています。

　また，電子カルテ導入以前，退院時要約，診療情報提供書や看護管理日誌等をFileMakerで作成して，ワープロ入力の練習として運用してきました。

　最近では，サーバーの仮想化を進めており，FileMaker Serverも仮想化しました。グループ病院にもFileMakerを導入しており，管理上の手間を省くため，グループ病院のFileMaker Serverも仮想化を行い，津山中央病院内の仮想サーバーで稼働させています。

　このたび，事例報告の機会をいただき，当院のFileMakerの運用とFileMakerデータベースを作成・運用する際，工夫している点について報告します。

2 FileMakerデータベース作成までのワークフロー

　当院では現場担当者からFileMakerデータベースの作成依頼があった場合には，診療録管理室に書類作成依頼を提出し，FileMakerで作成するかどうかの可否を決め，システム室に作成指示書が来ます(図1)。システム室では，現場担当者とフォームや機能の打合せを行い，電子カルテから起動するメニューの作成やPDF化機能の追加，書類コードの付与を行います。FileMakerデータベースが完成すると診療録管理室に完成報告をし，診療録管理室が院内に通知を行い完了です。このワークフローになるまでは，システム室に直接作成依頼が来ていたため，収拾がつかないことが多々ありました。

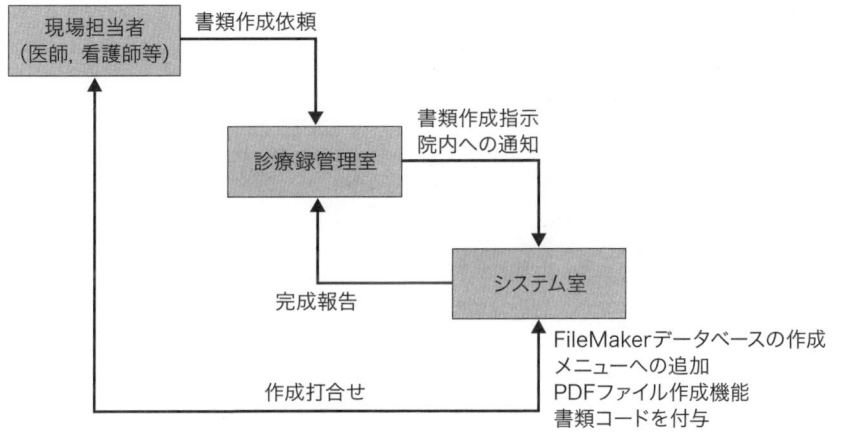

図1 FileMakerデータベース作成までのワークフロー

3 FileMakerの運用

当院でのFileMakerの使われ方として，4つのパターンに分けることができます。
1) レポートシステムとして利用
2) 印刷フォームの作成ツールとしての利用
3) 部門システムとしての運用
4) その他の利用方法

上記，4例について具体的な画面を表示して紹介します。

1) レポートシステムとしての利用

電子カルテから患者属性をFileMakerのデータベースに渡して，データを入力した後，PDFファイルを生成して電子カルテに返す方法です（図2，図3）。

電子カルテとFileMakerは下記の手順で連携しています。
① 電子カルテで患者を選択します。
② そのタイミングで連携用の特定フォルダ(C:¥karte¥tmp¥)に患者属性のCSVファイル(patinfo.csv)を出力します。
③ 電子カルテのShellメニューからFileMakerのデータベースを起動します。
④ 「患者属性取り込みボタン」を押すとデータベースに患者属性を取り込みます（連携できる患者属性は，患者ID，患者氏名，住所，生年月日，現在のログイン医師，病名等）。
⑤ FileMakerデータベースに必要事項を記載して「カルテ添付」ボタンを押すとPDF化され，PDFファイルが特定の監視フォルダに保存されます。また，PDFファイルの名前は当院で定めた命名規則にしたがっています（後述）。

図2 レポートとしての利用概念図

電子カルテ端末

③ FileMakerの起動 → レポート画面

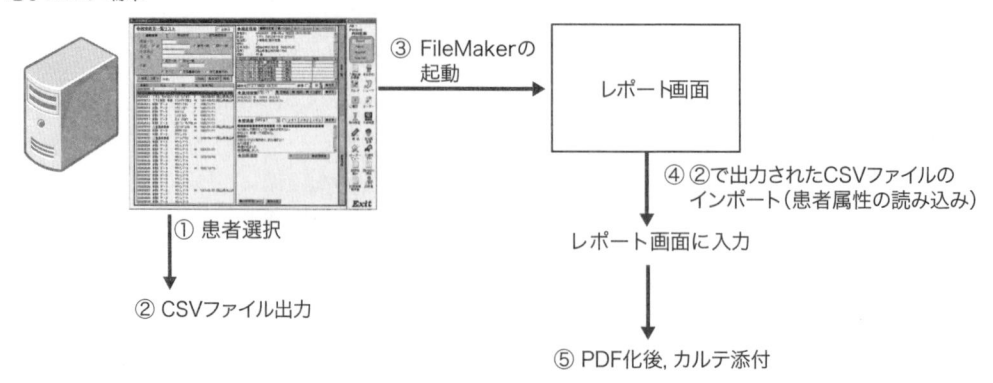

① 患者選択

② CSVファイル出力

④ ②で出力されたCSVファイルのインポート（患者属性の読み込み）

レポート画面に入力

⑤ PDF化後，カルテ添付

図3 レポートしての利用具体例：診療情報提供書

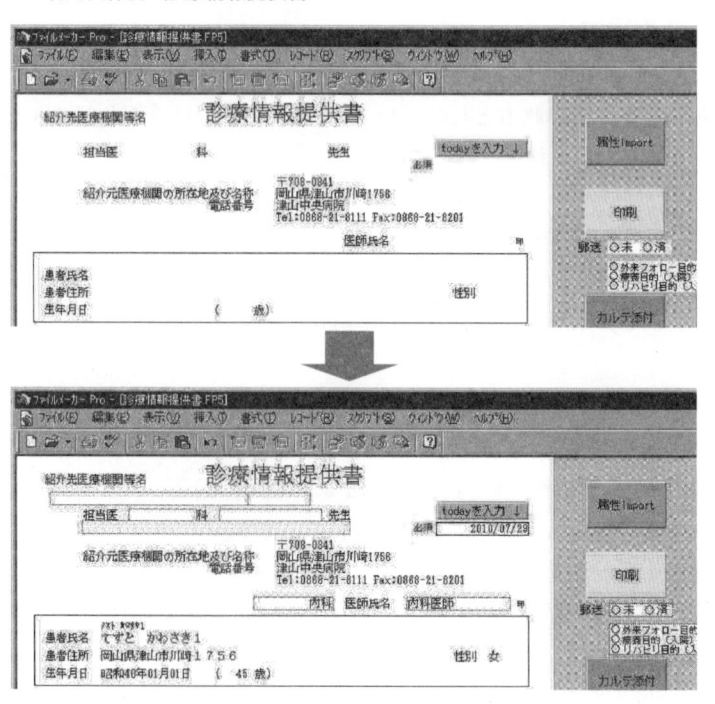

目的： 診療情報提供書の入力を行います。

動作： 電子カルテから起動し，電子カルテで選択している患者の属性情報をインポートできます。また「カルテ添付」ボタンでPDF化を行い，電子カルテに送信します。PDF化は，仮想プリンター Acrobat PDFWriter4を使い，ファイル名のコントロールにはプラグインを使っています。

用途： 診療情報提供書の入力のみならず，逆紹介の情報を取得する情報源として利用しています。

利点： 電子カルテ化当初より使っていますが，昔の紙のイメージそのままに入力できるので，医師に受け入れられやすいです。

2) 印刷フォームの作成ツールとしての利用

当院では少しでも手書きを少なくする理由で，FileMakerのデータベースを印刷フォームとして作成しています(図4，図5)。

電子カルテ化していても患者様に記載していただく文書(同意書など)は，電子化することは困難です。この場合，FileMakerから出力された印刷紙に患者様に署名していただき，スキャン後，作成したイメージファイルをPDF化して電子カルテに送信しています。

①〜④まではレポートシステムとしての利用と同様に患者属性をFileMakerデータベースに取り込みます。

⑤ 日付(手術予定日など)を入力すると当院の命名規則に従ったPDFファイル名をバーコードで表現したものを表示します。

⑥ 印刷を実行します。

⑦ 印刷した紙に記入します。

⑧ バーコードを解読するスキャナーソフトにて，スキャンし，TIFF画像をPDF変換後，バーコードの内容をPDFファイル名にして電子カルテに送信します。

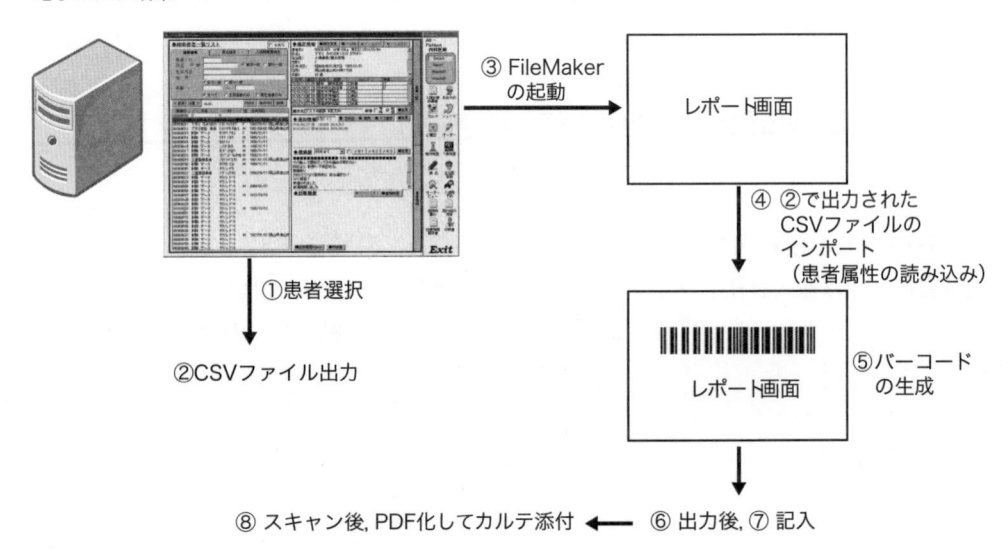

図4 印刷フォームとしての利用概念図

図5　印刷フォームとしての利用具体例：術前チェックリスト

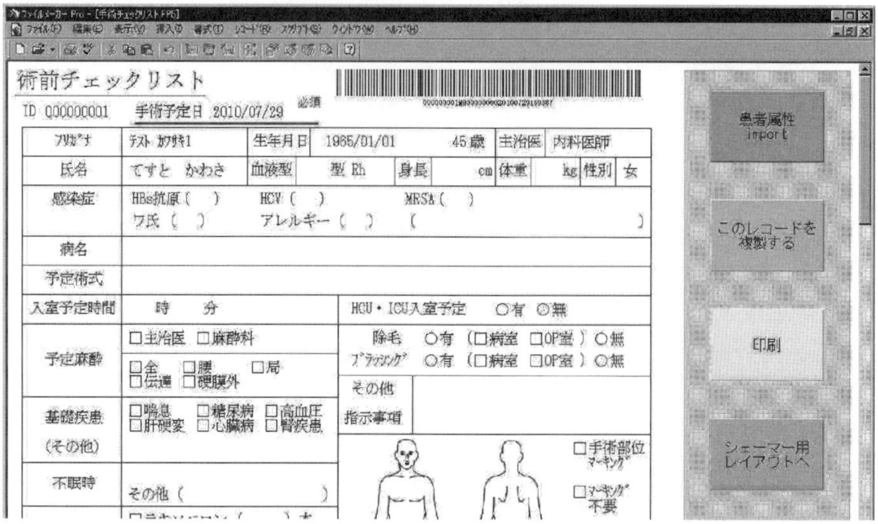

目的：　手描きの書類の記入省力化を行ないます。
動作：　電子カルテから起動し，電子カルテで選択している患者の属性情報をインポートします。また，当院で定めたPDFファイルの命名方法に則ったファイル名のバーコード情報を生成し，印刷します。
用途：　1日の記載件数が多い手書きの書類，例えば手術承諾書，術前チェックリストなどは，このパターンで運用しています。患者に渡す必要のある書類は2部（病院控え，患者控え）印刷するように設定を行ない，承認印などは2部に押してもらっています。
利点：　手書きを極力省いてる点と，紙のイメージで印刷できます。

3) 部門システムとしての運用

　地域連携室では株式会社トライフォー様と共同開発を行った地域連携システムを利用しています。このデータベースは院内でも限られたところでしか稼働しないので，FileMaker Pro

図6 地域連携システム画面

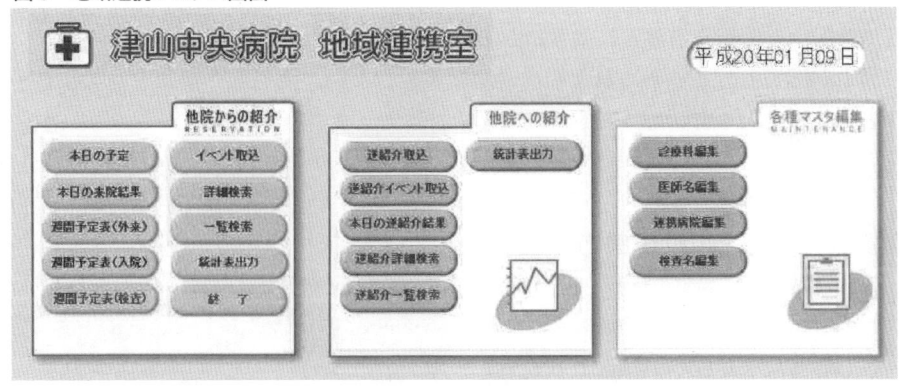

地域連携システムでは，「予約の管理」，「統計出力」，「FAX送信」などができます。

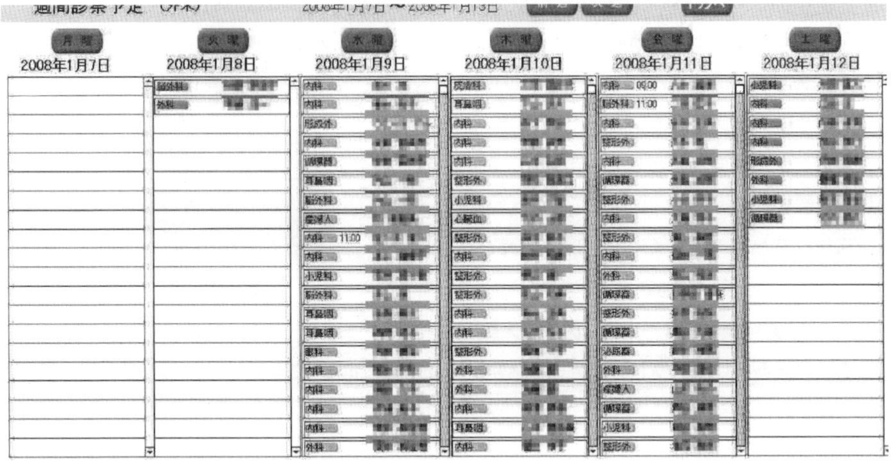

8.5で作成しています（図6）。

目的： 地域連携の情報化を行ないます（従来はノート管理でした）。

動作： 電子カルテで選択している患者属性情報をインポートし，予約の管理，来院情報の管理，来院したことの紹介元病院へのFAX送信，統計情報の生成を行ないます。診療情報提供書のFileMakerからCSVファイルを出力するようにしておき，地域連携システムで情報収集しています。

用途： 地域連携室と外来の受付で利用できるようにして，情報共有を行っています。

利点： 自分の席にいながらのFAX送信，統計機能，逆紹介情報を医師の記入した診療情報提供書から得ることができるので，業務改善につながりました。

欠点： 担当者が紹介元病院名をマスターから選ばないで手入力をすることで操作ミスがあり，統計情報が多少狂うことがあります。

4) その他の利用方法

当院では院内の情報発信源としてもFileMakerを活用しています。

特に誰もが閲覧し，ごく限られた担当者が編集を行ない，変更した情報をリアルタイムに観たいという要望から電話番号表や当直表を作成しています。

またFileMakerのカード型データベースとしての利点を生かした日誌なども作成しています。

①電話番号表としての利用（図7）

目的： 内線電話番号表，緊急連絡先などの印刷物が社外に出ては困るので，FileMakerで作成し，院内のどこからでも参照できるようにしています。

動作： ボタンをワンクリックして表示しますが，参照だけのユーザーと変更権限を持ったユーザーに分けて運用しています（参照だけのユーザーはパスワードなしで表示します）。

用途： 社内ポータル画面からどこでも起動し，参照できます。

利点： システム室が関与しなくても管理担当者で番号や氏名の変更が可能です。

欠点： 院内PHS番号表などは，大幅に医師の人数に変動があるとレイアウトを変更する必要があり，Excelなどで管理したほうが便利だと思うこともあります。

図7　電話番号表画面

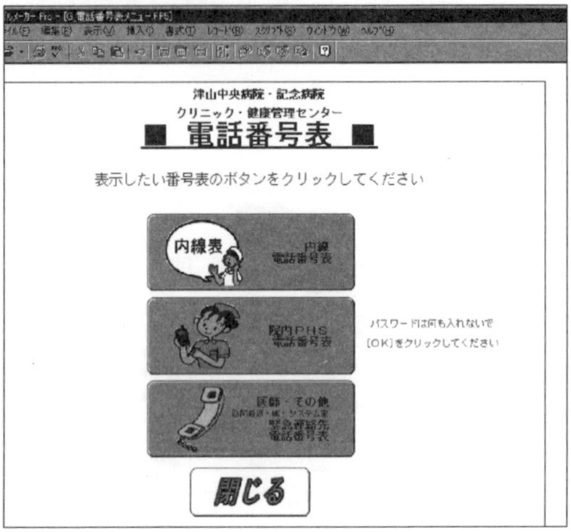

②当直表としての利用（図8）

毎月スケジュールを組む必要があり，予定変更も多い当直表の管理もFileMakerで管理を行ない，情報の共有を行っています。

図8　当直表画面

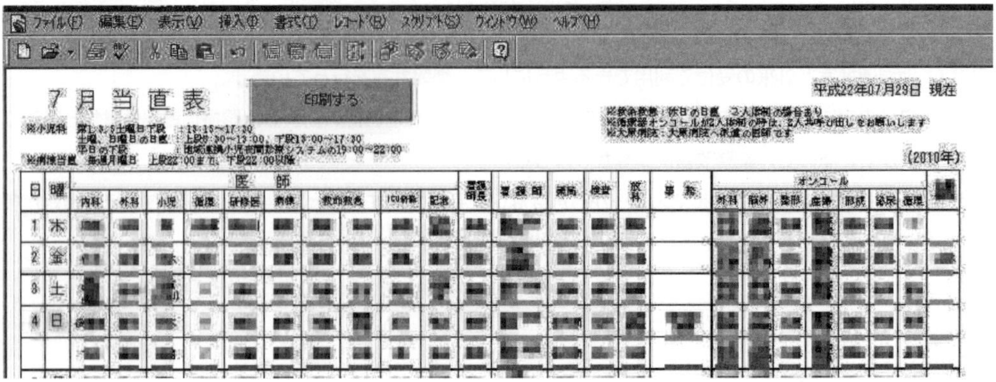

図9　総合メニュー画面

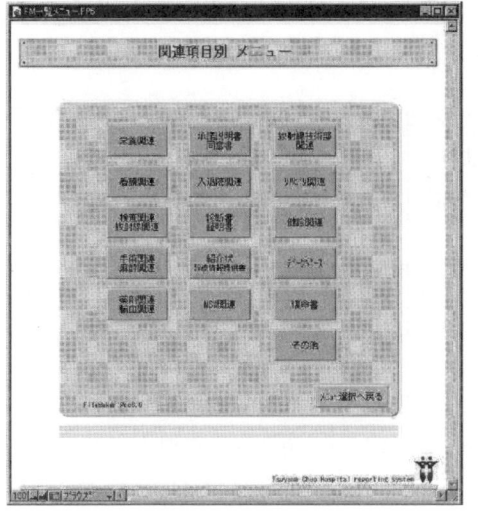

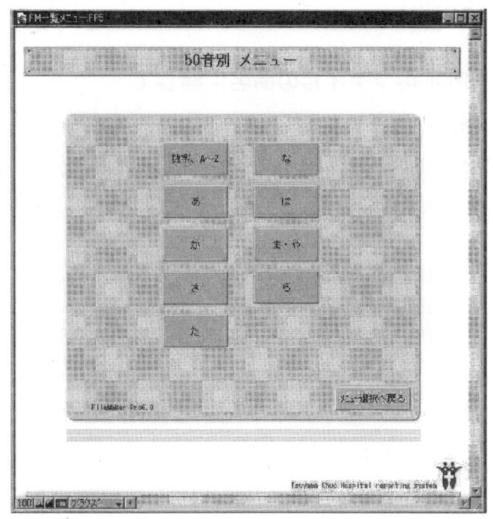

③ FileMakerの総合メニュー画面としての利用（図9）

　当院では200を超えるFileMakerのデータベースがあり，これを管理する必要があります。また，電子カルテから起動する際に，どこに何があるかもわからないとの要望があり，「50音別」と「関連項目別」で総合メニューを作成しました。

5) 将来的な展望

　現在当院ではWindows 2000の端末が残っていることから，FileMaker Pro 6を利用していますが，2010年度内には院内の全端末がXPになります。そのタイミングでFileMaker Pro 11への移行を計画しています。

　また，アプリケーション開発の面ではFileMakerで作成したデータベースとオーダーリングを結びつけ，FileMakerでオーダーが出せるようにする予定です。具体的には，FileMakerから出力される連携CSV（またはXML）ファイルにオーダー番号，開始日，患者属性情報などを入力しておき，オーダーと連携する仕組みを構築したいと考えています。

4　FileMaker作成・運用時の工夫

1) コーヒーマークが出た時の対応

　FileMaker Pro 6ではほとんどなくなりましたが，ごくまれにコーヒーマークが出ることがあります。この場合，FileMakerの「修復処理」を行っても再発します。これはコーヒーマークが出たファイルを修復処理しても内部の構造まできちっと修復ができないことが原因だそ

うです。そういったときにはコーヒーマークが出ていない時のバックアップファイルのデータを削除し，コーヒーマークが出たファイルの情報をインポートすることで解決できます。

2）PDFのファイルの命名に関して

　当院の電子カルテはPDFファイルとデータベースを併用した電子カルテです。そしてPDFファイルは，次のような命名方法で管理しています。

　今まで10年間運用していますがファイル名がかぶったことは一度もありません。

　　　患者ID（ゼロ詰め9桁）＋書類コード＋科コード（ゼロ詰め4桁）＋医師コード（ゼロ詰め4桁）＋
　　　日付（yyyymmddhhMMss）.pdf
　　　例：000000001CD010101232010080712123.pdf

　最近では，電子カルテ化する書類も多く書類コードが足りなくなってきています。2010年8月時点で446の書類コードがあります。将来的に4バイトの半角英数で管理することを考えています。

　現時点でのFileMakerはバージョン6を仮想プリンターにはAcrobatPDFwriter4を使っており，ファイル名のコントロールにはプラグインを作成して対応しています（プラグインは外注メーカーに依頼して作成しました）。最新のバージョンではFileMaker自身にPDFファイルの作成機能が備わっており，仮想プリンターの制約がなくなるので，当院の運用としては大変効果が期待できます。

図10　フィールド定義画面

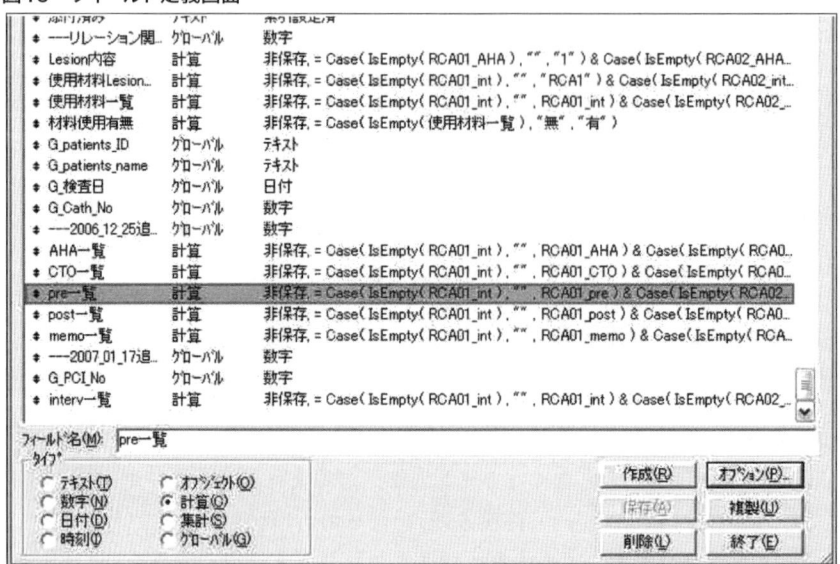

図11 スクリプト定義画面

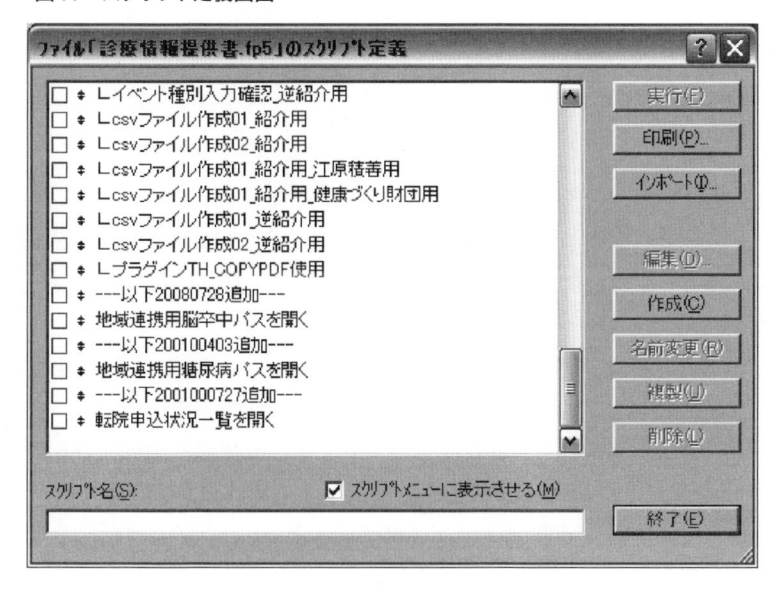

3) フィールドの書き方での工夫(図10)

　当院では200を超えるFileMakerのデータベースを作成管理しているので，よく使うフィールド(具体的には患者ID，氏名などの属性情報)はフィールド名を統一しています。またフィールドを作成するときに工夫している点として，フィールドを追加した日付や追加した目的をフィールド一覧に記載しておくことで，あとで見直すときに便利です。

　また，フィールド数が多い場合には，「レイアウト」の項目や区切り毎にフィールド定義にコメントとしてフィールドを追加しておくと管理上便利です。

4) スクリプトの書き方での工夫(図11)

　FileMakerでスクリプトを作成するときは，サブスクリプトを使って，スクリプトの確認が容易にできるようにしています。とくに同じ処理を行うことが多い場合にはサブスクリプトが便利です。サブスクリプトにはそれとわかるように「L」の記号を付けています。また，いつ追加したかわかるようにスクリプトの間に日付も書いておくとあとで見直すときに便利です。同様に「値の定義」でも追加した日付をコメントとして一行いれて管理しています。

5) プラグインを作成する方法

　自身でプラグインを作成したことはあるものの実運用はしていません。FileMaker Proを購入すると，プラグインを作るためのSDKが付属してきます。それとVisual Studio 2008を使って作成しました。参考にしたサイトは下記です。

http://www.hakkaku.net/articles/20080604-213
FileMaker Pro6の場合は，参考になるサイトがなく，上記サイトを参考にしながら自力で作成しました。

6）サーバー管理での工夫

　FileMaker Pro 6では，データベースファイルの容量が2GB以上になると壊れるため，2GBに近くになったデータベースをいくつかに分けて管理しています。ことにその年に使用しているもの以外は，過去分として2台のFileMaker Serverに割り当てています。

　またFileMaker Serverには高性能なスペックは必要なく，どちらかといえば，冗長性を重視した構成にしたほうがよいと個人的に考えています。そこで当院では，2009年よりサーバーの仮想化を進めており，FileMaker Serverも仮想化を行っています。仮想化に使っているのはVMware社のVMware Server 2.0とvSphere4です。

　仮想化しているメリットとして，CPUの数やメモリ容量をゲストOSのパフォーマンスを見てから変更することが可能なことと，親機のスペックが許すかぎりの仮想マシンを構築することができることです。バックアップは，物理サーバーで運用していた時と同じく，毎日夜間にファイルのバックアップを行っているのと並行して，仮想ファイルを市販のバックアップソフトArcserveでバックアップしています。

参考）仮想化とは(http://www.computerworld.jp/eye/t/vt/technology/1/index.html)

　従来のITインフラ環境は，「ソフトウエアとハードウェアが強固に結合されている」「マシン1台ごとに，1つのOSイメージ」といったようなものでした。

　一方，仮想化された環境では，ハードウェアへの依存は排除され，VMwareの仮想化レイヤが「仮想ハードウェア」を提供するので，OSとハードウェアの依存関係が解消され，OSは仮想化レイヤと通信を行うようになります。またOSとアプリケーション，仮想ハードウェアからなる仮想マシンは，VMware仮想化レイヤ上であれば，どこでも動作することができます。

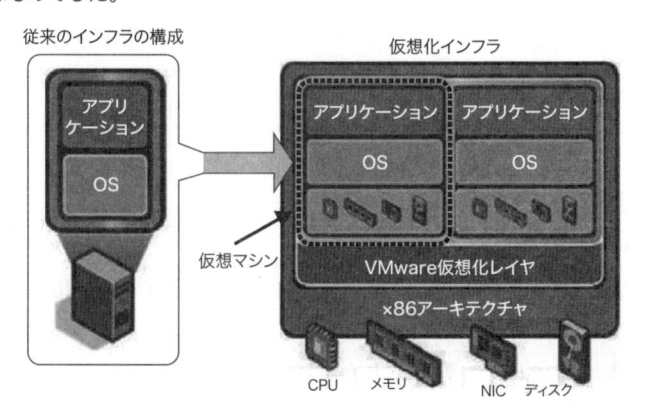

「紙」と「電子」の共存（施設全体利用）

太田原　顕（労働福祉事業団 山陰労災病院）

1　導入にあたって

　医療情報システムにおける電子化は，保管・検索・部門間情報伝達という点で紙ベースのシステムにない有利な点があります。そしてそのメリットゆえ，病院電子カルテシステムは大規模な都市部の病院のみならず小規模医療施設や開業医師のオフィスに拡がりつつあります。しかし，電子カルテシステムのなかで紙ベースのシステムが必要とされる部分があることは否めません。たとえば物流時の添付文書や署名の必要な書類などは，いかに完全なコンピューティングシステムを目指して導入した病院であってもコスト面や煩雑さ（すべての物品にICチップや共通バーコードを付帯させるか？　署名者をすべてID登録させるか？）から，なくすことはできない紙の使用例といえます。紙は現時点では原則的に必要なものであると結論付けられます。

　そこでわれわれは「システム上必要な紙をコンピュータ利用により発行し，業務の効率化を図る」という思考に立脚して，融合システム（ドキュメント(帳票)指向＋コンピュータベース）を導入しました。すなわち，業務に必要となる紙の書類を発行する際に，その書式のなかに必要なデータソース管理を可能なかぎりサブデータベースシステムで行い，できあがった書類を電子カルテシステムに保管するシステムを構築しました。さらに電子カルテシステムから入力されるデータのほか，電子カルテシステムに実装されていない，あるいは非常に使用勝手が悪い管理項目についてそれらの補填を行うデータモジュールの構成も行いました。

　このサブデータベースシステムの役割は以下のようになります。
①電子カルテ運用に必要な帳票類の発行
②電子カルテシステムで入力されたユーザー・患者情報の管理
③電子カルテシステムに実装されていない患者基本情報項目の管理
④電子カルテシステムでは不十分な入院情報管理と指示データ管理

2　サブシステム選定とエンド・ユーザ・コンピューティング(EUC)戦略の導入

　当初，当院では紙ベースのシステムからオーダーシステム導入の予定で準備を進めてきていたところに，急遽電子カルテシステムを導入するという計画変更が決定され，導入期間ま

図1　当院での電子カルテ導入日程経過

2004年 4月	オーダリングシステム導入検討開始
2004年10月	オーダ・看護デモ
(システム導入1年延期)	
2005年 7月	展示会形式デモ
2007年10月	開札(業者決定)　医事・オーダ・看護・電子カルテ
2007年10月	導入プロジェクト発足(まずはオーダリングより実施, 漸次電子カルテへ)
2008年 4月	医事・オーダ・看護 稼働
2008年 9月	電子カルテ改善プロジェクト(パワーユーザーグループ)発足
	名古屋大学吉田先生を訪問
2009年 1月	電子カルテ(入院) 稼働
2009年 4月	電子カルテ(外来) 稼働

でおよそ1年しか準備期間が与えられませんでした(**図1**)。準備期間としてはあまりに短い変更でした(結局電子カルテ導入は予定より約4か月延期となった)が，幸いなことにオーダーシステム導入の準備期間に，サブデータベースシステムの導入は，オーダー部分における紙運用のシステム補填を行う目的と，将来的な医療用データーベース構築目的のためにすでに決定されていました。オーダーレベルの帳票類に比べてはるかに多い帳票類を短期間で電子化するために，この導入予定であったサブデータベースシステムを利用することにしました。このシステムがFileMaker Pro Ver 9のサーバー・クライアントシステムでした。

　このソフトウエアを選定した理由はグラフィックユーザーインターフェース(GUI)ベース(レイアウト志向)であるため，比較的簡単にアプリケーションが作成できること，バージョンアップを重ね，かなり大量なデータでも取り扱える環境になってきていたこと，過去バージョンの操作環境とあまり変化がなかったこと，当院にも過去バージョンの使用経験者が数名いたこと，過去バージョンでサーバー・クライアントシステム構築の経験(循環器心臓カテーテル検査ファイル)があったこと，選定した電子カルテベンダーがデータ連携に対応していたこと，などが挙げられます。

3　パワーユーザーの誕生

　とはいえ，多くの業種(医師，看護師，技術者，栄養士，事務員，など)が使用する大量の帳票類を短期間で構成するにはそれなりの時間と労力が必要ですが，上述のFileMakerの特性を生かして，われわれはEUC戦略を採用しました。

　すなわち各部門からFileMakerアプリケーションの開発に協力していただける人材を選定し，ソフトウエア研修を集中的に行いました。彼らにはパワーユーザーとしての権限を与えて，自分の職務に関する領域のアプリケーション開発を行える環境を与え，同時にFileMaker Proの経験のあるシステムエンジニアを臨時採用し，彼らのアプリケーション開発時の指導を行っ

てもらいました。
　そして，アプリケーション開発の品質管理を達成するために，毎週開催されたパワーユーザーグループのミーティング中に以下の原則を申し入れて，常に確認し続けました。

① 重複入力をできるだけ排除しよう
② ユーザー寄りのレイアウト（現在の紙ベースのレイアウトの継承）を意識しよう
③ データフローを考えて設計しよう（誰の入力したデータを自分が必要で，自分の入力データを誰が必要としているか）
④ 仕事ができるだけ効率よくできるよう，入力の必要性を意識しよう（後利用の頻度が少なければ手書きも「あり」だ）
⑤ 過去のリソースが利用できるように工夫しよう

　パワーユーザグループのメンバーは，それぞれの部門で専門家として日常業務に深く関っているため，自分の仕事の手順や内部ルールにのっとって，アプリケーション作成に取り掛かれました。またこれまで紙でやっていた書式をできるだけ維持しながらレイアウト構成を行ったため，すでにレイアウトの雛形が存在した形となり，レイアウトの作成が容易でした。
　そうするうちに，EUCのもう一つのメリットがその後にすぐに現れました。各パワーユーザーは最初に自部門の中でアプリケーション作成を開始しますが，データフローを考慮し他部門との連携に配慮すると，自部門での検討では収拾の付かない事例が多々生じることにおのおのが気付きはじめたのです。その結果，毎週開催されたパワーユーザーグループのミーティング以外に，個々の部門同士のパワーユーザーが有機的・自然発生的に帳票作成できるように，お互いが相談をはじめたのです。これらの話し合いにより，お互いの信頼関係はさらに増し，システム連携を意識することとなり，パワーユーザーグループの一体感が一層高まりました。その作成された帳票の入力プロセスは業務フローに沿ったものに自然と成長していきました。
　ベンダーとの作業工程では，通常，ユーザーとプログラマーが別であり，さらに取りまとめ役も必要であるのに対し，パワーユーザーはその両方を兼務しているため，現場との工程調整や変更作業などに関しての決定や実施が早かったことも，EUCのメリットといえます。
　その一方で，パワーユーザーは通常業務のほかに仕事を抱えてしまうことになり，彼らへの負担が増大したことは否めなく，ストレスフルな毎日が続いたことはEUCの抱える一つの問題点といえます。

4　電子カルテシステムとの情報伝達

　当院で採用となった電子カルテシステムベンダーは，これまでもFileMaker Proで帳票を作成するシステムを構築し，その連携を以下の方法でサポートしていました。

ベンダーシステムサーバーは，クライアントが患者を特定したタイミングで，基本的な属性をCSVファイルとしてクライアントのデスクトップ上に発行し，FileMaker Proファイルはレコード作成に当たって，そのCSVデータを読み込んで患者情報・使用者情報・使用端末情報などのデータを取得しています。

　しかし，この方法では患者のデータソースが限られていることや，将来的な情報インターフェイス拡張を考慮した際に，CSVファイルの項目変更などに際してベンダー側の工程数が多く発生する可能性があるために，ベンダー側にSQLクエリーを用いる方法を提案しました。

　FileMaker Pro はver4.以降，SQLサーバーとの接続がODBCにより可能となっており，さらにVer 9.以降は外部SQLデータソース（ESS）を，FileMaker Proのテーブルとして SQLサーバーとの双方向の接続を実現することができるようになっている。

　このプロトコルを使用して，サポートベンダーはさまざまな利用者の要件に沿ったSQLテーブルをFileMaker上に提供することが可能となり，利用者側もSQLのスキルなしにFileMakerのテーブルとして直接アクセスできる環境が整えられました。しかし，この方法は利用者側が直接SQLのデータテーブルにアクセスできる半面，サーバー側にエラーのリスクをもたらす可能性があることは念頭においておく必要があります。すなわちデーターベースがリアルタイムで双方向の接続で設計されているため，利用者側が不用意にSQLテーブルで大量のデータの直接ソート・書き換えなどの操作を行ってしまった場合，トランザクションの遅延を引き起こす懸念があります。そこで，わたしたちのサブデータシステムでは，FileMaker Proシステムから電子カルテシステムのデータを直接書き換えることは排除し，電子カルテシステムからの一方通行の流れに制限しました。なぜなら，われわれのサブデータベースの主たる使用目的（ドキュメント指向，コンピュータベースの操作により患者の文書を作成）にとっては，さまざまな患者のデータテーブルからのデータの引用の同期性は分単位で達成できれば十分な要件であり，患者のデータフローは，電子カルテシステムからFileMaker Proシステムへの一方通行の流れに制限しても不都合は生じないと判断したためです。これらのODBCデータは，後述するFileMaker Proのフロントエンドファイルを開くタイミングでODBCデータリソースからデータを同期させる仕組みとしていますが，ユーザーが任意に再同期することも可能としています。

5　当院FileMakerシステムのファイル構成

　当院のFileMakerシステムは以下のようなファイルに分類され管理されています（②-④のファイルは⑤のドキュメントファイル作成のためのデータモジュールとして機能している）。

① フロントエンドファイル：Front-End File
② 比較的不変な（静的な）患者基本情報ファイル：A patient data file
③ ベッド管理（入院管理）ファイル：Bed control file
④ 時間的に複数値を持つ（動的な）患者情報ファイル：Custodial data file

⑤ ドキュメント（書類作成用）ファイル：Document file
⑥ 教育用ファイル：Educational file
それぞれのファイルの役割について解説します。

①フロントエンドファイル

　サブシステムのフロントエンドファイル。サブシステムへのアプローチは基本的には電子カルテ画面から，このフロントエンドファイルを通じて行うこととしていますが，患者特定のファイルを必要としない⑥教育ファイルおよび，オーダー情報を引き渡すためにオーダー入力画面から操作される（一部の）⑤ドキュメントファイルは，このファイルを通らずに開くことができます。将来的にはオーダーシステムとの連携により，⑤ドキュメントファイルの例外は修正する予定です。

　ユーザーが電子カルテシステムで単一患者をベッドボードやエントリーで選択した際，前述のように，患者属性などのCSVファイルが，電子カルテサーバーからクライアントのデスクトップに転送されます。このフロントエンドファイルはそのCSVファイルをもとにログインレコードを作成します。このレコード作成が，②比較的不変な（静的な）患者基本情報ファイル，③ベッド管理（入院管理）ファイル，④時間的に複数値を持つ（動的な）患者情報ファイルの情報更新を基幹システムにESSを用いてリクエストするトリガーとなり，これによりユーザーは常に最新の情報を手に入れることができます（後述図3b）。

　フロントエンドファイルレコードを開いたまま，同じユーザーが別の端末からその患者のレコード作成した場合は，古いレコードは強制的に終了され，同じ手順で新たなレコードが作成されます。この仕組みによって一人のユーザーは必ずユニーク性を持つことになります。また，ユーザーが電子カルテシステムで単一患者を，ベッドボードやエントリーで対象患者を変更した際（つまり，ユーザーはまだFileMakerで別の患者の作業中に電子カルテシステムではCSVデータが別の患者に変わってしまう），誤作動（ユーザーはあくまで現在開いているフロントエンドファイルの患者を意識しているため，別の患者データが作られると違和感を覚える）を避けるためにこのログファイルは次のアクションに移る前にデスクトップ上の患者のCSVデータを更新させる仕組みとしています。

　さらに，一人のユーザー・一つの端末でユニークとしているこのファイルのレコードは，それ自身でログとなり，ユーザーの動向管理・システム動向管理に少なからず貢献しています。フロントエンドファイルがレコードを作成する際に内部でタイムスタンプを保持して，起動時のログスクリプトの状況が確認できるようになっています。

　フロントエンドファイルにはいくつかのマスターファイルが付随しています。マスターファイルのほとんど（部門マスター・病床マスター・診療科マスターなど）は短期間のメンテナンスが不要なものですが，従業員のデータは比較的頻繁に変更される可能性が高いものです。そこでFileMaker Proシステムは，従業員のマスターファイルの煩雑なメンテナンスを避けるために，フロントエンドファイルを立ち上げた際にESSを使用して電子カルテシステムから従業員

図2　従業員マスターの自動更新

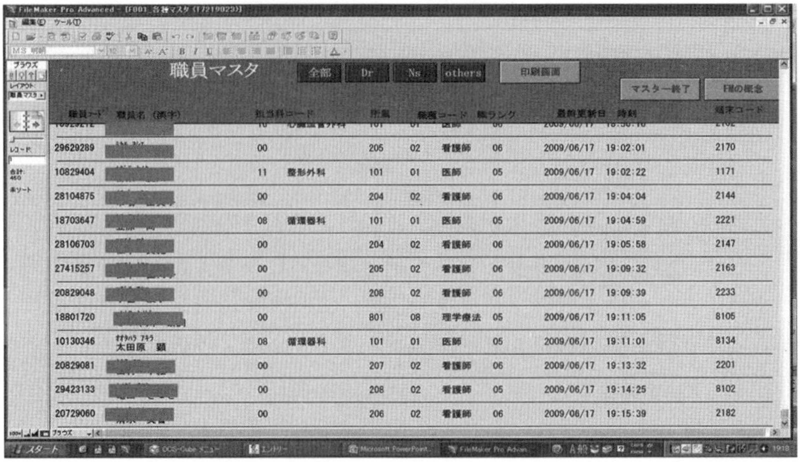

データファイルを更新する仕組みを採用しました。これによってマスターファイルのメンテナンスが不要となり，システム運用上の煩雑さは回避されました（図2）。

② 比較的不変的な（静的な）患者基本情報ファイル

　これまで紙ベースで業務上必要な情報として入力されてきた項目には，ベンダーの電子カルテシステムで入力可能な患者基本情報では十分に反映されない情報が多く含まれています。またその情報をどのタイミングで誰が入力・修正するのかという，流れを意識した入力ツールは電子カルテシステムには用意されていませんでした。したがって，現場では多重入力が当たり前のように行なわれており，こうした情報を管理して有効にドキュメント作成に取り入れていくことが業務の効率化には有効と考えました。

　現病歴，既往歴，家族歴，住所，電話番号，社会的地位，保険情報，介護情報，アレルギー情報，ライフスタイル（日常生活レベル）情報，手術情報などの項目は，比較的静的情報であり，ドキュメントの作成のため必要となる項目ですが，時間的経過を意識して複数情報を使用する機会は少なく，これらの情報がこの基本情報ファイルに蓄積されます。もちろんこれら情報の一部はベンダーの電子カルテ側でも取り扱われていましたが，不完全なものでした。

　一般的に電子カルテシステムでは，ユーザーはベンダーが提供したインターフェース画面を優先的に使用せざるを得ません。そこでわれわれは，ベンダーの電子カルテシステムで入力可能な患者基本情報はできるだけベンダーの入力画面を使用し，FileMaker Proシステム側に最新情報を引き渡し，不足する情報をFileMaker Proシステムで入力するという構造を採用しました。この情報の引渡しのタイミングは，前出の①フロントエンドファイルを立ち上げる際にのみ行なわれ，常にバックグラウンドで定期的なアップデートをかける仕組みにはしませんでした。これは取り扱っている情報が比較的静的であること，そしてFileMaker Proシ

ステムで入力する部分については，同期がかけられるので不自由は少ないであろうと判断したこと，そしてなによりもデータ転送の負荷を減らすことが重要であると考えたからです。ユーザーには必要な際には再度ログインすれば電子カルテシステムから(わずか数秒で)データ転送されることを指導し，運用協力をお願いしました。画面上で運用する業務が主体ではないことから，あえて同期にはこだわりませんでした。

③ ベッド管理(入院管理)ファイル

　このファイルは入院に関連する3つの役割を担っています。第一の役割は入院中に作成されるドキュメントとユニークな入院の間のリレーションシップ(紐付け)を作成すること，二つ目は電子カルテシステムでサポートされていない入院患者への詳細指示を，医師と看護師の間で共有すること，3つ目の役割は，入院患者の文書作成のために必要な情報を入力をするためのインターフェイス(一部の情報は②や④のファイルの情報を含む)として表示させること。

　最初の役割のために，ファイルの一意のレコード番号を，関連するすべてのドキュメントファイルの各レコードに送信します。わが国のほとんどの医療費は国民健康保険でカバーされますが，その請求のために必要とされる契約・評価・レポートなどに関する多くのドキュメントがあり，それぞれの入院で，それらの書類がきちんと診療録に残されることが要求されます。予定入院で入院期間が短い場合，これらの帳票を入院が決定された後で準備をはじめると，短期間にこれらの作業量が多くなることが考えられるため，ファイルは意図的に電子カルテシステムのベッドコントロールファイルと同期させていません。すなわち予定入院である場合，事前にこれらの帳票を準備しておくことも可能な仕様としています。もちろん一部の情報(病棟情報や担当者情報)は欠落しますが，それは当日筆記すれば済むことです。すべてを電子カルテシステムで賄うことは業務の多様性(医師・診療科により効率的な業務が違う)を否定することでもあると考えています。

　2番目の役割は，紙のシステムでは実現されていた医師の細かい指示の一覧を実現する目的で考えられました。従来，指示表という帳票で行なわれていた業務(個別患者に対して条件付の指示を一覧性でもって表示する)は電子カルテシステムでは実現されていませんでした。そこで，この入院ファイルに医師の条件付指示を閲覧できる機能を付加しました。この機能で，看護師は医師からの条件付指示を一覧で確認することが可能となりました。指示を出す医師側にも，個別の医師ごとに任意の指示パターンの登録と呼び出しができる機能を搭載し，従来手書きで行っていた作業よりも作業時間を短縮できるように工夫しました。

　3番目の役割は，主として医師や看護師がドキュメントを作成する際に必要な情報を入力するためのものです。労災病院グループは独自の入院診療要約のフォーマットを持っており，医師側としてはその構成に応じた情報入力画面が必要となるため，その様式に沿って入力画面を作成しました。一方，看護師業務では入院時に看護師が行う，生活状況などのアセスメントに関しての情報入力が必要です。これらの入力情報は次の医療機関や介護施設などにまとめられた情報として提出する必要があります。従来の紙ベースの運用ではそれらの情報は

転記する必要がありましたが，電子化されることにより細かな修正のみで情報の共有が可能となりました。もちろん②や④のファイルのデータソースについてはリレーションにより直接それらのデータの修正が可能となるように設定されています。

④ 時間的に複数値を持つ（動的な）患者情報ファイル

　これらのファイルは，一人の患者さんが時系列の中で複数回持ち得る情報で，その経過を医療者側が必要としている情報（すなわち身長，体重，手術歴，検査データ，移送手段，食事歴など）を取り扱います。これらの情報はとかく情報量が膨大となる傾向があり，どのくらいの情報量がドキュメントの作成に対して必要であるかを考えて，期間やパラメータを選択することが必要があります。たとえば10年前の体重が必要であろうか？　10年前の食事情報が必要であろうか？　2週間の検査データ推移は必要かもしれないが，すべての検査項目が必要か？　という考えの基に必要となる情報を限定してデータソースとして作成しました。このファイルも，②のファイルと同様に，フロントエンドファイルを起動する際に基本的な最新更新情報を電子カルテシステムから転送・保管します。場合によってはドキュメント作成ファイルを起動した際に，そのドキュメントの必要に応じたデータの転送も電子カルテシステムから行われる仕組みとしました。

⑤ ドキュメントの作成ファイル

　これらのファイルこそEUC戦略におけるFileMaker Proシステムの真骨頂です。このファイル群のアプリケーション作成にあたり，その数が膨大となるため，パワーユーザーグループにほとんどの作業を委ねました。その際，事前にシステム管理者は上記の②～④のファイルから必要な情報が彼らの作成するドキュメントに反映されるように，フィールド設定やリレーションを設定しました。ドキュメントを作成する基本的な雛形はベンダーが用意していたので，それを基にパワーユーザーはそれぞれの部署ユーザーの求め（自らの求め？）に応じてレイアウトやスクリプトを作成しました。

　作成されたドキュメントは二つの方法で電子カルテシステムに保存されます。一つはPDFファイルとして直接電子カルテシステムに保管されるもの。もう一つはQRコードとともにプリンター出力され，その後スキャンされて電子カルテシステムにPDF保管されるものです。後者は同意書，計画書，記録用紙など患者や職員による加筆や署名が必要な文書が対象です。QRコードには書類の作成者や発行年月日や書類情報などが含まれており，スキャン業務にこれらの情報を再入力する必要がないように考慮しました。

⑥ 教育用ファイル

　これらのファイルは，ユーザー教育のために準備された。一つは，事件事故報告書ファイルで，もう一つは新人研修のためのe-ラーニング用のファイル（計画中）です。これらは患者特定のないファイルでもあり，電子カルテシステムにログインした際に患者特定する前に端末に作成されたCSVデータを基にレコードを作成します。

ユーザー管理テーブルとログインテーブルと作業テーブルがファイル内に作成され，作業テーブルで入力された集計結果などは，管理者権限のあるユーザーにのみ閲覧できるような構成としました。

6 FileMaker Proシステムのメリットとデメリット

　レイアウトベースのデータベースソフトであるFileMaker Proを採用したメリットが，システム運用開始後にはっきりと現れてきました。これは運用開始後，ユーザーの要望に応えていくうちに判明したものです。実はドキュメントのレイアウトをできるだけこれまでの紙ベースのシステムに近似させていましたが，いくつかの帳票は時間の関係で精密に作成されていませんでした。運用開始後しばらくして，パワーユーザーではない職員が自主的にレイアウト改善に取り組みたいと申し出て，線の色合いや太さを従来の帳票に近づけ，従来の用紙と非常に似た書式を作成しました（まさにEUC）。紙ベースのシステムとレイアウトが大きく異なっていれば，作業環境変化への対応を強いられるわけで，ユーザーは使いにくさを感じます。アプリケーション作成側があまり変わらないと思って作成しても，ユーザーからみるとまだまだ改善（近似性）の追求部分があるという点が示された事例です。他のデータベースソフトはレイアウトが難しく表現が制約されたものが多いのですが，FileMaker Proのレイアウトの自由度の高さは，多様なドキュメントの書式に近似させることを可能にし，結果的に電子化に伴なうユーザーへの作業環境変化を最小限に出来たといえます。

　もう一つのメリットはEUCのもたらしたもので，情報の伝達フローを多くの職員が意識共有できたことです。電子カルテ側の入力を出来るだけ優先したこともあって，パワーユーザーを含めシステム作成に関った人間が，ドキュメントの情報の起源がどこにあるということをユーザーに説明できていました。運用開始直後は，電子カルテ側でのデータ入力の不備などが多く，ドキュメントへデータが反映されないという事例報告も多かったのですが，データフローの説明が浸透していくうちに次第に収束し，多くの職員が情報共有と情報フローの重要さを理解したようです。

　ODBC接続でESSを使用したことも，このシステムの特徴です。ベンダー側のデータをより早くFileMaker Pro側で蓄積するためにこの方法がきわめて有用でした。FileMaker Pro側からは通常のテーブルと同じ形でデータ参照が可能となり，SQL構文を作成するなどの新たなスキルも要求されないというメリットがあり，ベンダー側もCSVファイルなどで情報を提供するよりもはるかに少ない工程数でユーザーの希望するデータの提示が可能となったからです。

　この方式で29テーブル，450項目のデータの受け渡しができる環境が整いました。ただし，ESSサポートテーブルを，直接，検索や並べ替えなどを行うと，FileMaker Proシステム側の負荷が大きく速度的にも問題が生じるため，リレーションを張ったテーブルからデータをFileMaker Proシステム側に用意した新たなテーブルにインポートしたのち使用してます。こうしてきわめて大きな電子カルテシステムと連携したデータモジュールが完成しました。

図3a　ベンダーが従来提供していたFileMakerサーバーとの連携

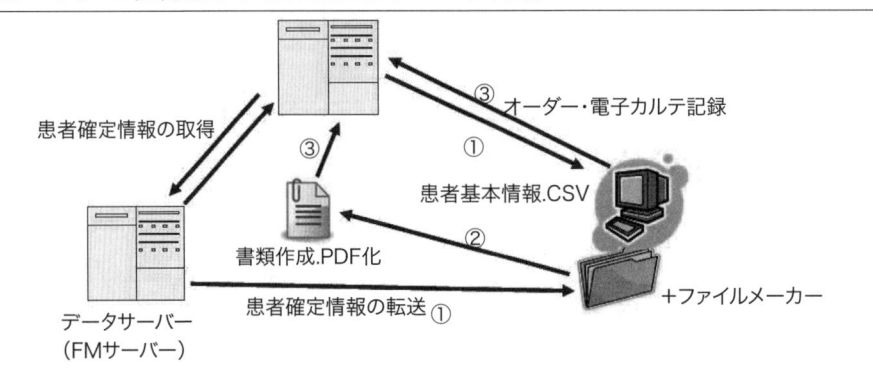

図3b　フロントエンドファイルとODBC接続による連携

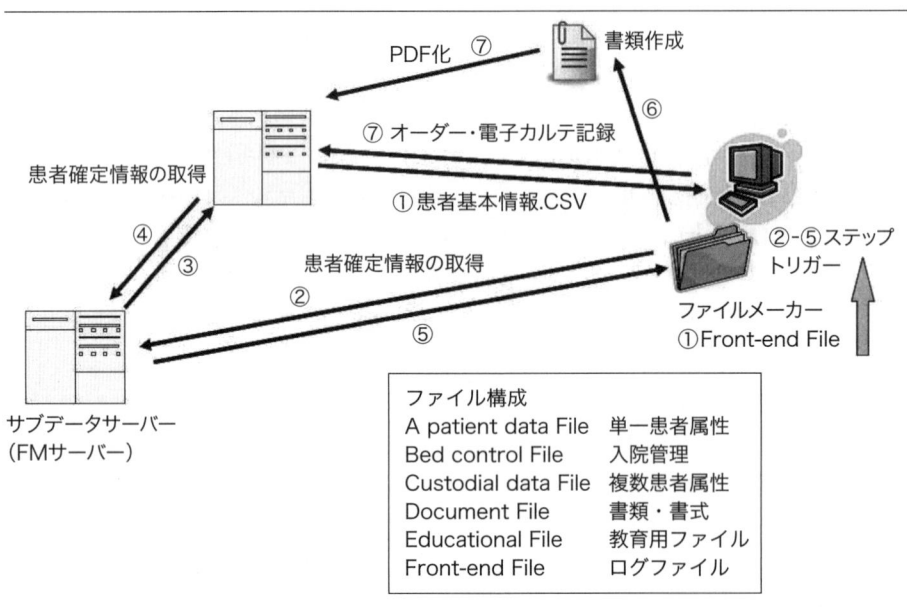

ファイル構成
A patient data File	単一患者属性
Bed control File	入院管理
Custodial data File	複数患者属性
Document File	書類・書式
Educational File	教育用ファイル
Front-end File	ログファイル

　FileMaker Proシステムでフロントエンドファイルを作成したことのメリットは，データを電子カルテシステムのデータと同期させるタイミングを唯一とすることが可能となったほかに，ユーザーの動向やシステムの動作のモニタリングなどにも有効でした。現在，平日で1000件超，祝祭日で300件超のフロントエンドファイルレコードが作成されています（病床数約380）。そしてレコード作成の際のタイムスタンプ分析や不具合が生じた端末の特定などの解析にログファイルとして役立っています。必然的にレコード数は増大していきますが，レスポンス対策のためにログファイルは定期的に消去されています。

　このデータモジュールやフロントエンドファイル方式の礎となったのが，吉田茂先生（名古屋大学）の提唱される「ユーザー開放型のシステム・電子カルテとFileMaker Proのマスター連携」という概念との出合いでした。2008年4月に，当病院のオーダリングシステムが導入され，2009年1月から電子カルテの導入が予定されていました。その時点ではベンダーからは，⑤

のFileMaker Proドキュメントファイルの雛形と保管方法が提示され，患者属性の受け渡しはCSVファイルでの基本的なもののみ提供されていました（図3a）。患者データソースの拡大を考慮していたところ，2008年9月に吉田茂先生に面会する機会を得，ベンダーのSEの協力のもとに，①〜④までの基礎情報の構築が可能となりました（図3b）。わずか6か月での導入が可能になった背景はやはりFileMaker Proならでは作り込みの速さによると思います。

　作り込みの早いソフトであることは，修正も当然早く，ベンダーのSEと相談する必要もないために，新たなドキュメントが必要となった際にも（保険改正のたびに保険請求上必要となるケースは多々あるが）パワーユーザーでの対応で十分なケースが多くなります。したがってベンダーSEへの負荷量は減少し，ランニングコストも軽減されます。すなわち「早い」「安い」「変化に強い」というシステムが構成されました。

　また，サーバ管理そのものはベンダーに依頼している（当方のノウハウがないため）点も，特徴であると思われます。

　一方で，手作りシステムのデメリットとしては，自作システムのために仕様書が存在しないことが挙げられます。これについてFileMaker Proでは「データデザインレポート作成ツール」が用意されており，第三者の作成したスクリプトやファイル構造などが，共有情報として残されるようになっています。また基幹系との連携については，標準化された連携方法がなく，真正性をいかに保つかという点の問題点もあり，主となる使用者がITの専門家でもないため大手ベンダーからは敬遠されがちでした。当院ではデータモジュールについてはODBC+CSVで受け取ることとし，出力後のドキュメントの保管をPDFで電子カルテ側にて行なうこととして真正性を担保しました。あくまでもFileMaker Proはドキュメント作成のためのツールという位置づけです。このようなデータ連携がうまく行われた背景には，電子カルテシステムが大手ベンダーでなかったことも幸いしたかもしれません。

　デメリットとして最も重要なことは，パワーユーザーに多くの労務が集中したことで，今後のEUCのあり方への問題提起となると思います。実際にどのくらいの時間や工程数が積み重ねられたのか，あいまいななかで作業が継続されていた（というか余裕はなかった）うえで，時間の制約と帳票の多さに，パワーユーザーには大きなストレスが生じました。パワーユーザーを増やすことも一つの解決策かもしれませんが，部門に複数のパワーユーザーが存在するとその統制をどうするかという新たな問題も生じてきます。

7　まとめ

　われわれは長年使われてきた紙の必然性にこだわり，電子システムのメリットである情報の「保管」「検索」「伝達」を十分に活用するという方向で，「紙」と「電子」の融合システムを構成しました。さらにそのドキュメントの作成にはユーザー自身が直接関われる環境を作り上げることが短期間で達成できました。なおこのFileMaker Proシステムは通常の業務中にサーバ停止に至ったことはなく安定した運用が可能でした。

謝　辞

　このFileMakerシステムが可能となった背景には，代表の吉田茂先生をはじめとするEUCを発展させるために研鑽されている「日本ユーザーメード医療IT研究会(Japanese Society for User-Made Medical IT System：J-SUMMITS)」のみなさまのご助言や激励と，現院長の石部裕一先生をはじめとする院内各職員のご協力と努力，ならびに両備システムズ所属の福島規志，赤木聡両氏の献身的なサポートと甲谷政治，徳田寿則両氏のご助力がなければ達成できなかったことを文末として添えておきたい。そしてパワーユーザーとして貢献していただいている(敢えて進行形であるが)職員には多大な労務を与えてしまう結果となったことをお詫びして，病院におけるIT化の重要性についての労務が正当に評価される日が来ることを心から願いたいと思い，筆をおきます。

医療現場のFileMaker（施設全体利用）

松波和寿（社会医療法人松波総合病院 副院長 産婦人科）

1 施設概略

　松波総合病院は100年あまりの歴史を持つ民間病院で，平成20年(2008年)に社会医療法人となり地域の中核医療を担っています。ベッド数436床，医師数98名，看護師数370名，薬剤師26名，検査技師21名，管理栄養士8名，リハビリ51名，事務170名。総職員数は940名です。平成18年よりDPC施行病院となり，現在，平均在院日数13日，病床稼働率83％，一日外来患者数は1000人，一日平均新規患者数は22名。診療科22診療科。手術件数は年間3600件，救急車搬送数は年間2900台。急性期病棟を中心に，回復期リハビリ病棟も持ち，急性期から回復期へスムーズな流れを維持します。付属施設としては介護老人健康施設，在宅総合ケアーセンター，クリニックが併設されています。

2 医療情報システムの現状とFileMaker導入の経緯

　当院はいまだ電子カルテではなく，紙カルテを使用しています。オーダリングシステムはIBM社のCIS v.3を，画像はPACSにて，CT，MRI，X線写真といった放射線画像はすべてモニターで診断，閲覧が可能です。超音波検査映像，内視鏡検査映像はプリントアウトし，医師，看護師の経過記録記載は紙カルテを使用しています。2004年よりFileMakerで作成した臨床支援システム(CSS)を全病院で使用しています。もともと筆者の診療科である産婦人科ではFileMakerによる分娩データベース，不妊症(体外受精)データベース，手術記録データベースを活用していました。病院機能評価機構の審査を受審するにあたり，当時のカルテは診療科によってフォーマットがまったくばらばらであったので，なんとか統一しようと考えました。細部は診療科によって異なり，また，変更が難しいことから止めました。
　それなら入院発生ごとにパソコンから印刷をすればいいのではないか，FileMakerで診療科ごとにレイアウトをカスタマイズすればいいのではないか。さらに入院時に記入できることはFileMakerで入力すればよいのではないか，ということになり，入院カルテの2号紙はFileMakerから発行する，入院時病名，入院目的，既往歴，家族歴，現病歴，入院時指示なども入力することとなりました。いきなり病院全体での運用は行わず，まず自身の診療科で開始し，医師，看護師等の意見を聞きながら改良しました。当初の問題は片面印刷なので枚数が増えることのみでした。従来は医師が書く患者情報と，看護師が書く患者情報の重複が

ありましたが，医師・看護師共通で一枚の患者入院時情報に合体しました。これにより医師の記載漏れは看護師が補うことができました。さらに頻回に入院が必要ながん化学療法などは，前回の情報を複製して使用できるので，たちまち医師の間では評判となり，全診療科で使うことになりました。

　全科の入院時カルテ作成機能と同時に，入院時に必要な書類類を発行したい(医師)，入院時指示も出したい(医師)，褥瘡計画書，転倒・転落アセスメントシートも出してほしい(看護師)，クリニカルパスの発行・管理もしてほしい(パス委員)，説明と同意，紹介状も欲しいなど次々に要望が出てきました。FileMakerのすごいところはそれらの要望に即時対応(といっても2〜3日はかかりました)できることです。このことは要望者の立場からすると大変な驚きのようです。つまり，これほど短期間で要望がかなえられることは従来のシステム環境ではありえません。通常，なんらかのシステムを要求する場合は，院内のシステム開発室へ要望書を提出，SEがヒヤリング，プロトタイプ作成，検証，修正，実装と数週間からの日数がかかりました。さらに，システム細部に関しては使用者の意見が反映されにくいというより，「十分な説明ができない医療従事者」と「現場を把握できない開発者」という関係がありました。ところがFileMakerの場合は，使用者と作成者が同じ意識を持っていますので，細かな仕様書などなくともおおよそ希望通りの仕様が出来上がります。もちろん，所詮素人が作成するソリューションですのではじめは穴だらけですが，実際に使いながら日々改善していけばよいのでシステムの完成度は日々向上していきました。

　どんなに優れたアイデア，発想であっても実生活で機能しなければ絵に描いた餅でしかありません。机上の論議は嫌いなので，まず作って動かして試す。だめなら直せばいいのですし，実際使わなければどこを直せばいいかもわかりません。プラグマティズムの思想です。蛇足ですが，病院内での書類の多いこと，ずいぶんと無駄な書類がありますよね。でも規則や施設基準やらガイドラインで求められているからとか，国の命令だからとかで作ってはいますけどね。書類を増やして，サインをあっちこっちにすれば医療安全や医療の質向上に役立つということでしょうか。霞ヶ関は理念を押し付けるだけで，現場はどうしていいか困惑しちゃいます。でも大丈夫，FileMakerがあれば実際的ソリューションがすぐに作れてしまいます。

　機能が増えれば増えるほど使用頻度が高くなります。導入後半年もすれば，このシステムがなければ日常診療に支障をきたすほどに成長しました。責任も同時に大きくなるわけですので，本来は定期的なメンテナンスを行わなければいけませんが，実はシステムをとめてメンテナンスをしたことがありません。もちろんバックアップはとっています。稼動後6年たちましたが，その間なんらかの原因でサーバーがダウンしたことが5回ありましたが，幸い再起動でことなきを得ています。ろくなメンテナンスもしてない割にはシステムの安定性はあるといっていいのではないでしょうか。原因ファイルは特定できていますので，次期バージョンアップでは解決されます。また現在FileMaker Pro ver. 6を使用しているため，1ファイル容量に2GBまでという制約あり，画像を扱う場合に問題になりますが，現行バージョンであれば事実上解決されます。

図1

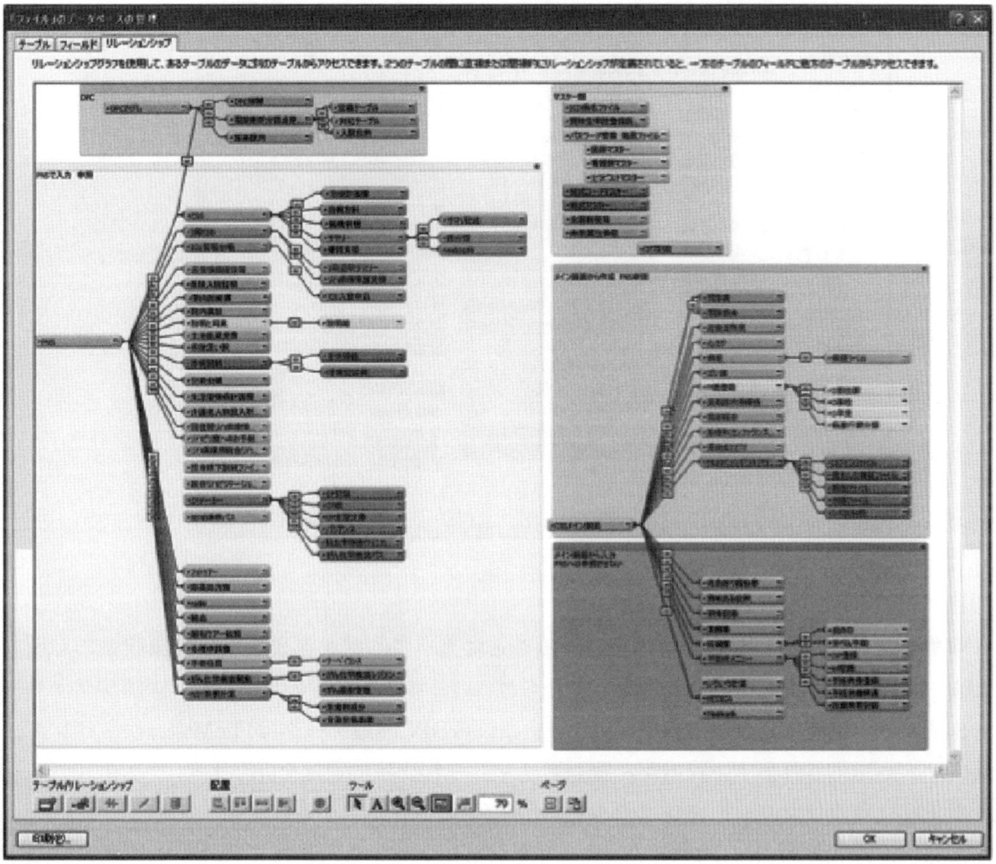

3 FileMakerによるクリニカル・サポーティング・システム(CSS)の概要

　FileMaker Pro Ver. 6，ファイル数124ファイル，ライセンス数250，FileMaker Server 1機。
　基幹システムから定期的に患者基本情報(ID，氏名，よみがな，住所，郵便番号，電話番号)を取り込み，基幹システムの患者データベースと同期を取っています。現在の構成ファイルは図1に示します。現在システム移行中のため図はfp5とfp7が混在していることをお断りしておきます。
　このシステムのコンセプトは，お金に関わることは関与せず，医療現場が欲しい機能を随時提供し，保存しておきたいデータ(将来役に立ちそうなデータ)は電子化保存し，それ以外は紙で運用する，といったところです。オーダリング，検査データ，医事会計などはベンダーにまかせ，日常医療従事者が利用するドキュメント作成ツールとしてFileMakerを採用，入院カルテ2号紙作成，入院指示作成，クリニカルパス発行，退院時書類，退院時サマリー，手術記録，診断書，情報提供書，説明と同意書などを作り，印刷し保存します。あくまで紙

図2　CSSメインメニュー

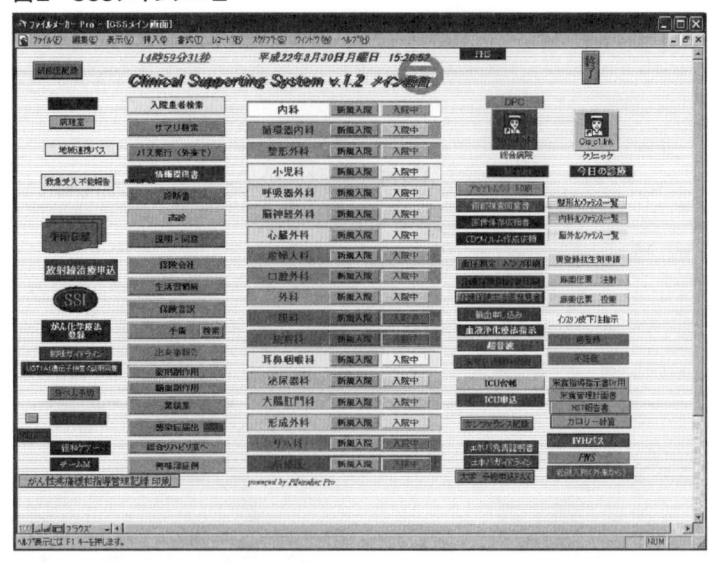

印刷物を原本として扱います。

　収集したいデータをあらかじめ設定することによって，さまざまな臨床指標収集にも役立てます。とくに，DPC適応病院になってからは，いわゆる様式1のデータは，医師がサマリーを作成すると同時に自動的に作成されます。これらDPC関連データはFileMakerからベンダーシステムへ送信されます。院内がん登録もサマリー作成時に登録を促します。

　看護師は看護サマリーをクリニカル・サポーティング・システム（CSS）で作成します。また，褥瘡報告，感染症報告，インシデント・アクシデント報告も行います。チーム医療のツールとして，栄養サポートチーム，緩和ケア，呼吸ケア，感染対策チーム，褥瘡チームの情報を共有できるようにしてあります。これらのデータは必要な部署で必要なフォーマットで検索，表示，印刷が可能です。

　病理医は，標本が提出された段階で患者情報を登録し，必要な数のラベル印刷を行います。病理診断をFileMakerに入力し，同時に後統計用のいくつかのフラグをたてます。閲覧者は検体結果が出ているかどうか確認し，完了済みデータは画面で確認印刷ができます。紙印刷物もその後カルテに挟まれますが，より早く結果がわかります。

　図2はCSSメインメニューを示しています。この画面からさまざまなアプローチがなされます。なかほどの縦に並んだボタン類は診療科ごとの新規入院作成と，入院一覧を表示させるボタンです。入院が決定すると必要な情報を順番に入力し（**図3**），最終的には入院カルテそのものを印刷します。当然入院時に入力した情報は，サマリーファイルをはじめ多くのファイルで共有されます。

　メインメニューには紹介状，診断書，説明と同意書，保険証明書，主治医意見書など書類関連や，手術予約，輸血オーダー，ICU申し込み，がん化学療法，放射線治療申し込み，クリニカルパス発行等の業務オーダー系，事故報告，褥瘡報告，感染症報告など報告系，病理

図3　入院時情報入力画面

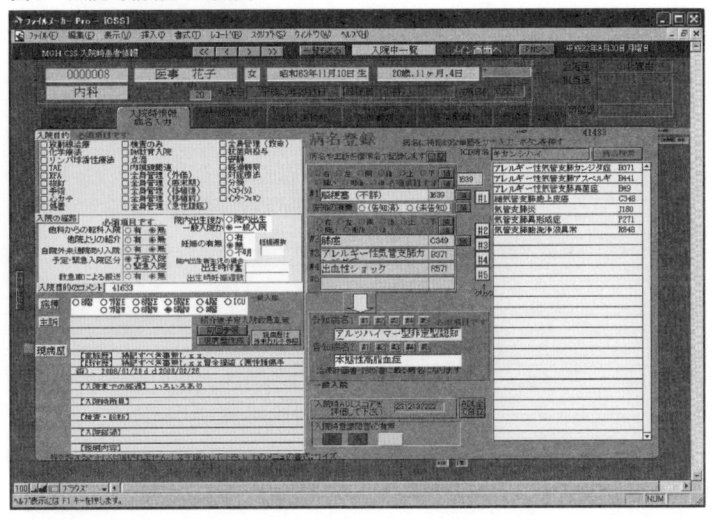

結果，細菌培養結果など参照系のボタンがあります。すべてのファイルについての説明は不可能なので，ここではがん化学療法管理システム，手術予約システム，DPCコーディングシステムについて説明します。

4　がん化学療法管理システム

　がん化学療法は，副作用の強さから特殊な治療であり，十分な管理のもと行われる必要があります。もしなんらかの原因で標準投与量を大きく間違えて行われた場合，不幸な結果を招くことになります。そのため多くの施設では標準的な治療方法をガイドラインなどから作成し，施設内でのがん化学療法はすべて管理する試みがなされています。 サンプルファイル
　当院のがん化学療法管理システムは，「レジメンファイル」と「化学療法実施ファイル」と「がん薬剤管理ファイル」からなります（現在FileMaker ver. 6で動いていますので，サンプルファイルは単純にバージョン変換したものですので，ファイルを統合することは可能です）。
　まずレジメン登録は，医師から提出されたレジメンを化学療法委員会での承認の後，システムに登録されます。登録画面には申請医師およびレジメンの出典が記録されます（図4）。医師が化学療法をオーダーする場合は化学療法実施ファイルにIDを登録します。そのとき誰が，いつ，どの選択病名を根拠にこのレジメンを選択し，患者のパフォーマンスステータスを確認し，化学療法に適応があることを判断したか，を自動で記録します（図5）。レジメンを選択した後は体重，身長，およびクレアチニン値などから標準的投与量が示されます。実際の投与量はその計算値をもとに主治医が微調整しますが，異常値が指定されると容量オーバーの場合は赤く，容量が少ない場合は青く表示され注意を促します（図6）。
　また，レジメンに登録されている投与間隔からもアラームがでます。医師ががん化学療法

図4　レジメン登録画面

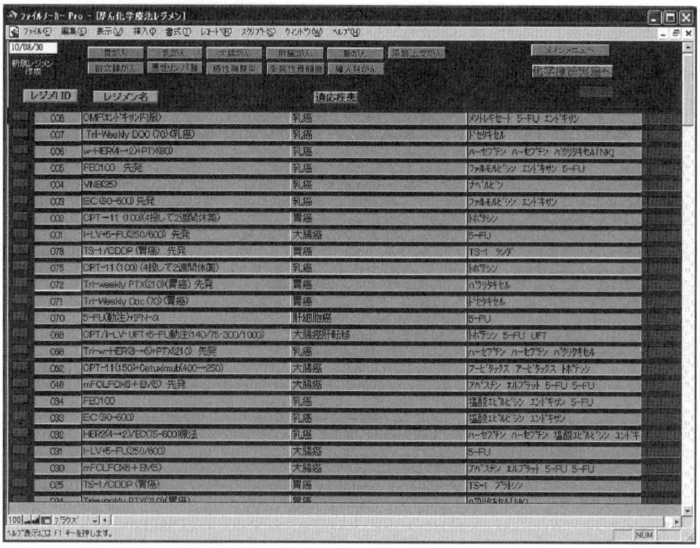

図5　化学療法実施の際の記録画面

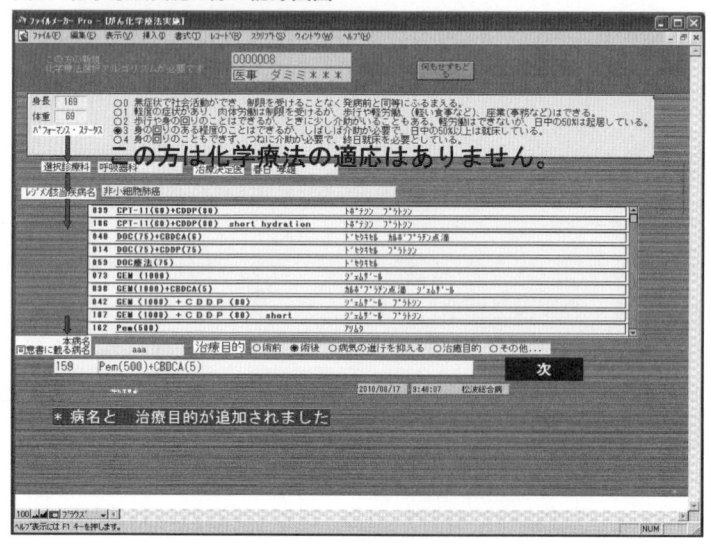

の予定をオーダーした後は，薬剤部がこの化学療法が妥当かどうかを確認します。実際の投与は当日の検査データ等を主治医が確認し，薬剤部へ実施指示を連絡した後に薬剤は調製されます。また患者用には治療計画書や副作用説明書が発行されます。このシステムによりレジメンにない治療法，用量の間違い，投与間隔の間違いを二重三重にチェックする体制が整いました。

図6 化学療法レジメン画面

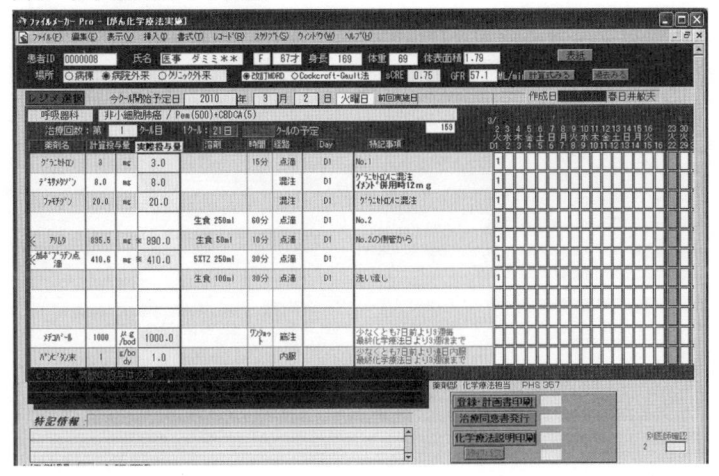

このファイルの工夫点

- 薬剤投与量の自動計算：体重，身長は必須項目とし，体表面積あたりで計算する薬剤は算出し，Ccrをもとに投与量を計算する薬剤は，血中クレアチニン値をもとに計算させます。
 しかしこの場合，端数がでますので，実際の投与に合うように計算値が一桁の場合はそのまま表示，3桁の場合は一の位を四捨五入させるなどの工夫をしています。
- 使用薬剤の登録：レジメン内に表示される薬剤はすべてがん薬剤管理テーブルにまとめてあります。商品名，一般名，略称，単位を記録し，抗がん剤に分類される薬剤は※印をつけておきます。また，実装はしていませんが，生涯投与量上限を設定できます。
- レジメン登録の工夫：レジメンはすべて固有IDで管理されます。新規レジメン登録にて新しいIDがふられます。薬品名はドロップダウンリストから選択します。単位あたり投与量が自動的に設定されます。投与日数をカレンダーに設定し，必要に応じて特記事項を記入します。
- 実施ファイルへの登録：患者IDにて患者を特定し，過去に登録がある場合はポータルに一覧表示されるので選択します。オーダーが重複することを減らす目的もあります。レジメンファイルと実施ファイルはレジンメンIDでリレーションが組まれています。
- 記入漏れを防ぐ工夫：往々にして身長・体重といった基本的データが軽視される傾向がありますが，薬剤投与に関しては最も重要なデータです。最初の画面で身長・体重を必須とし，さらにパフォーマンスステータス，医師名，レジメン該当病名，レジメン選択，患者告知病名，治療目的を過不足なく入力しないかぎり次の画面へは進めません。もしパフォーマンスステータスが3以上であればアラートがでます。
- 薬剤量決定：単純計算による値を参考に主治医が入力します。

5 手術予約システム

　サンプルファイルは実際使用しているもののリレーション関連の機能を削除してありますので，フィールド，スクリプト等に不要な部分があります。実際の使用に際しては，IDを入力すると入院ファイルから診療科，病名，身長，体重，主治医等がルックアップされます。

図7

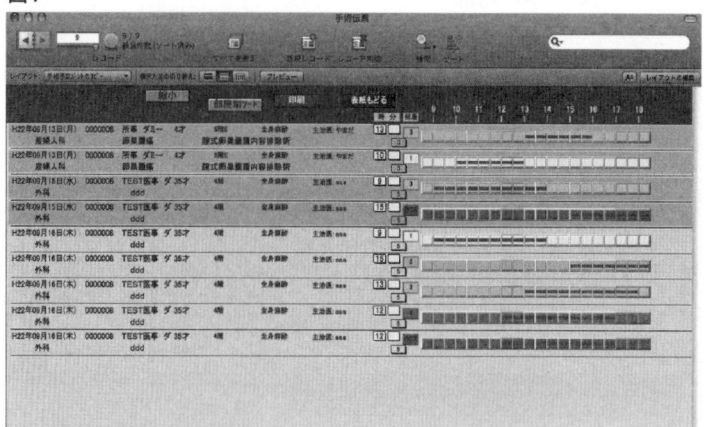

このファイルの工夫点

- 手術伝票の印刷と同時に、手術チェックリストを印刷します。このとき必要な情報が入力されないと印刷画面へは行かないようスクリプトで制限されます。
- 特殊機材の準備ももれが減ります。
- 標準術式名：手術術式は診療報酬上の術式名を検索する仕様になっています。
- 麻酔との連携：稼動しているシステムでは麻酔の種類によって麻薬などもオーダーされます。
- 枠外の予約警告：診療科ごとの手術枠から外れている場合、時間外、日曜祝祭日の予約を入れようとすると警告がでます。この場合、緊急手術であれば許可されます。
- 肺塞栓予防法推奨機能も隠れています。
- 予定表示一覧：指定日から一週間の予定一覧を表示印刷できます。このとき手術予定時間はガントチャート風に表示されます。
- 一日の画面では部屋ごとの予定が表示できます。
- 加算がとれる麻酔(BMI、感染症など)を伝票に表示します。

また手術予約と同時に創部感染症データベースに登録されるようになっています。サンプルファイル
　手術予約を取る場合、自分の診療科の枠が空いているかだけでなく、他診療科の予約状況もわかれば予約枠をより有効に使うことができ、手術室の回転をスムーズにできます。他科の枠が空いている所に自科の手術を入れたい場合にも交渉がスムーズに行きます。
　このファイルと同じような構造で外来がん化学療法予約も構築できます。

6 DPCコーディングシステム

　サンプルファイルはコーディングファイル、入院目的ファイル、電子診断分類点数表ファイル、定義テーブルファイル、対応テーブルファイル、ICD病名ファイルをまとめた1ファイルになっています。fp5ではそれぞれのファイルが独立して6ファイルでしたが、fp7では

図8

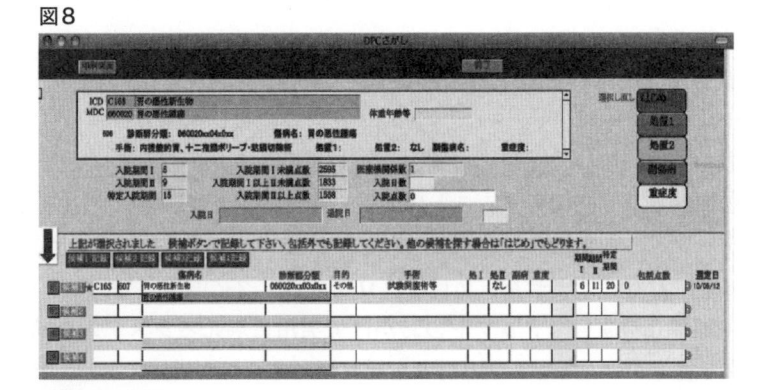

> **このファイルの工夫**
> - コーディングに必要のない選択項目は画面をパスさせることにより，素早くコーディングが可能です。分類によっては処置一，処置二，副傷病名，重症度など不要なものがあります。
> - 単純に選択しただけで得られるコードは，対応テーブルに応じて読み替えられます。
> - 処置一，処置二，副傷病名，重症度の選択画面はタブ切り替えの様に見えますがレイアウト切り替えで表示しています。fp7であればタブ切り替えにすることでレイアウト数を減らすことが可能です。
> - 項目選択では上位数字が記録されコーディングに優先されます。

1ファイルにまとまりすっきりしました。バージョンアップの場合，どのファイルを統合するべきか，あるいは単独ファイルで持っていたほうが有利な場合もあるのでよく吟味します。また添付ファイルはほかのファイルとのリレーションを切ってありますので，不要なフィールド，スクリプトが存在します。 サンプルファイル

　DPC適応病院では，退院時および月末のレセプトの時期に，必ず入院患者のDPCのコーディングを行うことが必要です。実際の使用に際しては，入院ファイルからこのDPCコーディングファイルへ連携します。入院ファイル上で，病名「最も資源を投入した病名」を設定し，そのほかの併存病名なども設定しておきます。添付ファイルではMDC分類からICD病名を選択してコーディングを開始できます。

　病名設定後は，順に入院目的，年齢分類，手術などを選択し，画面の展開に従って必要項目を選択していきます。最終画面では選択された診断群分類と入院期間や入院点数が表示されます。添付ファイルの場合は入院日と退院日を入力することで計算されます。病名選択をし直す場合は，[はじめ]ボタンで戻ります。

　fp7への変換が終了した後に紹介できればよいのですが，現時点での公開となりましてもうしわけありません。fp7にバージョンアップする作業は，単一ファイルの場合，さほど問題にはなりませんが，複雑なリレーションを組んでいる場合は，再度組み直す必要があるようです。またスクリプトのいくつかは不思議な変換が行われます。また，変数の利用，テーブルの統合，スクリプト機能の向上などを有効に使うには，fp5からfp7への変換をするよりも新たにfp7ファイルを作り直したほうがよいと思います。もし，読者のなかでfp5以前のファイルを使用して

いてバージョンアップを考えている方は，あっさり作り直す決意を持つことをお勧めします。悩み抜いた結論です。

　さて，施設全体で使用しているFileMakerシステムのほんの一部ですが，説明しました。昔のFileMakerのイメージというのは，個人ユースで趣味レベルのデータベースソフトであるという印象が持たれていたと思います。しかし，FileMakerの進歩はめざましく，業務用としてなんの問題もなく使用できることは現実の使用状況で証明されていると思います。少なくとも，データベースでありながらこれほど柔軟なレイアウト機能を持ち，印刷までこなすソフトはほかには存在しません。私自身プログラミングに関する知識はまったくありません。しかし，理解しやすいスクリプトのおかげで実用に堪えるシステムを構築できました。まるで，作文を書くかのごとくスクリプトを綴ればシステムが構築できる，そんなFileMakerに出合えたことに感謝してこの章を終了します。

FileMaker Pro を用いた診療情報システムの開発と病院システムとの連携

中村　徹（加古川東市民病院 放射線科）

1　序文

　加古川東市民病院は兵庫県加古川市(神戸市と姫路市の間)に位置します。1974年に開設され，現在，病床数は198床，外来平均患者数は1日661人と地域の中核を担った急性期基幹病院です。当初，当院にはいわゆるレセコンと呼ばれる基幹患者データベースしか設置されておらず，診療業務にはほとんど活用されていませんでした。しかし，医療界にもIT化の波は確実に押し寄せており，それに乗り遅れることも呑み込まれることも許されず，病院の規模に応じたシステムの導入が急務となりました。医事会計システムはほとんどの一般病院で導入されていますが，オーダリングシステム，電子カルテの導入はまだまだ万全ではありません。特に当院のような中小規模の病院にとって，巨額を投じて電子カルテやPACS等の医療情報システムを導入することは容易ではなく，大規模病院とのデジタルデバイドは開くばかりです[1]。

　そこで，2002年1月にシステム化推進委員会を発足させ，診療情報を支援するシステムの開発について考案しました。われわれの掲げる理想のIT化とは下記の通りです。

　① 患者中心のスムーズな診療体系を実現できるもの，② 現場で使いやすいもの，③ 業務を効率化させ，ひいては医療事故防止に貢献できるもの，④ 職員全体のITをスキルアップすること，⑤ 医療情報を有効に二次利用し，診療・研究の質を向上させるもの，⑥ 病診連携・病病連携を強化できるもの。

　そして，これらの構想を満足に実現できるシステムの検討を重ねた結果，市販データベースソフトであるFileMakerを選択したのです。

　FileMakerは周知のように医療従事者の間での使用実績が多く，カスタマイズが容易で，拡張性の高いネットワーク機能を有し，なによりも安価に購入できることが特徴です。また，ODBC対応しており，ほかのデータベースソフトとの連携も容易です[2]。そして，FileMakerを通じてほかの病院システムと連携をとることにより，中小規模病院向けの診療情報支援システムが構築できるものと考えました。さらに独自に開発したオーダリングシステムとも連携させたのです。

　当院における診療情報支援システムの経緯を以下に示します。

　[2002年7月]放射線システム稼働，[2002年10月]院内本格稼働開始，[2003年3月]医事システムから患者属性取得開始，[2003年9月]PACSシステム稼働，[2004年3月]検査システム稼働，[2004年7月]医事システム更新，[2004年11月]オーダリングシステム稼働開始。

　このように順調にIT化が進行しています。

2 システム構成

FileMakerシステムの構成は，サーバーにはWindows 2000 サーバー機を3台使用しています。クライアントには既存のパソコン機に加えてWindows XP搭載機を新規に70台購入しました。

ソフトウエア構成はFileMaker 5.5を各クライアントに導入し，さらにLAN上で効率よく共有するためのサーバーソフトであるFileMaker Server 5.5を前述のサーバー機に導入しました。FileMaker BOX SETというパッケージを利用したため，院内すべてのパソコンにインストール可能でソフトの総費用は低価格に抑えることができたのです。

医事会計システムは，2004年7月に更新し，クライアントPC33台が稼働しています。ネットワーク構成は診療情報系LANと医事システム系LANの二重構成で，インターフェースサーバを介してお互いのLANが接続されています。

3 データベース構成

診療情報支援システムはFileMaker Serer 5.5で管理し，医事会計システムと連携をとり3分間隔で患者属性を取得し，FileMaker側の患者属性DBに受け渡しを行う外部プログラムを独自に開発しました。また，逆にコスト，実績を医事会計システムに送信しています。

院内LANでのFileMakerデータベース（DB）はマスターDBと運用DBより構成されています。マスターDBとしては患者属性をはじめ，従業員情報，医薬品情報，病名，血液型・感染症，カレンダーなどのDBが存在し，運用DBのリレーショナルDBとなっています。運用DBファイルは入退院管理[3]，クリニカルパス[4]，病歴ファイル，検査予約，画像レポート，看護師勤務表，手術予定表，被爆管理など現在200あまりのファイルより構成され，日々拡充しています[5]（図1）。

また，FileMakerを窓口として基幹サーバー，グループウェアサーバー，画像サーバー，血液検査サーバーが連携をとりあい，互いのデータ参照が容易となっているのです。

4 オーダリングシステム

オーダリングシステムは最初からフルオーダーの実現を目指すのではなく，段階的に行うこととしました。まず，栄養指導関連，リハビリ関連について開発を行い，次に既に予約システムや実績入力が実現されている放射線検査について実施しました。開発にあたっては，情報システム委員会のメンバーを中心に，該当部署の担当職員とで仕様及び運用について検討を行い，院内の情報システム担当者が開発を行いました。オーダリングシステム側からのインターフェースサーバへのデータの受け渡しは，ODBC接続により実現しました。

図1

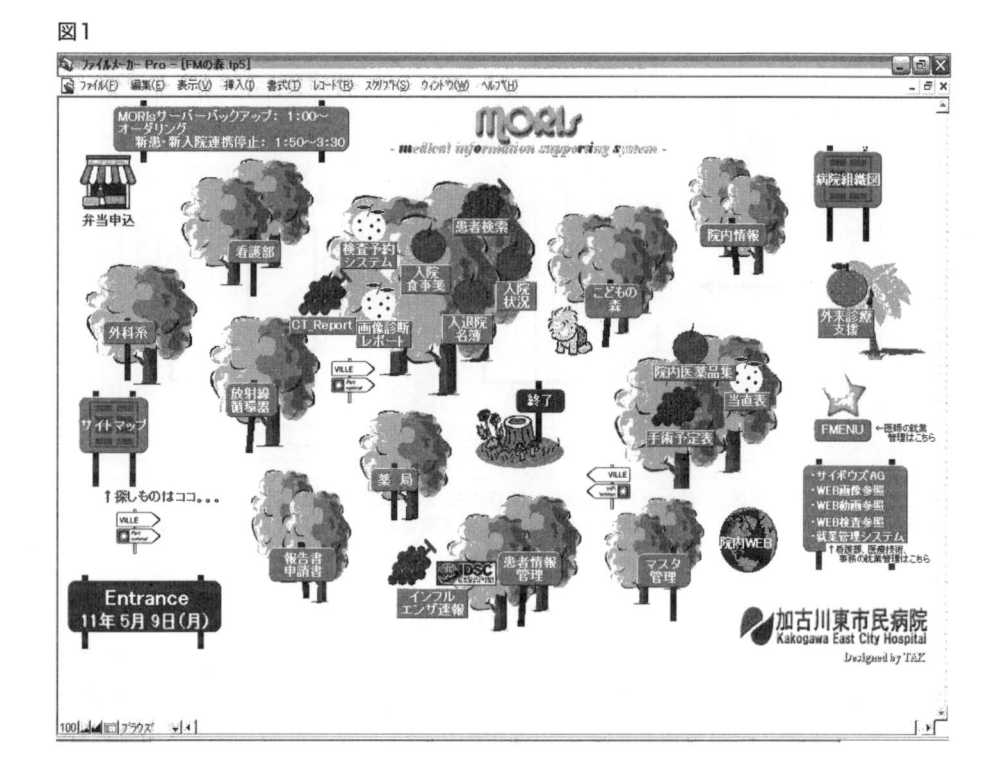

　FileMakerで構成されたHISシステムより実施済入力を行うと，それがアクセスで独自に作成したインターフェースサーバーにデータを発生させます。これを医事会計システムのサーバー監視プログラムが定期的にデータを取得し会計処理が実施されます。今回新たに開発したのはこのインターフェースサーバーの部分だけです。

　医事会計システムと連動することにより実施請求の迅速化とコスト漏れ対策が可能になり，それぞれの業務の運用を見直すことができました。また，医事システムベンダーと関係部署との間に院内常駐SE/PGがはいることで，開発を円滑に進められるようになりました。さらに，各発生源で利用中のシステムに医事システムへの連携部分のみを追加開発したため，開発期間は短期間で行うことができました。そして，医事システムの更新費用以外は院内のリソースを活用したため，コスト発生を最小限に抑えることができたのです(図2)。

5　放射線情報システム

　放射線部門ではDICOMサーバーとFileMaker Serverをリンクさせ，HIS− RIS− PACSの統合化を実現しており，IHE-J(Integrating the Healthcare Enterprise in Japan)のガイドラインを遵守すべく整備を続けています[6]。

　FileMakerとDICOMサーバーをリンクさせることにより，現在CR, CT, MRI画像はWEB

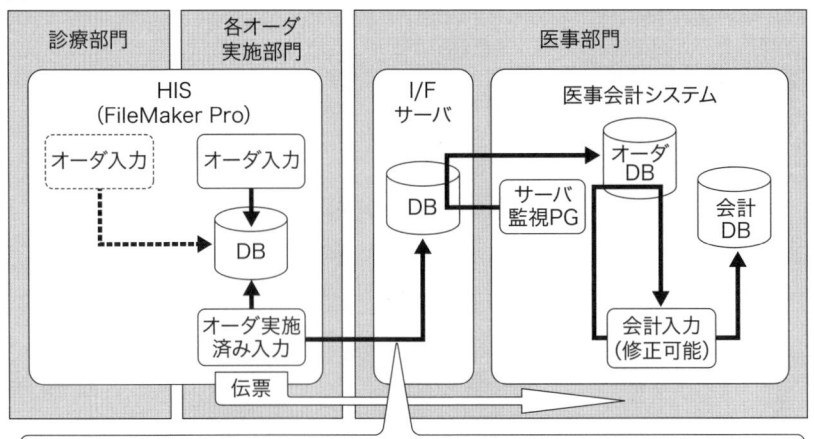

図2

```
診療部門 | 各オーダ実施部門 | 医事部門
HIS (FileMaker Pro) | I/Fサーバ | 医事会計システム
オーダ入力 → オーダ入力 → DB → DB → サーバ監視PG → オーダDB → 会計DB
オーダ実施済み入力 伝票 → 会計入力（修正可能）
ID, 診療科, 実施日, オーダ内容, 数量, 加算内容, 診療区分, 行為区分, 実施区分 など
コード化してSQLにて書き込み
```

ブラウザーを通じて，ほぼリアルタイムに院内各端末で閲覧可能となりました。またRISに当たる部分はFileMakerで管理し，検査予約も簡便になり，基幹DBより得られた患者情報が自動入力されるので，業務の効率化も実現しています。画像診断レポートもキー画像を添付して配信することで，結果報告時間を大幅に短縮できました。また，過去との比較読影や，過去所見の参照などの検索・ソート機能も優れており，医療情報を有効に二次利用し，診療・研究の質を向上させていくことが可能となったのです（図3）。

6 考察

IHE-JのガイドラインではHL7/DICOMなどの標準規格を適用し，医療情報システムを構築し，HIS・RIS・PACSを用いた医療情報の統合的な利用のあり方を示しています。病院内の医療機器はマルチベンダー環境で稼動しており，IHEはまず画像部門から各部門システムをHL7規格により連携させるという展開になっています[6,7]。したがって，患者の診断治療に必要な情報を正確に蓄積し，医療関係者がいつでも入手できる医療情報システムの構築が課題なのです。

一方，e-Japan重点計画-2003では，2006年度までに400床以上の病院の6割以上に電子カルテを普及させると計画されています[8]。しかし，400床未満の病院においては経営環境の悪化の影響を受け，10.9%にとどまると想定されています[9]。中小規模病院にとっては，補助金が得られたとしても電子カルテ初期導入コスト，維持コストは多大であり，それでいて直接的な経営的メリットは乏しいため，電子カルテシステム導入は難しいと考えられているので，このままでは大規模病院とのIT化の格差は広がる一方となるでしょう。

当院で稼働しているFileMakerを用いた診療情報支援システムは，現在では院内で欠くこ

図3

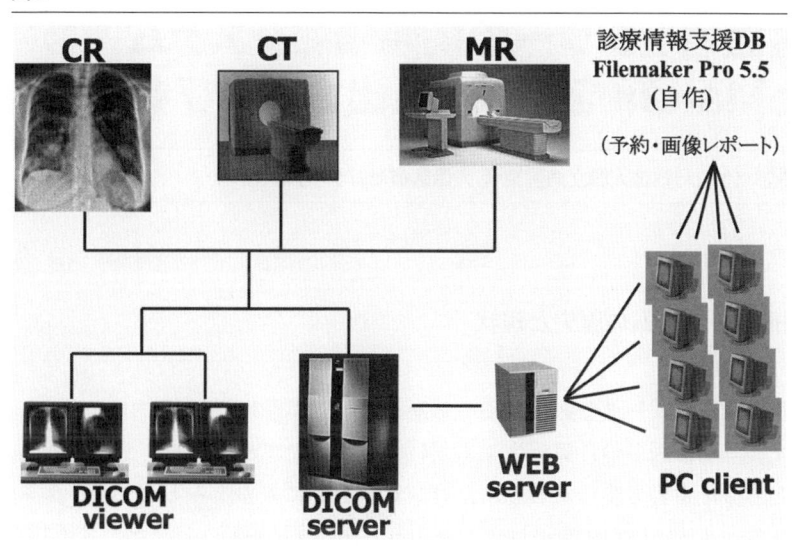

とのできない貴重な情報源となっており，診療業務における貢献度は電子カルテに勝るとも劣らないと考えられます。いわゆる電子カルテと同列に議論される性質のものではありませんが，電子カルテの定義自体も曖昧であり，IHEの勧告にしたがえば，複数のシステムを柔軟に連携させることが理想的な病院システムであると思われます。FileMaker自身が診療情報支援システムとして働き，それを通じてほかの病院システムと連携をとることは，広義の電子カルテシステムといっても過言ではありません。FileMakerシステムには柔軟性があり，他施設でも安価に導入できる点で中小規模病院向けのシステムの救世主となる可能性があります。今後は地域でのデータベース共有にも寄与できれば，地域的にも大きな財産になるでしょう。

文　献

1) 吉田茂,中村徹ほか:医療分野でのデジタルデバイドの解消に向けて ―FileMakerの挑戦―,医療マネジメント学会雑誌4: 519-524, 2004
2) 木下雄一朗:FileMakerによるシステム構築,株式会社アスキー,東京,2003
3) 吉田茂,中川紀子,三舛信一郎:FileMakerを用いた患者データベース「入退院管理ファイル」について,日児誌103: 287, 1999
4) 吉田茂,橋本裕美,楢林成之ほか:クリニカルパスのバリアンス解析を通してみた当科の川崎病治療成績,Prog. Med. 23: 1789-1793, 2003
5) 中村徹,吉田茂:IT導入効果研究 ―医療機関の情報共有システム―,月刊ITセレクト,pp68-69,中央公論新社,東京,2003
6) JIRA事務局 http://www.jira-net.or.jp/ihe-j
7) 日本HL7協会 http://www.hl7.jp/
8) 高度情報通信ネットワーク社会推進戦略本部（IT戦略本部）e-Japan重点計画 -2003 http://www.kantei.go.jp/jp/singi/it2/kettei/030808honbun.pdf
9) CyberMed医療IT最前線 http://www.cybermed.co.jp/saishin/denkaru/0205016_mizuho.htm

大阪医療センターの病院情報システム
FileMakerを用いた入出力および参照系

岡垣篤彦（独立行政法人国立病院機構 大阪医療センター）

1 病院情報システムの歴史と現状

　一般病院でコンピュータを病院業務の補助に用いるようになったのは，1980年代までさかのぼります．当初は医事の計算システムだけだったのですが，1995年ぐらいから，内服薬や注射薬の処方箋を手書きするかわりに，コンピュータに入力すると薬剤部や医事会計にデータが送られる，あるいは，検査項目を入力すると採血室に連絡が行って，すぐ採血ができる，結果を診察室でみることができる，医事会計にもデータが送られるというような仕組みに拡張されました．さらに，検査や処方せんの情報をコンピュータに入力した上，カルテにも書くのは二重の手間になるため，カルテの記載もコンピュータで行おうということでさらに電子カルテへと発展しました．日本初の電子カルテが島根県立中央病院で動き始めたのが1999年のことです．

　しかし，この当時から紙のカルテを電子化して，はたして診療がスムーズに行えるのかという疑問の声が出ていました．それまで使われていた紙のカルテ，とくに初診カルテでは，主訴，現病歴，既往歴，家族歴，身体所見，検査所見，評価，治療計画などに分かれており，さらにカルテのなかには，手術記録，検査記録，サマリーなどがわかりやすいように付箋を付けられたり，色違いの紙はさみこまれていたのですが，電子カルテではそのような工夫はなく，医師が記載する診療記録はスクロールするテキスト入力領域に書くことになっていたのです．検索機能として，自由文で記載したなかから文字列を検索する機能は持っているものの，特定の情報を表示したり，特定の項目を串刺しにして見せるような機能を持つ電子カルテはありません．つまり，電子カルテでは粒度の細かい診療を習慣として行うような仕組みができておらず，閲覧したい情報を選択して抽出するということに対する配慮があまりなかったのです．この状況は10年後の現在でもあまり改善されていません．そのため，電子カルテでは過去の記載を把握するというのが非常に難しく，過去の記載をみずに，患者さんにこれまでの治療歴をきいて診療するというような，おかしなことになっています．すなわち，電子カルテの検査や医事のデータを後で検索して利用することは容易にできるのですが，自由文テキストで入力した記載を分析して特定のデータを抽出するというのは大変難しくなっています．さらに病院の業務は非常に複雑で多数の部署が入り組んで関係しており，これまでの紙の伝票による業務も決してスムーズにいっているとはいえない状況でした．これを電子化することによって使い勝手を改善できるのではないかとみんなが期待したのですが，こ

図1　外来初診カルテ，現症

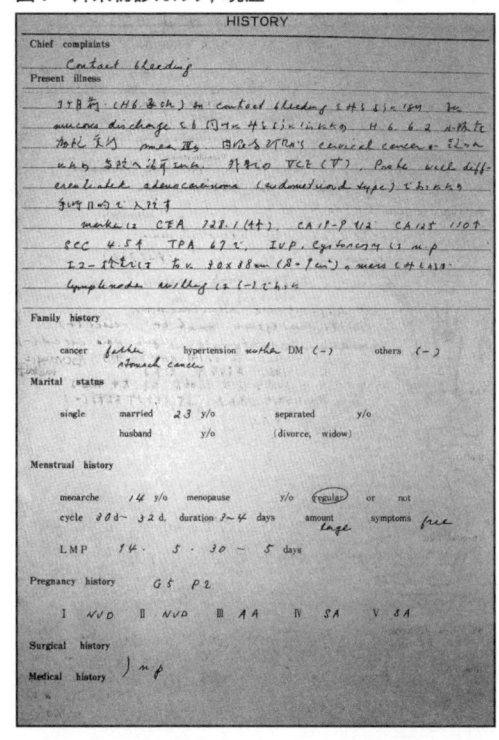

図2　外来初診カルテ，身体所見

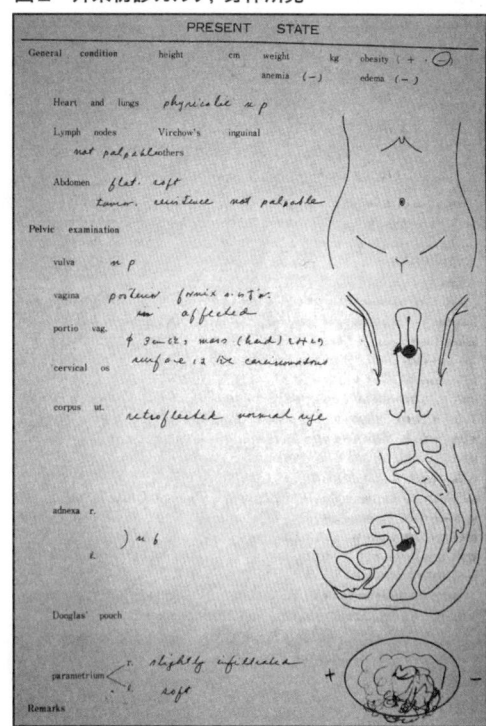

とはそんなに簡単に運びませんでした。プログラムを作るベンダーが病院の業務分析を行う工程がうまくいかず，使いやすい仕組みはなかなか実現できていません。

　このように問題の多い電子カルテを実際に運用するには，紙カルテと比べると非常に使いにくいということが主な理由となって，やはり医師からの抵抗が特に強かったのです。「使いにくい」というのは医師のタイピングの能力が低いことが原因ではないかと思われがちですが，一般的に電子カルテにタイプ入力するのは紙カルテに手で文字を書くより楽で早いことが多いので，タイプ入力はあまり障害となりません。それよりは過去の記載が把握しにくい，あるいはオーダリング部分に問題があり，処方や検査の入力に手間がかかることや，修正が大変ということの方が問題となっています。

　ここで紙カルテではどうだったかを振り返ってみます。初診のカルテは先ほど書いたような細かい記載項目別に分かれていることが多いのですが（図1，図2），再診や入院のカルテは罫線だけがある用紙に自由に記載するスタイルとなります（図3）。再診，入院カルテにはほとんど記載がないことも多く，あっても担当医のメモ程度の内容しかないことや，字が汚くて書いた本人にしか読めないような状態であることが問題視されていました（図4）。電子カルテを導入する目的の一つは，このような再診や入院カルテの記載をきちんと行ってもらい，担当以外の医師や看護師，薬剤師などでチームとして医療を行えるようにするということです。電子カルテ導入後にあらためて以前の紙カルテをみると，再診，入院の記載はかな

図3 再診カルテ

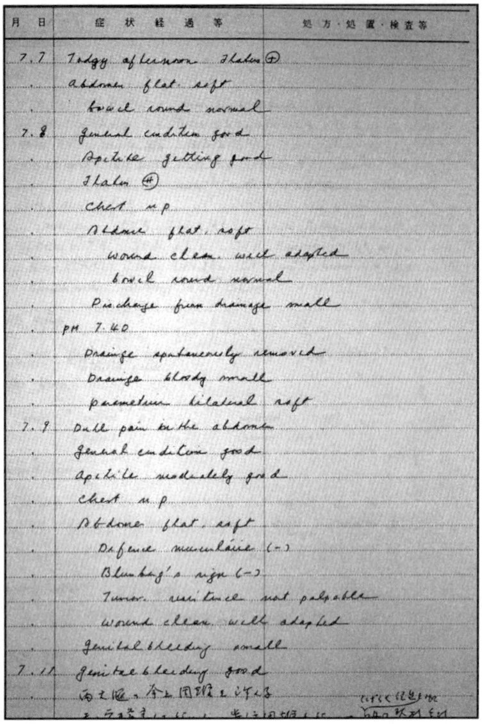

図4 再診カルテ―よくない例

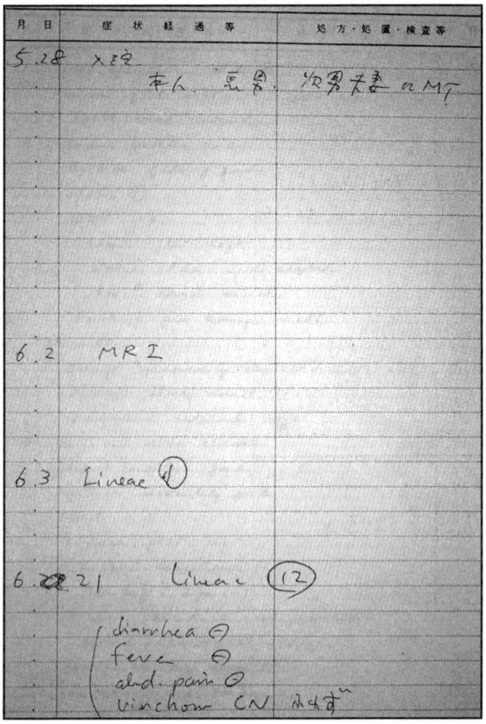

り惨憺たる状況であり，これでよく診療していたものだという感想も浮かんできます。

このように考えると，電子カルテのあるべき姿が次第に見えてきます。ある程度強制的に記載させる必須項目を有した方がよく，一般の診療記録と手術や検査，サマリーといった特殊な記載とは分けておいて，簡単に参照できるような仕組み，さらにこれまでの経過を見通しよく把握するための仕組みとしなければなりません。一度に画面で見ることが出来る情報は限られていますので，次々と画面を切り替えることで表示する項目を増やしながら，なおかつユーザーが混乱しないようにする工夫が必要です。しかし，このような工夫が行われている電子カルテの製品はいまだ存在しません。必須項目へ記載を促す仕組みとしてはテンプレートというものがありましたが，そのほかのニーズについてはまったくソリューションが提供されていません。

2 後利用システム

病院情報システムに蓄積されたデータを用いて，いろいろな事柄を分析できるということが病院情報システムを導入する大きな動機となっていますが，現実には蓄積された情報をうまく利用することができないことが大きな問題となっています。病院情報システムではデータの参照専用のデータベースを業務に使用しているデータベースとは別に構築することが多

く，このようなデータベースを参照系，あるいはDWH(データウエアハウス)と呼んでいます。

病院情報システムで利用しやすいデータとしては，医事会計システムのデータがあります。たとえば保険種別，年齢別，居住地別の病院の収入のデータなどは比較的簡単に得ることができます。

しかし，支出のデータとなると簡単には行きません。医師や看護師から発注された薬や器材には変更や削除が多数発生し，それらの動きをトレースするのも容易ではありません。

病気の状態に関係するデータとなるともっと厄介です。特定の検査データを時系列に並べたりグラフ化するような単純な処理は可能ですが，カルテの記載内容から特定の疾患の患者を抜き出して症状や経過を比較したり，カルテの平文の記載から診断名を類推するような処理はほとんど実現していません。退院した患者に対して，入院中のサマリーが書かれているかどうかの検索を行うような場合も，ベンダーが用意した検索システムでは不可能で，別の仕組みを作ってもらう必要があります。癌登録するべき患者リストを作成する場合であれば，一般病名，DPC病名，病理検査，抗癌剤の使用歴と登録されている患者を比較することとなりますが，このような若干複雑な検索になるとデフォルトの仕組みでは到底無理で，作り込むにも結構な費用と時間を要求されることになります。このようなニーズは病院業務のなかでは次々と発生しますが，あらゆる情報を掛け合わせて高速に検索できるような参照系は少なくとも大手ベンダーの提供するシステムにはありません。

話を情報の後利用に戻します。紙カルテでの後利用はどうだったかというと，病院業務のなかでは，後で統計処理や比較検討が必要な事柄は「台帳」とよばれる専用のデータベースを作って運用してきました。病院情報システムでも電子的な台帳がないために，同様に紙の台帳で運用しているケースもかなり多いのが実情です。しかし，せっかくネットワークで動いているシステムがあるのだから，台帳もコンピュータに載せようというのは当たり前の発想です。独立したデータベースを作ると，病院情報システムとは別にIDや患者氏名等の基本情報を二度手間で入力しなければならないことになりますので，病院情報システムから患者情報を転送してデータを一致させ，省力化や入力間違いを避けるようにしようということになります。このあたりがユーザーメイドシステムの入り口で，うまく患者基本情報を転送する仕組みを実現することが出来れば大きく発展する鍵を手にしたことになります。

病院情報システムにはほとんどすべての業務データが蓄積されていますが，多くの場合はいろいろなデータベースでばらばらに分散していたり，逆になんでも同じデータベースに放り込まれていたりします。それぞれのデータを関連付けるのは，患者IDであったり，データの作成日であったり，データを発行した親文書の電子カルテの識別番号だったりしますが，これらを組み合わせて役に立つデータを得るためには，データベースの構造と臨床業務の両方をよく知っている必要があります。

図5　ウオーターフォール型開発

```
要求定義
  ↓
システム分析
  ↓
  設　計
    ↓
   実　装
     ↓
    テスト
      ↓
     運　用
```

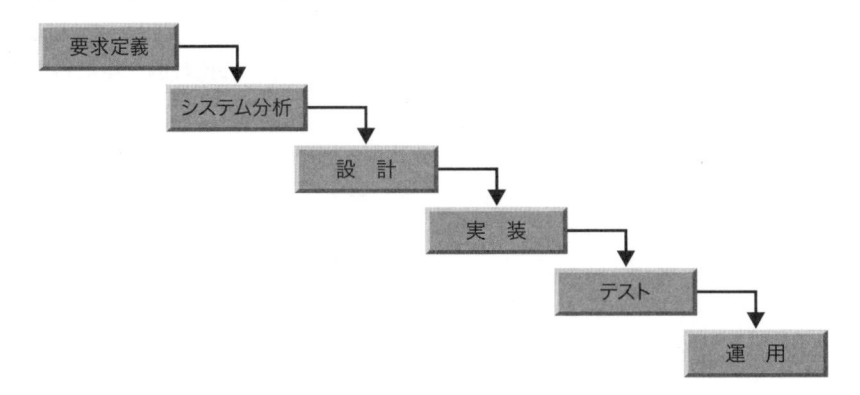

3　ベンダーの開発手法の問題点

　プログラムの開発技法に，大きく分けてウオーターフォール型とアジャイル型があります。ウオーターフォール型開発とは，要件定義，分析，設計，実装，テストの各工程を，厳格に，予め計画された順序に従って滝が流れるように行う手法で，原則として前のステップに戻ることは行いません(**図5**)。この方法論はシステムの要求仕様がしっかりと固まっていて，途中で仕様変更がない大規模のシステム開発に向いています。ウオーターフォール・モデルの原型は，1970年ウィンストン・W・ロイス(Winston W.Royce) の論文「Managing the Development of Large Software Systems」とされています [1]。この論文では工程間のフィードバックが含まれていました。その後，フィードバックを行うことが予定された納期までに効率良く開発する障害となるということで，フィードバックを行わない手法が主流となりましたが，この方法ではプロジェクトの失敗が続出する結果となりました。

図6　アジャイル型開発

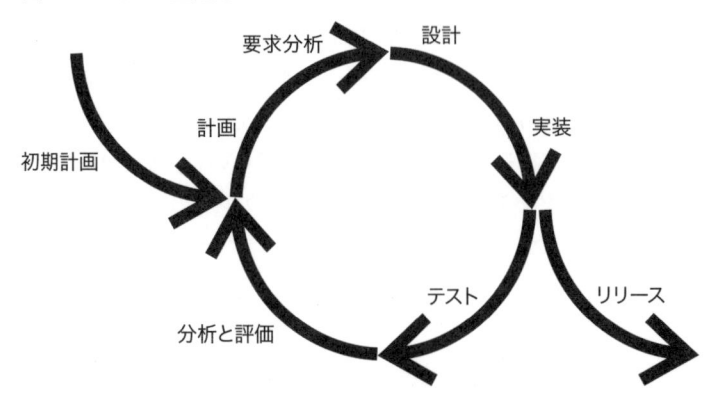

（IT情報マネジメント いまなぜ開発プロセスを注目するのか 羽生田栄一豆蔵 CEO　2002/1/22 より引用）

表1　アジャイルソフトウエア開発宣言
http://www.agilemanifesto.org/iso/ja/

私たちは，ソフトウエア開発の実践あるいは実践を手助けをする活動を通じて，
よりよい開発方法を見つけだそうとしている。
この活動を通して，私たちは以下の価値に至った。
プロセスやツールよりも個人と対話を，
包括的なドキュメントよりも動くソフトウエアを，契約交渉よりも顧客との協調を，
計画に従うことよりも変化への対応を，
価値とする。
すなわち，左のことがらに価値があることを認めながらも，私たちは右のことがらにより価値をおく。

　このようなウオーターフォールに対し，Rational Unified Processという方法が提唱されました。同じような意味で使われるより一般的な言葉として，「アジャイル」という手法があります。アジャイルというのは迅速，軽量，適応的に反復開発を繰り返す手法で(図6)，2001年に開発者が集まって会議を行い，アジャイルソフトウエア開発宣言という文書を公開しています(表1)[3]。

　いろいろな病院に導入されている病院情報システムを見てみると，まさにウオーターフォール型で開発された製品の特徴が表れていることがわかります。すなわち，きちんと納期が守られ，仕様書に書かれた機能は満たしているものの，部門に持って行くと使いにくいという特徴があります。言葉を変えると，実際に作業が行われる現場の業務に対する業務分析が行われておらず，たとえば1回のクリックで行われるべき動作に10回クリックが必要であったり，同じ言葉を何回も入力しなければならなかったりするようなイメージとなります。こういうことが起るのは，現場の業務で必要と思われる，まだ現実に存在しないシステムの動きをドキュメント化するのが非常に難しいため，ウオーターフォール的開発を行う場合の要件定義の段階で不具合が起きているためです。

　現在の契約形態では，依頼者が現場の業務をシステム化した時の動きを素人考えで予測して要求仕様書を作り，それをみてベンダーがシステムを作って納入するということになっていますので，ベンダーとしては要求仕様書に沿ったシステムを作るのが仕事で，現場の仕事がうまくいくかどうかには責任をもたないということになります。コンピュータを導入するのだから仕事の手順が変わるのが当たり前で，仕事のやり方をシステムに合わせればよいというようなことをいう人がおり，もっともらしく聞こえますが，現実の業務でもまれていない，架空の仕様書に沿って作られたシステムを使って，仕事がうまくいくはずがありません。現実に仕事を次々とこなしている部署では，業務内容を把握した段階で，まずアプリケーションを試作してみて，実際使ってみては修正を繰り返すという手順を繰り返すことによってやっと望まれる仕組みができ上がるのですが，これがアジャイル的手法と呼ばれるものです。現場の仕事のほうをシステムに合わせるというのも，このような繰り返し検討を行うなかからはじめて出てくるべきもので，実際の業務を十分理解していない人が頭ごなしに業務のほうを合わせろとするのは，行ってはいけないことです。

　予算と納期に厳しい日本では，病院情報システムの開発はウオーターフォールで行われて

図7 最適な開発方法

全体で共有すべき情報
エンタープライズ・アプリケーション
ウォーターフォールで開発すべき？

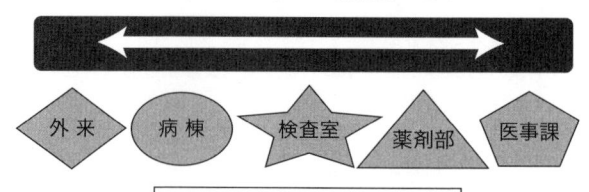

外来　病棟　検査室　薬剤部　医事課

部門で効率よく運用すべき情報
ワーキンググループ・アプリケーション
アジャイル的手法で開発すべき

おり，追加費用を支払える場合のみ，部門システムの追加をアジャイル的手法を取り入れたウオーターフォールで行っているのが実情です。そのため，病院情報システムはウオーターフォールで開発したシステムの弊害が顕著に現れる典型的な仕組みとなっている場合がほとんどです。先に述べたような電子カルテの欠点は病院情報システムの欠点の一部で，多くの問題が解決しないままになっているのは開発の方法に誤りがあるということになります(図7)。

　日本ではじめて電子カルテが導入されたのが1999年で，一つの病院の仕組みは5年から6年で入れ替えを迎えるというのが一般的ですので，2010年現在で主要大手ベンダーといわれるメーカーの病院情報システムも3世代目の製品サイクルを迎えています。ウオーターフォール的開発を行っていて1世代は不十分なシステムで我慢するとしても，すでに3世代分のフィードバックが行われており，さしもの病院情報システムも徐々に改良の成果が出てきています。しかしメーカーの製品全体としての改良が行われても，逆に入れ替えのたびにそれまで病院ごとにアジャイル的手法で行ってきた開発の部分がリセットされることも多く，とくにベンダーを変更したケースではせっかく苦労して使えるようになった仕組みを，また一から開発することとなる場合もあります。

　このように考えてくると，ユーザーインターフェースを独立したアプリケーションとしてアジャイル的手法で作っておいて，基幹の仕組みが変わっても載せ替えることによって開発成果を継承して行くというのはよいアイデアだと思われます。

　ウオーターフォールでもアジャイルでもない第三の方法として，ユーザー自身が開発を行うエンド・ユーザー・コンピューティング(End User Computing: EUC)があります[4]。外部の業者や情報システム部に任せきりでは，実際の業務に即したシステム構築・運用は難しい，あるいは開発に時間がかかるという認識に基づいて，業務そのものを一番よく知っている業務部門が主導する開発作業ですが，病院管理者に公式の業務と認めてもらいにくい面があります。

　ウオーターフォールで開発された仕組みでは，部門業務がスムーズにいかないという特徴があり，現場で働くスタッフは非常に迷惑することになります。アジャイル的開発はベンダー

の導入スケジュールには入っておらず，導入後の追加予算が潤沢に使える病院はなんとかなる場合もありますが，そうでない病院では我慢するか，先に述べた第三の方法であるEUCで部門システムを作るということになります。スタッフにしてみれば，あまりにも業務がスムーズにいかないために，ボランティアとして業務外に働いて作成するということになりますが，実際の業務においてはそれを補って余りあるメリットがあるということです。病院の管理者から見れば正規に頼んだ仕事ではない仕組みを勝手に作られるということで，信頼性や情報漏洩の不安が発生することとなります。また，基幹システムがEUCで作られた仕組みを接続することを考慮していないため，接続の部分で大変な苦労をしたり，独立した仕組みとして運用せざるをえない場合もあります。これまでの日本の病院のエンド・ユーザー・コンピューティングはこのようにして生まれてきています[5]。このように問題を抱えたEUCの成果物ですが，業務を熟知したスタッフが作るためにクオリティーが高く，業務の改善という点からは目覚ましいものがあります。最近では，情報漏洩などの安全性の面からも，個人のPCで動く個人的なデータベースではなく，むしろ病院として公認して推進しようという動きが出てくるようになりました。今回この本を出版することになった日本EUC学会とJ-SUMMITSは，そのような動きに賛同する人の集まりです[6,7]。

4　FileMakerをベンダー製電子カルテのインターフェース層に配置する

これまで述べてきたように，従来の電子カルテは操作性，閲覧性に難点があるといわれてきましたが，ベンダー性の電子カルテ本体に大きく手を入れるのはほぼ不可能あり，逆に細かな改良を繰り返すと非常に高額な費用がかかってしまいます。このような電子カルテの問

図8　ベンダー製電子カルテの入出力をFileMakerで行う

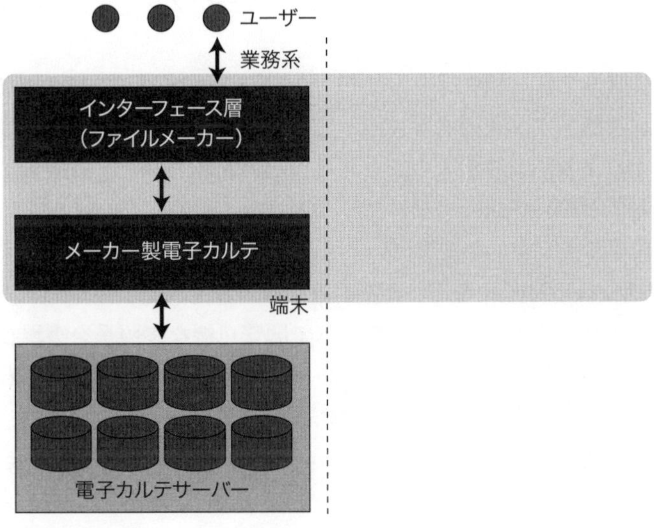

題点を克服するために，我々の病院では，電子カルテ本体の入出力にFileMakerを使用し，カルテの起動時に患者一人分のすべての診療データをFileMaker上に展開し，カルテ保存時に追記した内容をFileMaker上から基幹システムに渡す仕組みを構築しました（図8）。FileMakerを採用した理由は，習得が容易で開発が非常に早いことです。多数の診療科で6か月の短期間に数百に及ぶ異なったレイアウトを開発する必要があり，そのためにはソフトウェアを使いこなせるプログラマーを，ごく短期間に多数養成しなければなりません。FileMakerは個人のEUCで使われることを想定したソフトですが，今回はEUC的手法をはじめから病院情報システムの開発スケジュールに組み込もうという試みです。全体としてはウォーターフォールのスケジュールのなかで，カルテの構造の基本的な部分は私と数名のSE（システムエンジニア）で行い，データベースのデザインを提供する現場の医療スタッフとベンダーと協調して開発する部分はアジャイル的手法で行うことになりました。ウォーターフォールで開発する全体のプロジェクトのなかの一部で，EUCで行ってきたのと同じ作業を，ベンダーを巻き込んでアジャイル的手法で行ったということになります。この開発の詳細については後の項で詳しく書きます。ベースになる電子カルテシステムは富士通製EG-Main EX Ver.6を使用しています。FileMakerは種々の事情で8と9が混在する環境となっています。基幹システムから受け取った患者データを端末上でローカルデータベースとしてFileMakerに転送して展開，カルテの入力中，あるいは保存時には基幹システムにデータを送信する構造を構築しています。基幹システムとインターフェース層とのデータの受け渡しの基本的な構造は全科共通とし，各診療科独特のカルテ様式や動作の違いはインターフェース層で吸収する仕組みとなっています。

電子カルテ上から出されるすべてのオーダーについてもFileMakerと基幹システムで常に同期をとりながら動きます。我々の基幹システムとインターフェース層との連携の仕組みでは，たとえばエクセルやワード，アクセスなど，FileMaker以外のソフトウェアとのインターフェース層を構築することも可能となっています。このような仕組みでは，電子カルテ本体には手を入れずに，インターフェース部分をユーザーがフレキシブルにカスタマイズすることが可能となります。

われわれの仕組みでは，本体と別のアプリケーションであるFileMakerで作られたインターフェース部分に診療スタッフの希望に沿って作り込みを行い，稼働後の改良作業を保守契約の中で行うことにより，システムの安定性と費用の問題を解決しています。変更の多い部分は容易に変更可能なFileMakerで受け持つことになるため，フレキシブルかつ安定性の高いシステムを実現することができます。

さらに，FileMaker Serverを用いた参照系を導入して，電子カルテサーバーからデータを転送することにより，入力と同じレイアウトで閲覧可能な参照系を実現しています。一般の診療録のレイアウトに加え，業務支援系といわれる台帳形式の入力様式も実装し，診療録と同じように入力し，参照系で一覧表示，検索，統計処理を可能としています。

産科，内科，循環器科での運用を2000年4月から開始し[8]，さらに全診療科での運用を2006年4月より行っています[9]。

5　データ転送の仕組み

　端末上の電子カルテとFileMakerの間でデータ転送を行う接続の方法について，HL7，CSV連携，ODBC連携等をテストしましたが，速度の点からCSV連携方式を採用しました。電子カルテ起動時に基幹システム側でカルテ記載，検査データ，病名，オーダー情報など各種CSVファイルを作成した後，FileMakerへ制御を渡して順次読み込みます。カルテ記載後はこの逆の動作によって保存を行います。オーダー情報などは電子カルテ使用中に適宜基幹システムに情報を送信します。欠点としては，CSV作成および読み込みに余分な時間がかかることがあり，600レコードを超えたあたりからサーバーで行っているCSV作成に時間がかかることが最大の問題となっていますが，これに対して抜本的な対策を講じつつあります。姑息的な方法として，転送するデータを絞り込むなどの仕組みによる対応によって起動時間を短縮しています。

6　FileMaker参照系

　先に述べたように，病院情報システムでは，データの参照のみを行う専用のデータベースを，業務に使用しているデータベースとは別に構築することが多く，このようなデータベースを参照系，あるいはDWH(データウエアハウス)と呼んでいます。データの内容は病院情報システムにある情報のほとんどすべてとしている場合が多いのですが，前述のように単純な検索しかできない場合が多いこと，検索に時間がかかることが問題となります。このような問

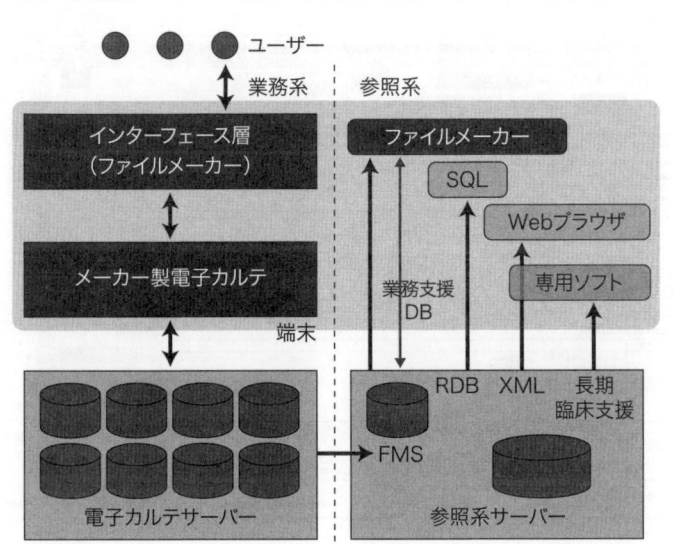

図9　参照系データベースとしてのFileMakerのサーバー・クライアントシステム

題を解決するために，FileMaker Serverを用いた参照系をシステムに追加することとしました。FileMakerの参照系にデータが転送される仕組みとしては，まず，FileMakerで記述されたカルテ情報は，基幹システムに保存されると同時に参照系サーバーに送られます。参照系サーバーに送られるのと並行してCSVファイル経由でFileMaker Serverにも取り込まれます(**図9**)。このようにして，FileMakerのデータは一旦基幹システムのフォーマットに変換されて基幹システムのサーバーに保存され，再びFileMaker Serverに元のフォーマットで復元されることになります。

このようにして，ベンダー製の電子カルテに通常付属しているXML参照系(いわゆるダウン時カルテ)，RDBの参照系(DWH参照系)に加え，FileMaker Serverを使用した参照系を用意したことにより，入力したのと同じレイアウトで横断的にデータを検索，閲覧することが可能となりました[10]。

先に書いたように，業務支援とよばれるいわゆる台帳類を電子カルテの一般の記述と同様に入力し，FileMaker Server経由で一覧情報として利用するという仕組みを実現しましたが，

表2　FileMakerを用いて実現した台帳

院内癌登録
褥瘡管理
転倒転落
ストマケア
看護度
SSI(創部感染)
耐性菌サーベイランス

表3　既存のデータから合成した検索システム

台帳名	使用したデータベース
癌登録未登録チェック	癌登録，内服，注射，病理，DPC，病名
看護度未記入チェック	看護度調査票，病床移動
褥瘡管理未算定チェック	褥瘡記録，処置
紹介状返信未記入チェック	文書，カード型カルテ，スキャン文書
産科分娩記録	産科カード型カルテ
産科分娩予定日リスト，未分娩チェック	産科カード型カルテ
婦人科悪性腫瘍台帳	婦人科カード型カルテ，癌登録
全診療手術記録	手術実施，手術予定，手術申し込み

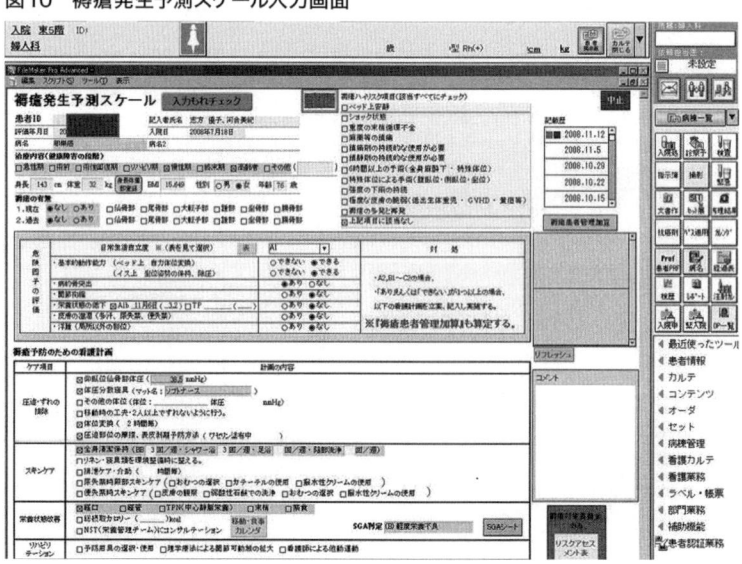

図10　褥瘡発生予測スケール入力画面

図11 褥瘡発生予測スケールリスト画面

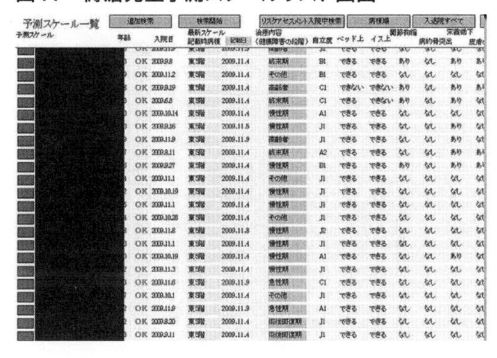

図12 褥瘡発生予測スケール 医事請求漏れチェック画面

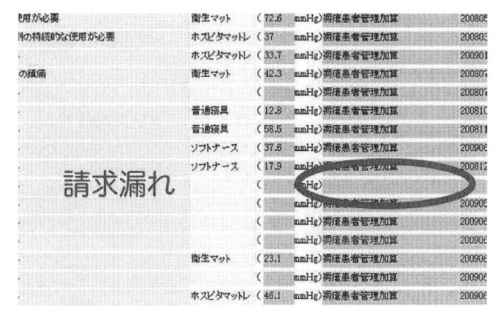

図13 院内癌登録未登録者検索

　この仕組みでは一覧用のレイアウトを自在に追加変更でき，スクリプトを用いた複雑な検索ができるなど，FileMakerで参照系を構築したメリットが強く現れています．このように，参照系においてFileMakerで運用する利点は，複雑な組み合わせ検索が必要な専用のアプリケーションを，短時間で最小限の労力で実現できることにあります．FileMakerを用いて実現した台帳のリストを表2に，既存のデータから合成した検索システムのリストを表3に示します．データの見通しがよくなることによって，記載すべき書類内容と，それが実際に作られているかどうかをチェックすることができるようになりました．

　このような仕組みとしては，褥瘡管理台帳と医事データを照合することによって，管理加算の請求漏れをチェックしたり(図10, 11, 12)，種々のデータから癌登録を行うべき患者を抽出して，実際に癌登録が行われているかチェックすることなどが可能となりました(図13, 図14)．

図14 院内癌登録未登録者検索の拡大画面

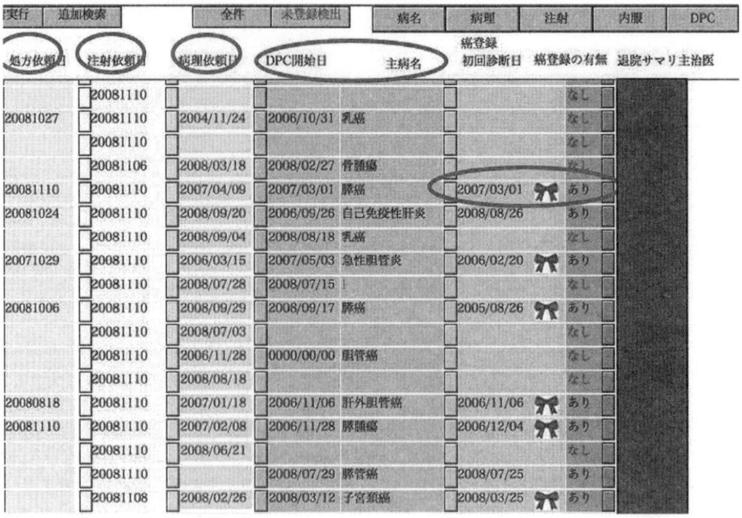

7 開発

　病院情報システム本体の導入準備と並行して，FileMaker部分の開発を行いました。最もコアな部分は，FileMakerとベンダー製病院情報システムとのデータ転送の仕組みです。カルテの記載情報のほか，患者プロファイル情報，医事情報，検査結果を閲覧し，さらにオーダー発行をFileMakerからスムーズに行う仕組みはかなり複雑ですが，主にベンダーのベテランのSE数名が作業を行い，FileMaker部分の複雑な動きは筆者が設計するようにしました。オーダーを発行した時にFileMakerと基幹システムがきれいに連携して動くようにする部分が最も困難でしたが，多くの問題をうまく解決することが出来ました。このようにして作った基本的な部分が安定して動作する目処が立ったところで，医療スタッフが実際に目にして使用する部分の開発へと移りました。

　各部門が実際に使用するFileMaker部分の開発に当たっては，実際に使用する病院スタッフに画面設計を依頼しました。カルテの画面は各診療科から代表を選び，画面を設計してもらい，FileMakerで実際に作ってはテスト環境で実際動作可能な状態で改良を繰り返しました。先に書いたように，このような作業手法はアジャイル型開発といいます。FileMaker部分の実際のプログラミングは大手ベンダーのSEが行いましたので，最盛期でベンダーの社員が十数名FileMakerのプログラミングを一斉に行うという状況が出現しました。FileMakerの未経験者が一から学習して，短期間にユーザーの希望する動きが実現できるようなプログラムが作れるような技術を習得し，さらに実際に動くプログラムを作ってユーザーの評価を受けなければなりません。さらに，机を並べたSE同士で競争で開発するという状況でしたので，開発に当られた方はストレスがかなり大きかったようです。

　視認性や操作性を十分吟味したFileMakerの画面と比較すると，ロールペーパー方式のテ

図15 電子カルテベンダーのデフォルト画面

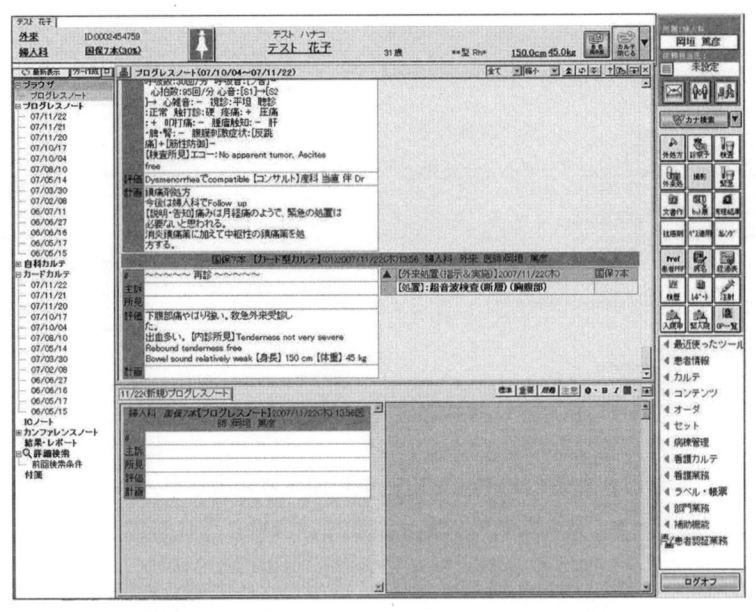

図16 修正管理台帳に修正内容を記録する

図17 グループウエアの仕様
1つのファイルは一度に一人しか修正しない

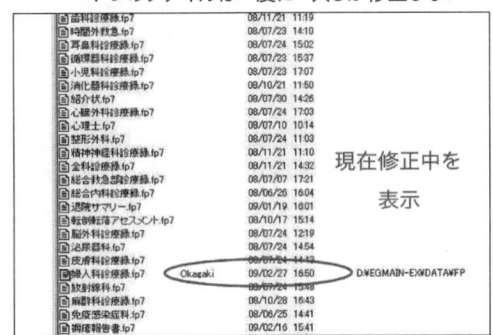

キストの表示は，ユーザーインターフェースを伴わない生データのテキストの羅列のように見えます(図15)。わざわざインターフェースを作るのにはそれなりの業務上の必要性があり，繰り返し改良を行う作業の中で現場のスタッフからそのような画面が必要な理由の説明が行われます。今回のプロジェクトに参加されたSEの皆さんは，ユーザーインターフェースの大切さを認識してくれたのではないかと思います。

FileMakerのように個人で使用するように作られているソフトウエアを多人数で一度に協力しながら開発する場合，異なる人が同時に同じ部分を修正してしまったり，ほかの人が開発した成果をふまえた変更ができなかったりといった問題が生じます。そのための準備として診療科毎に1ファイルというように，ひとまとまりの作業単位でファイルを独立したものにするとか，基本情報やオーダーを取り扱う部分は全科共通の独立したファイルとするなど，事前に作業内容に配慮した設計を行いました。多人数で開発を行うときには情報の伝達とバー

図18 FileMakerのスクリプトに詳細なコメントをつける

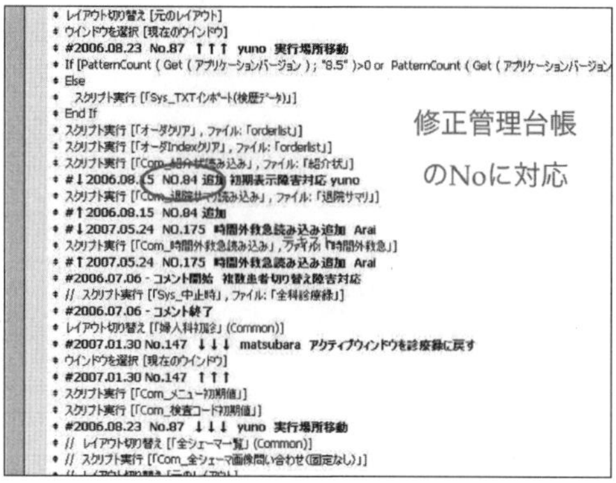

図19 ファイルを配付した記録を残す

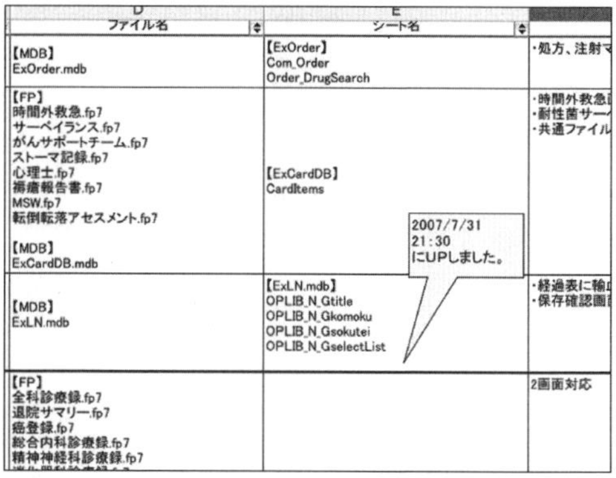

ジョン管理が重要となります。変更した項目を管理する台帳をグループウエアとして準備し(図16)，一つのファイルは同時に一人しか変更できないように管理し(図17)，スクリプトにも変更するたびにコメントをつけ，変更する時には古いスクリプトはインアクティブにして削除は行わないなどの共通のルールを作って作成に当りました(図18)。改良したファイルを全病院に配布する仕組みを作り，配布の前に行う動作テストの項目を決めて，全てクリアしないと配付を行わないなど，配付するのを許可するルールや，配付した記録を厳密に残すような仕組みを作りました(図19)。このような動作検証の途中で，一般的にはあまり知られておらず，ファイルメーカー社からもアナウンスされていないバグが見つかり，それを迂回するような対策も行いました。今回開発を行ったFileMaker Pro 8は一般的には安定したバージョンとして知られていますが，CSV転送を行う時に特定の文字を読み込むと動作がおかしくなるバグが発見され，どの文字が原因かを調査して該当する文字を使えないようにする対策を行いました。

● カルテの種類

FileMakerのインターフェースを付加する対象としたのは，医師が使用するすべてのカルテと，医師と看護師が使用する台帳としました。同時に一人の開発者が一つのファイルを操作している状態が望ましいため，開発の効率を考えてカルテは一つの診療科で1ファイルとし，後に余裕があれば統合してファイル数を減らす予定としました。1診療科で5から50ぐらいのレイアウトを持っており，必要に応じて切換えて使用しますが，開発の後半ではなるべくレイアウトの枚数を減らしてタブを用いて表示する情報を増やすようになりました。各診療科で共通の情報の患者基本情報，オーダー情報，検査結果，病名などは別ファイルとして共通化を行いました。

● 診療科ごとのフィールド

事前に用意したフィールド数は約1500になります。これはすべてのカルテのなかで最も記

図20 診療科別の記載項目の管理

	ITEM_NAME	LAYOUT_NAME	YOUT_NAME	EXTBCK_ITEM	BEFORE_STRING	AFTER
19	眼圧アプラR	再診	COMMON	Number15	 【眼圧アプラ】[RT=]	mmHg
20	眼圧アプラL	再診	COMMON	Number18	[LT=]	mmHg
21	mX	再診	COMMON	Number2	 	μmX
22	SecX	再診	COMMON	Number3		secX
23	mWX	再診	COMMON	Number4		mWX
24	Shots	再診	COMMON	Number5		shots
25	BP1	再診	COMMON	Number54	【BP】	
26	BP2	再診	COMMON	Number55	/	mmg
27	(YAG)	再診	COMMON	Number6		shots(Y
28	Diode	再診	COMMON	Number7	【Diode】(	mm)
29	mX	再診	COMMON	Number8	 	μmX
30	SecX	再診	COMMON	Number9		secX
31	サマリ	再診	COMMON	Text001	【サマリ】	
32	アレルギー	再診	COMMON	Text002	【アレルギー】	
33	アレルギーフリー	再診	COMMON	Text003		
34	病名	再診	COMMON	Text004	【病名】	
35	散瞳	再診	COMMON	Text013	【散瞳】	
	LASER	再診	COMMON	Text014	 	

図21 時間外外来基本画面 左に記載内容, 右に過去の記載内容

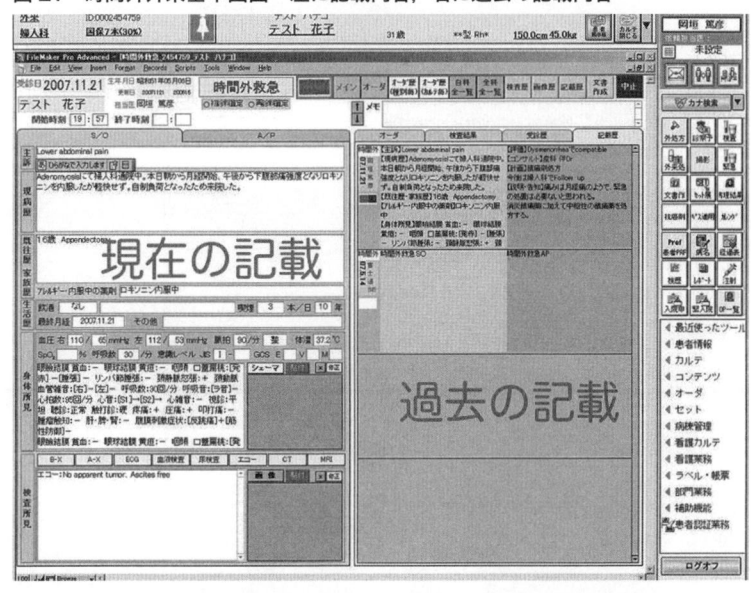

載項目数の多い救命救急の症状登録フォームを基準としています。

　必要な項目名は診療科毎に検討してもらい, 必要な項目を洗い出してもらいましたが, 診療業務が円滑に進むことを最優先して選んでいます。台帳の場合ははじめから登録すべき事柄が決まっています。これに対して, カルテの場合は項目を別にしておいたほうが, 後で記載内容を把握しやすいと判断された場合は独立した項目に, 一つのフィールドに平文で記載した方が記載しやすく理解しやすい項目はまとめて一つにしています。当院には診療科が14ありますが, 歯科はベンダー製カルテが比較的優れていたため, FileMakerを使用しておらず, 残りの診療科と, 後で述べる台帳系でFileMaker部分の開発を行いました。診療科ごとにヒアリングして実装した入力項目数はのべ65万項目に上りましたが, 各診療科共通の項目も診療科数×レイアウト数で割ると, 一診療科当たり300ぐらいとなります。実際に使用するのはそのうちの一部です。これらを整理するとおそらく日本の病院の間では共通な一般の診療

図22 時間外外来画面
　　　身体所見の文字をクリックすると・・

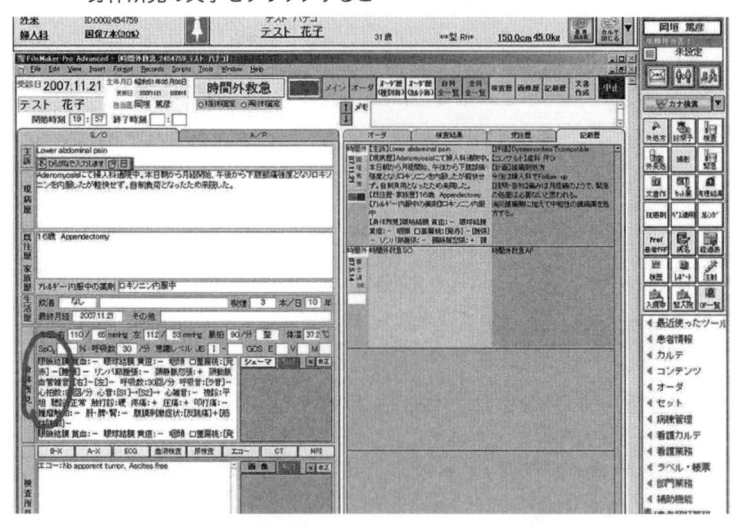

図23 時間外外来基本画面
　　　入力用テンプレートが開き・・・

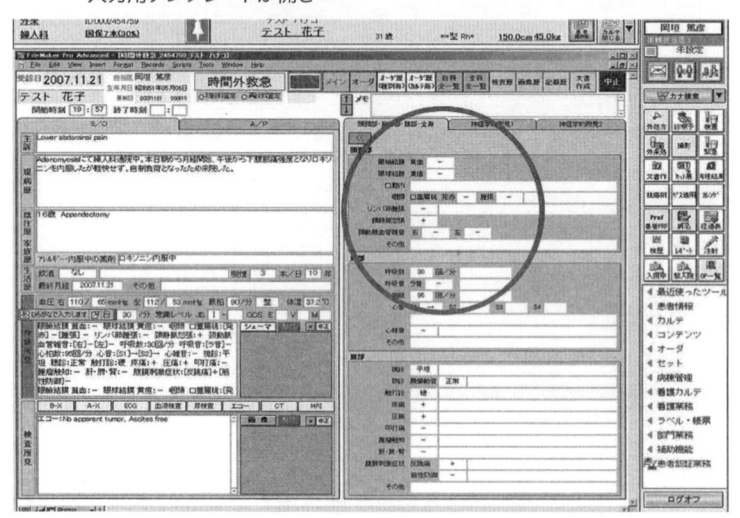

で必要な入力項目のリストが出来上がります。これらの項目は階層化して管理されています（**図20**）。FileMakerの内部では全診療科共通のフィールド名を持っており，カルテの種類によりそれぞれ項目の意味が異なるような構造としていますが，共通にできるものはなるべく同じフィールドにしています。

図24　時間外外来基本画面
クリックすると転記される。

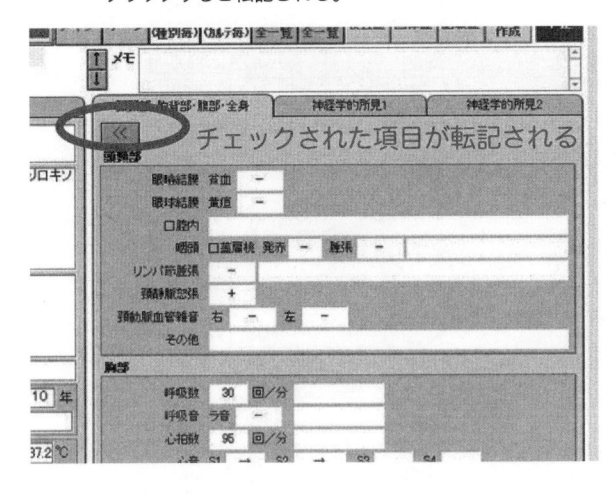

図25　時間外外来　神経学所見テンプレート

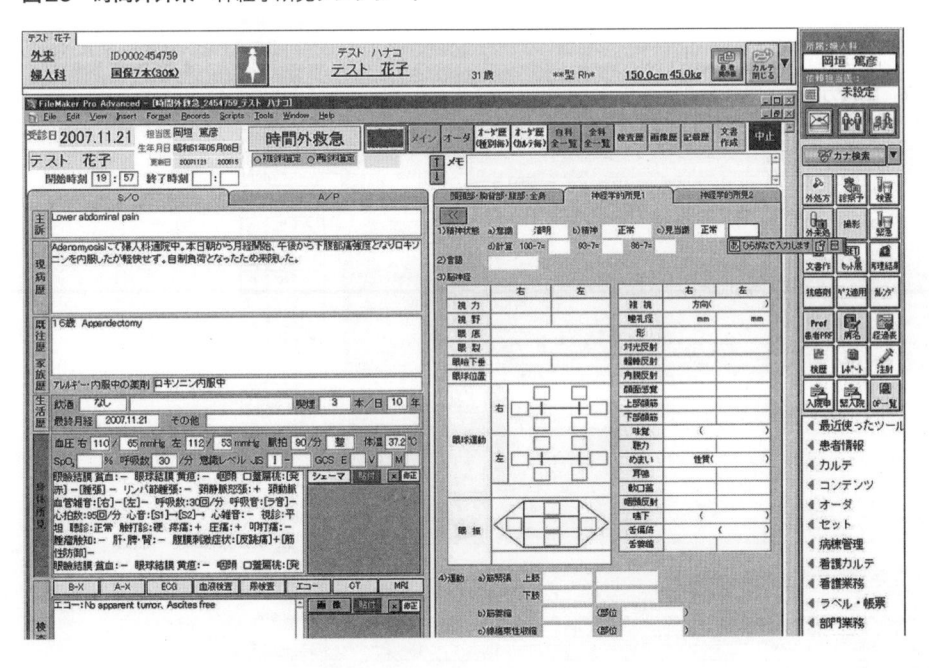

8　ユーザーが作ったカルテのアドバンテージ

　FileMakerで作成した画面は紙カルテの印象を強く残したものとなりました。初診カルテや手術記録は紙カルテのフォーマットがほぼそのまま適用されました。一方で，記載内容や検査データを時系列順に一覧することが可能となるという(**図21**)，電子カルテならではのダイナミックな動作により患者の状態を把握できるものとなりました(**図22**，**図23**，**図24**，

図26 眼科カルテ基本画面

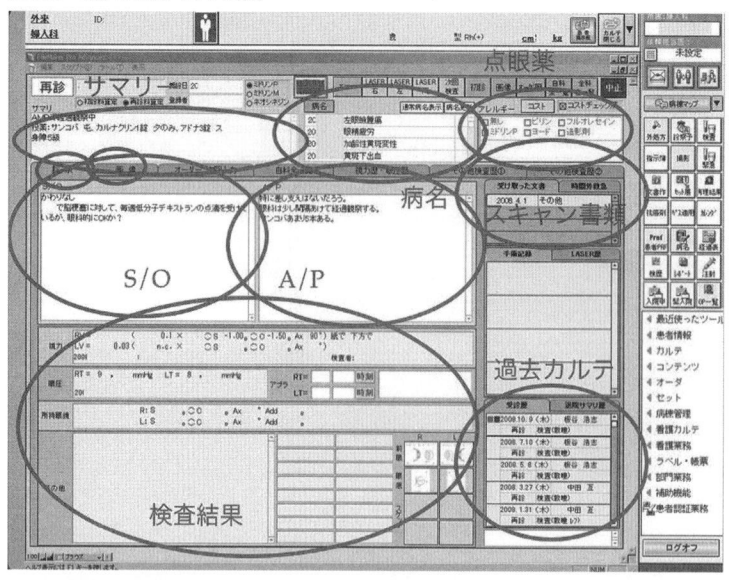

図27 眼科カルテ　眼底写真用画面

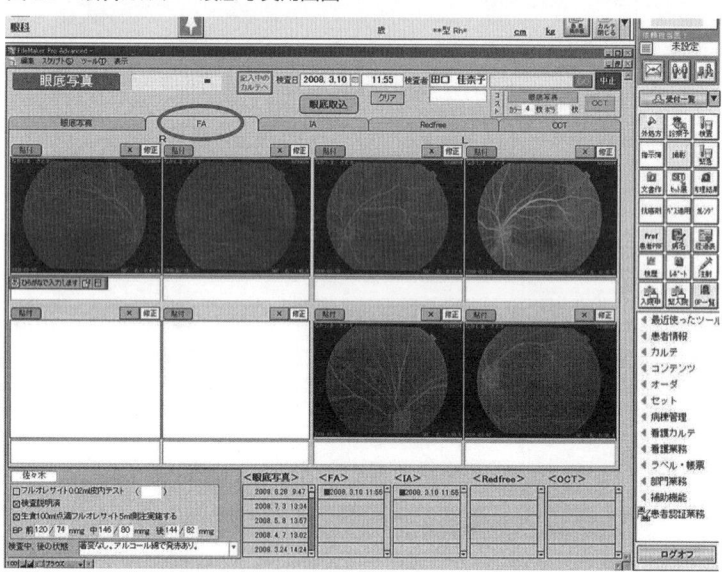

図28 左に産科，右に時間外外来を見開きで表示する

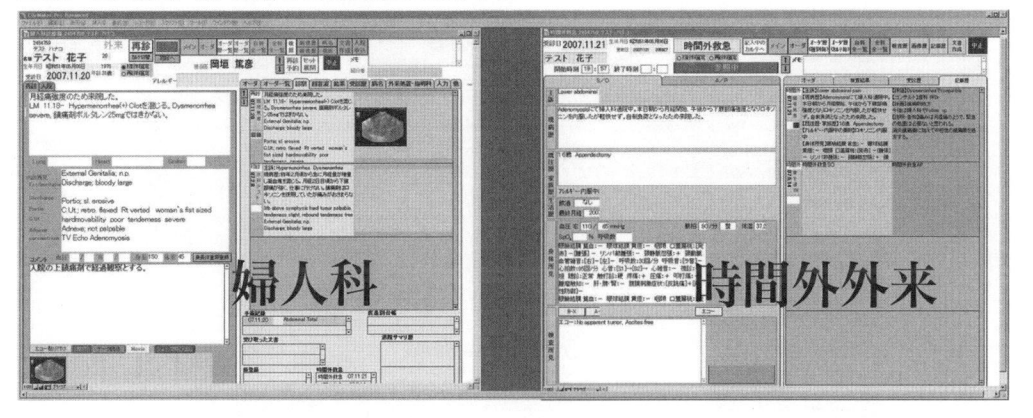

図29 医師別産科電子カルテ記載状況の推移

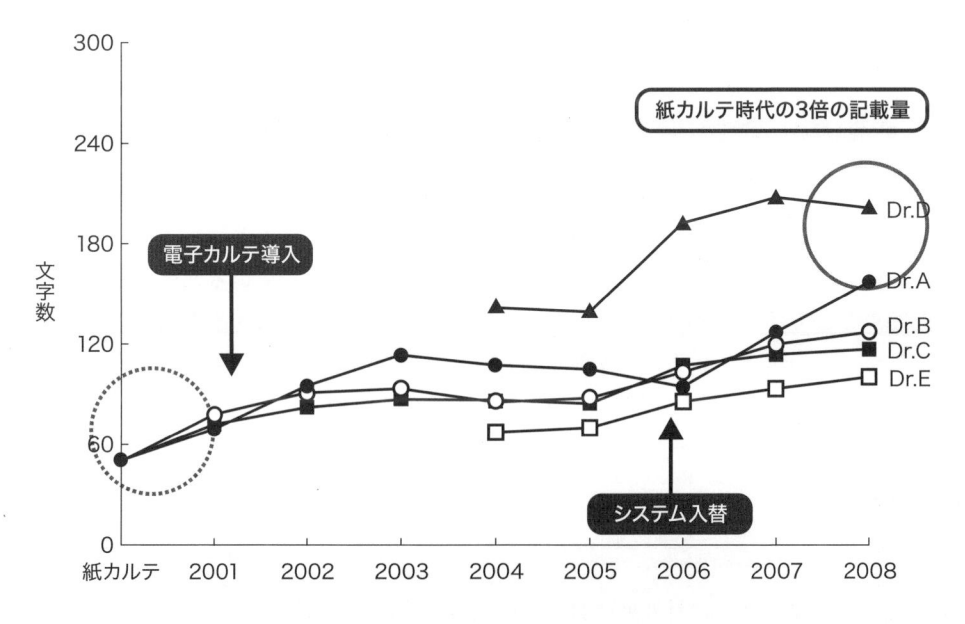

図25）。なるべく画面を切り替えることなく，記述情報，画像情報を把握出来るような画面構成を行うようにしつつ，過去の手術記録やサマリーの一括表示や，術後日数や妊娠週数等を必要に応じて計算を行ってカルテ本文に表示するなどの機能を実現しました。

これらの機能を診療科ごとの要望に合わせて細かく個別に実装しました。これによって，眼科，産科等の特殊な表示形式を必要とする診療科のカルテを実用に供することが可能となり（図26，図27），さらに，自分の診療科の画面からほかの診療科専用画面を呼び出して参照することも可能となりました（図28）。FileMakerはグラフィカルにも非常に自由度が高いソフトウエアであるため，でき上がった画面はユーザーのアイデアスケッチがほぼそのまま

図30　外科悪性腫瘍術後の検査スケジュール（術後サーベイランス）
画面　左が実際の状態，右がスケジュール

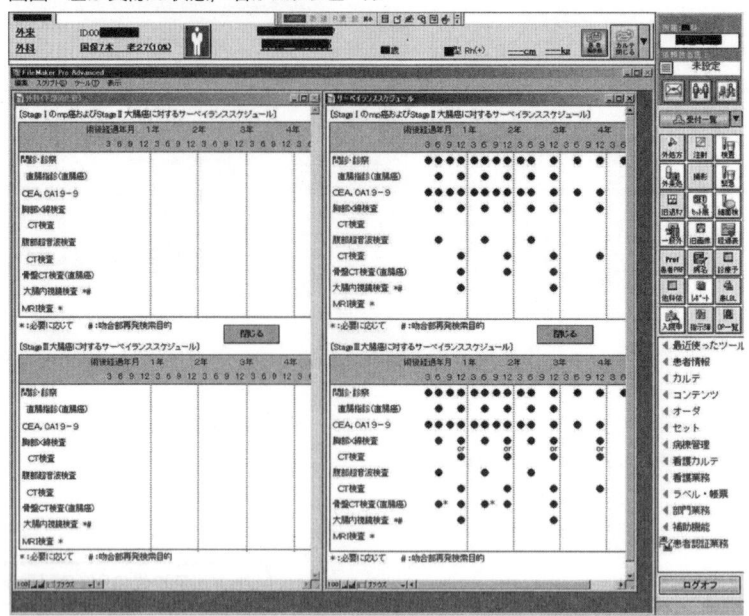

現実のものとなりました。FileMakerのスクリプトを用いてプログラムされたカルテの動きも含めて，ユーザーが思いつく範囲内での理想の電子カルテが実現しているといえると思われます。問題点としてはデータ読み込みなどの動作の速度が理想と乖離する場面があるという点であり，データ転送プログラムの改善や，データの絞り込みを行い，実用上支障ない範囲には収まっているものの，これが現時点での一番の問題点となっています。

9　運用状況

記載文字数のデータでは，産科外来においては紙カルテ時代の3倍の記載量となっています（**図29**)[11]。かつての紙カルテ時代の入院カルテをみるとほとんど記載がないといってよいようなカルテも多く，電子カルテ導入後にきちんと記載が行われるようになっていることには疑う余地はありません。主に研修医が使用している時間外受診のカルテを見ると詳細に問診，診察，検査結果の分析，今後の方針が記載されており，1レコードの記載文字数の平均が764文字とおそらく一般的なロールペーパー式の電子カルテでは考えられない量となっており，さらに主要記載項目の70％に記載が行われるなど，FileMakerを用いて項目ごとに整理された形で記載するようにした効果が如実に現れました。このようにレイアウトで強制的に記載させることにより，研修中の医師がカルテ記載を行ううちに，自然と臨床データを整理して頭に入れる習慣が作られることを期待しています。

10 おわりに

われわれの仕組みでは，電子カルテの記載部分に関しては一般ユーザーの思いつく範囲での「理想の形」が実現していると思われます。一般の医師の描くカルテの理想のイメージは，実は過去の紙カルテであることが多く，これに検査データや過去のデータなどが簡単に呼び出せる機能を付加したものとなっていることが多いのですが，カルテの記載内容が標準治療プランに添っているかを点検する機能などの新しいアイデアも散見されます（図30）。FileMakerで作られた部分は，新任の医師がほとんど操作教育を受けなくても数日で使えるようになっており，医師間で共通の「予測される動き」を実現できているのではないかと思います。眼科ではページをめくるこれまでのカルテのイメージはなくなって，過去データとの比較ツールのようになっており，これからのカルテの進化の方向を暗示しているのかもしれません。今後，電子カルテならではといえるような新しいインターフェースの発想が出てくれば，さらに使いやすいものができてくると思われます。

われわれの病院で実現した仕組みは，大手ベンダーが本当に使いやすい電子カルテを自社で作れるようになるまでのつなぎ的なものになるかもしれませんが，電子カルテの導入によってかえって医療の効率が悪化し，診療のレベルが低下することがあるという現状を変えていくきっかけとなることを期待しています。

参考文献

1) IT情報マネジメント用語事典 http://www.atmarkit.co.jp/im/terminology/
2) Managing the Development of Large Software Systems, Winston W. Rovce, Proceedings of IEEE Westcon, August 1970
3) アジャイルソフトウエア宣言　http://www.agileManifesto.org/
4) EUCの歴史的意義と企業経営におけるEUCの応用　佐藤修，若宮俊司，山内一信　医療情報学29(Suppl.) 2009. 139–144
5) 高度総合医療機関におけるEUCの必要性と実運用状況の報告　岡垣篤彦，東堂龍平，是恒之宏，楠岡英雄　医療情報学29(Suppl.)2009. 145–148
6) 日本EUC学会本部事務局　〒701–0114 岡山県倉敷市松島1075–3　株式会社メッド内　http://med-gakkai.org/jseuc/index.html
7) 日本ユーザーメイドIT医療研究会　http://www.j-summits.jp/
8) 楠岡英雄，岡垣篤彦，東堂龍平．医療者が創る電子カルテシステム．新医療，2003;30(7):72–75
9) 電子カルテが目指すもの ―大阪医療センターのシステムについて―　岡垣篤彦　医療第59巻第5号　p 262–270, 平成17年5月20日発行
10) Okagaki, A. Koretsune, Y. Todo, R. Kusuoka, H. Clinical Supporting System in Large-scaled General Hospital with Customized Interface Layer betweenElectronic Patient Record System and Filemaker Pro. Proceedings of Complex Medical EngineDigital Object Identifier 10.1109/ICCME.2007.4381740.

基幹システムとの連携（病院規模）

山本康仁（都立広尾病院小児科）

1 はじめに

　近年急速に情報化が進んだ医療機関において，医療情報を経営などの意思決定，あるいは臨床研究に利用することが増えています．医療分野におけるデータウエアハウス（DWH：Data warehouse）の構築と活用が，その解決策の一つといえます（稲岡, et al. 2007）．

　一方，欧米では医療情報処理にも，情報収集，自然言語処理やグルーピング，症候群識別といった既存のソフトウェアを組み合わせて，迅速にアプリケーションを構築するServices Oriented Architecture（SOA）手法が実用化されています．たとえばMirhajiらは甚大な被害をもたらしたハリケーン・カトリーナにおける災害時医療にSOAが寄与し，一晩でシステムを構築したという報告をしています（Mirhaji P, et al. 2006）．筆者もFileMaker Proを使った包括的なDWHと，ユニット別開発によるアプリケーションのカプセル化，網羅的情報収集によって，基幹ベンダーに仕様変更の依頼をすることなく，新型インフルエンザ監視を目的とした症候群サーベイランスを2日間で構築，メキシコでの新型インフルエンザ流行報道の2日後に運用を開始することができました（詳細は高度利用の章で後述します）．

　医療情報処理を実現するには，既存の基幹システムとアプリケーションの連携が不可欠です．その方法はたくさんありますが，とくに拡張性，柔軟性，信頼性を考慮し，たとえユーザー側アプリケーションが障害を起こした場合でも，その影響が基幹システムに及ばないようにする仕組みが必要です．そうした前提で，どのような構築方法があるのかを考えていきたいと思います．

　たとえば，高田らによると，メッセージ・キューイング機能を提供するミドルウェア，IBMのwebsphere MQを用いると，スケジューラーに登録されたタイミングでアプリケーション側に情報が送信されると説明しています（高田, et al. 2007）．ミドルウェア自体を基幹ベンダーが提供する場合，アプリケーション側での調整する部分は少ないことが予想されます．また，吉村らは，基幹システム側の既存の機能を利用して，CSVやMicrosoft Access 2000のmdb形式など，ユーザーアプリケーション側で利用しやすいフォーマットでの情報伝達を行う場合もあります（吉村, et al. 2003）．

　欧米では電子医療情報記録システム（EMR）には，診療判断支援システム（Clinical Decision Support System: CDSS）が不可欠であり，CDSSは診療判断の質を改善し（Mollon B, et al 2009, Pearson SA, et al. 2009, Garg AX, et al. 2005），経済的に効果があるとされていて（Teich JM, et al. 2000, Javitt JC, et al. 2005），その活用が進んでいます．

CDSSはワークフローに密接に組み込まれている必要があり(Kawamoto, et al. 2005)，電子カルテシステムやオーダーリングシステムとCDSSを切り離すことはできないとの指摘もあります(Ash JS, et al. 2008)。このようにCDSSは基幹システムと連携するのではなく，基幹システム側にプログラムされるものだという立場をとっていることが多いといえます。

ただ，こうしたCDSSの根拠となるエビデンスを集めるためには，DWHが活用される必要があり，LedbetterらはDWHとそれを活用するROLAP (Relational On-line Analytical Processing)の実例のなかで，電子カルテシステムとDWHの連携について説明しています(Ledbetter CS & Morgan MW 2001)。そこでのDWHとの連携方法は，FTPなどを用いた半手動，あるいは定期的なバッチ処理によるシンクロとなっていて，リアルタイム性は求められていません。リアルタイム連携でなくとも，過去の情報を分析するには十分だからです。

2 連携方法の選択

基幹システムとの連携を考えるとき，連携範囲と連携のタイミングを考える必要があります。

たとえば，診察時にのみ連携するのであれば，連携範囲は患者一人分だけの過去情報を全部取得すれば診察は可能でしょう。認証を含めた患者選択部分までを基幹システム側で行い，端末にCSVファイルなどを使って患者一人分の情報を送付し，それを端末側で読み込んで利用すれば，利用者にとって常に最新の情報を活用できることになるし，システム設計も比較的容易です。

しかし，過去情報が大量になった場合に基幹システム側での情報取得に時間がかかる場合を考えると，その構造は徐々に複雑になります。たとえば，過去一定の期間のみ情報を取得し，利用者の操作などによってその都度，情報を取得する場合を考えてみましょう。この場合は情報種類，獲得期間の選定などの変更で，基幹システム側の負荷がかわります。こうした仕組みを設計する場合，全体の負荷計算など大規模システム特有の設計思想が必要になります。必然的にベンダー側技術者は最初に計算した以上に負荷が増加することを嫌います。FileMakerのようにシステム設計が柔軟で，ワークフローの変更にすぐに対応できる能力を求められたシステムにとって，その心臓ともよべる情報取得に制限があれば，その利点が生かされないことになってしまいます。それを回避するためには，基幹システムから取得した情報をその都度FileMaker側に取り込んで再利用する仕組みを構築すべきだといえます。FileMaker側に基幹システム側の情報の複製を作るのです。

実際の方法は，共著者の岡垣先生が詳しく，「ファイルメーカーの特殊な使い方」で述べられています。FTPを用いてCSVファイルとして取り込む方法や，ODBCを用いる方法があります。基幹ベンダーとの良好な関係がある場合は，ODBCによって，必要なデータをクエリー発行で取得することが，安定かつ簡便な手法です。FileMakerのESS(External SQL Data Source)接続を用いて，外部SQLデータソースに直接接続する方法は御薦めできません。ESS接続は大変簡単で，シームレスに外部データソースを参照できますが，参照レコード数が大

量になったとき注意が必要です。参照先レコードのソートや，FileMakerに特有な検索構文が発生したとき，結果的に大量の情報を外部データソースに求めることがあり，FileMakerだけではなく参照先DBの負荷も大きくなります。常に，数百レコード程度の絞り込み参照のみが発生するように操作に注意し，テーブルオカレントに載せるフィールドも必要最低限にするなどのチューニングが必要です。

ここでは岡垣先生が示している，SQLクエリーを場面ごとに発行することが現実的な方法となりますが，これも数千万レコードに対して短時間に何千回も繰り返しクエリーを発行するようなスクリプトは現実的ではありません。

3　リアルタイム接続について

実際には電子カルテの更新直後に情報を利用したい場合は，接続間隔を究極まで短くする必要があります。当院では，電子カルテクライアントがサーバーと通信するタイミングで，待ち時間なしでそのままソケット通信をつかって，すべての情報を送付し，受け取る仕組みを構築しました。これには基幹システム側にも工夫が必要ですが，多くの場合「垂れ流しソケット」的なインターフェースを持っていることが普通であり，そうしたシステムを利用します。ここでは基幹から直接ファイルメーカーでデータを受けるのではなく，ミドルウェアを介して受け取ります。運用後に基幹側の作業が発生しないように，ミドルウェアを用意することでファイルメーカーサーバーを停止してメンテナンスする場面でも，基幹側の調整がいりません。注意を要するのは，ミドルウェアからファイルメーカーのODBC接続をする必要があり，ファイルメーカー付属のODBCドライバは最新のものを使用します。

ミドルウェアと同様，基幹システムとFileMakerの中間に連携だけを行うデーターベースシステムを構築する場合もあります。連携サーバーに基幹システムのトランザクションを保存し，ファイルメーカー側からクエリーを発行して，情報をインポートします。この場合，連携サーバーへのアクセスは一日数千回から数万回に及ぶことが想定されるため，数日分のデータしか格納せず，常に過去のデータを消去した小型軽量な連携専用DBを用意し，差分を読み込むなどの工夫が必要になります。ファイルメーカー専用に連携サーバーを利用できる場合をのぞき，他のアプリケーションとの整合性や調整が必要です。しかし，ミドルウェアがファイルメーカーへアクセスするためのODBCドライバの性能に影響されることがなく，連携DB用の安定したODBC/JDBCドライバを用いる方法として選択枝の一つといえます。

4　送受信時期と粒度について

基幹システムで発生する情報のなかでなにを連携するのかという問題は，その後の利用範囲を決定する大きな要因です。基幹システムが電子カルテシステムなのか，医事会計システ

図1 病院情報システム全容（筆者病院の場合）

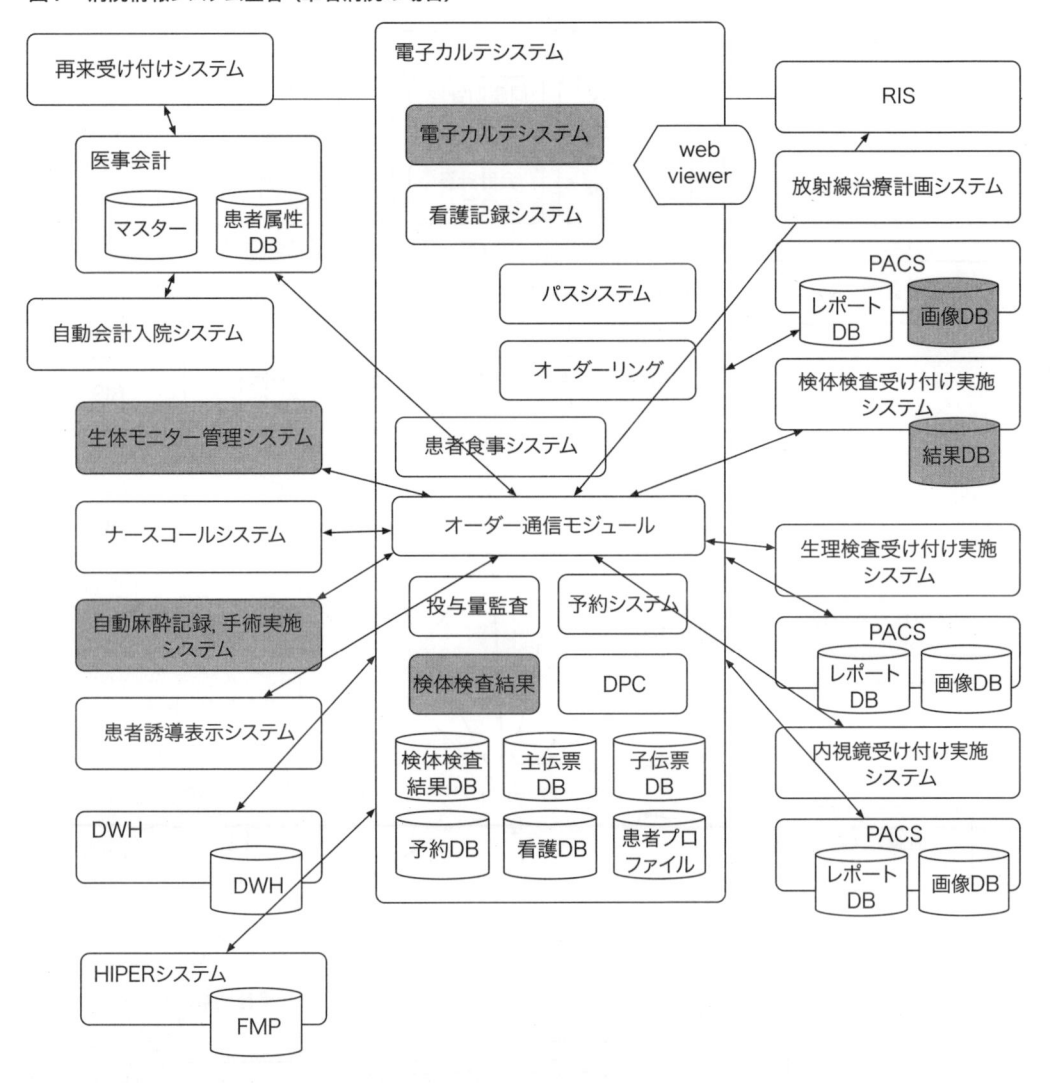

ムまでなのかでも異なります。具体的に当院の基幹システムを示します。

医事会計システム，オーダーリングシステム，そして電子カルテシステムへ発展した本邦のシステムとしては標準的な構成であり，中央に中核を占める電子カルテシステムがあり，医事会計システムや各種部門システムが外郭にあって，通信，連携しています。医療情報は発生した部門システムと電子カルテシステムの両方に格納されることがあり，例として図1のなかに網掛けで冗長格納を示します。Jahnらは日本とドイツのシステム構造を比較し，こうした構造の違いを指摘しています（Jahn F, et al. 2009）。この文献のなかで示されたシステム構造は，部門での専門性の高い業務に関しては業務システムが処理し，使用者は複数の業務システムをまたいで利用する形をとります。その分，医療情報の格納に関しての冗長性が少なく，システム間の連携が重要で，HL7などの標準化規格が整備され発達しているという素

図2 University Hospital of Leipzingの病院情報システム（Jahnらの文献より改変）

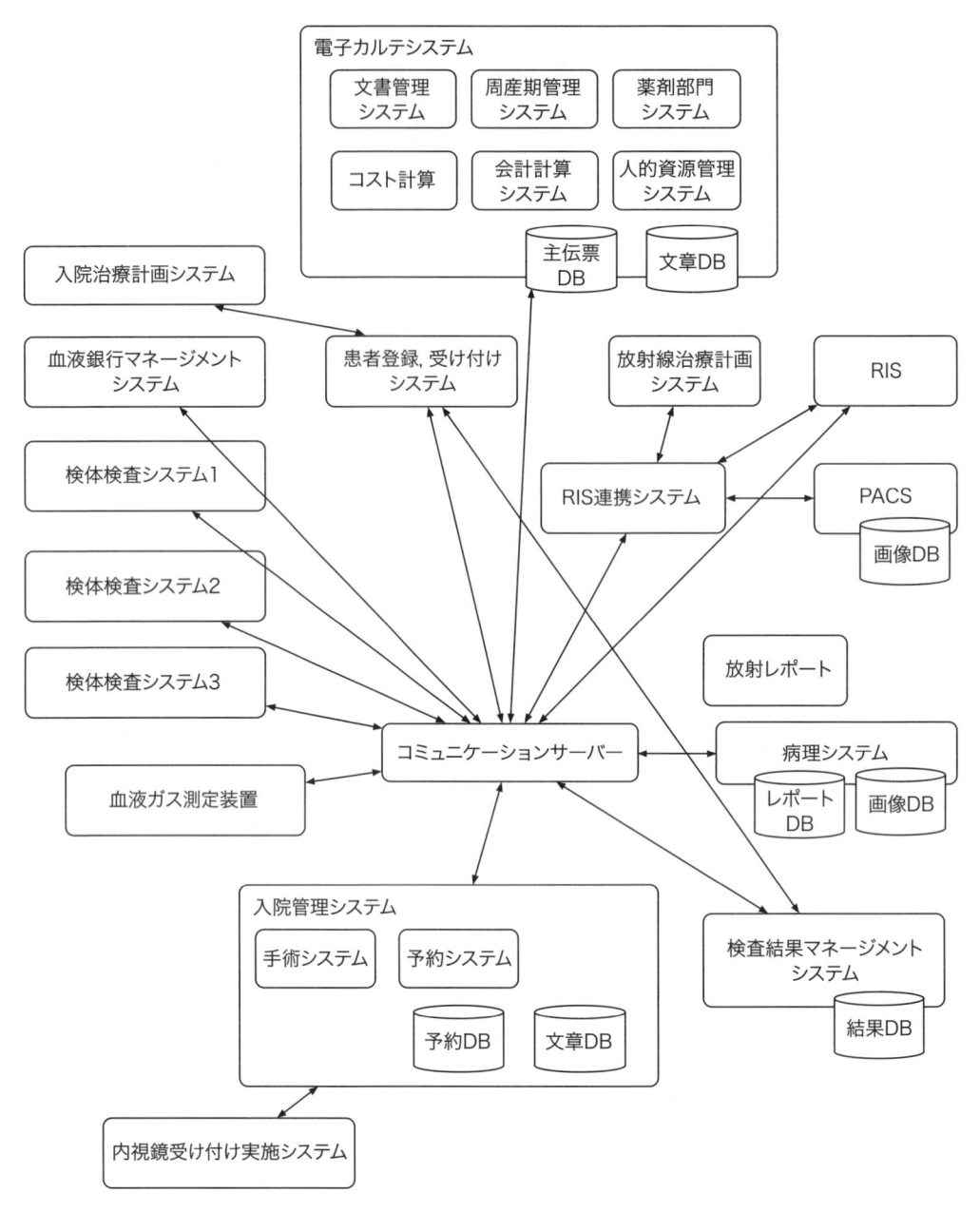

しかし、ここで注目すべきは情報の量や質だけではなく、「伝達されるタイミング」です。欧米にみられる分散型システムでは、部門システムのなかだけで業務が完結することが少なく、多くのトランザクションがコミュニケーションサーバーを介してやりとりされます（図2）。したがって、コミュニケーションサーバーでの情報の動きを標準形式で取り出すことが

できれば，流通する情報の多くを把握することが出来ます。

これに対して，本邦の医療情報システムは電子カルテ内部のオーダー通信モジュールの動きをつかむ必要があります。この部分がブラックボックスとなってしまうと，情報の動きを可視化することは難しくなります。理想としては，電子カルテサーバーと電子カルテクライアントの通信ごとに，そのすべてのトラフィックを取り出し，FileMaker側に取り込むことがよいでしょう。また，検査の受付情報(会計情報)，実施，中間結果，結果情報も必要です。欧米のシステムと異なり，電子カルテベンダーとのより密接な連携が必要ですが，いったん接続してしまえば，部門システムの変更時にシステム改変の手間が少なく，より高度な連携を長期にわたって確立できるという利点があるからです。

表1 基幹システムとの連携情報の種別と1か月間の数量

項目	トランザクション数
看護実施記録	22万7000
入院実施情報	26万4000
入院オーダー	20万
外来実施情報	4万4000
外来オーダー	7万4000
看護記録	14万4000
医師記録	12万1000
検査結果（検体）	4万9000
受付情報	1万7000
病名	3万
総計（1か月）	117万

1年で約1400万件

標準規格での接続は継続性が高く，柔軟な運用に耐える規格です。部門側都合で情報の発生タイミングや情報範囲に変更が生じても，これを縛るものではありません。これに対して本邦では，電子カルテベンダーの連携要件によって，情報送信タイミングや内容に縛りが生じることになります。基幹システムというフィルターを通すことで，部門システム変更による構造改変が継続性という意味からも軽減されるでしょう。こうした大規模改変時に，開発に短期間に多くの人員を投入しにくいエンド・ユーザ・コンピューティング(EUC)システムとっては好都合といえます。

では実際にどの程度の通信量があるのでしょうか。表1に実際に当院で1月の間に通信される情報量を示します。1件はオーダー単位になっているため，診療材料コードや手技コード，投与量や投与単位が含まれます。たとえば，検査結果は，長期の診断支援，あるいはHER(電子健康記録)化を見越し，検査結果だけではなく，その時点での正常上下限，異常値，単位などの情報を含みます。(表2)

表2に示すように，検査項目件数によって結果格納部分は可変長で，繰り返されます。基幹との通信の取り決めで，項目単位なのかオーダー単位で送付するのかが決まりますが，オーダー単位で通信を取り扱う方が管理しやすいでしょう。また，検査結果の送信も検査結果がそろったときだけ1回とすると，項目のなかに外部委託検査が含まれている場合，同じオーダーに含まれる迅速結果を得るまで時間がかかってしまうという弊害があります。検査部門システムと基幹電子カルテの仕様に併せて情報を得ることが現実的な解決策でしょう。しかし，検体数の3倍から5倍の情報量が発生することになり，システム負荷を考えるうえで検体情報の量の見積もりが重要になります。

表2 検査結果通信内容例（実際のものとは異なります）

項目	タイプ	備考
オーダー番号	数字	索引設定済み
患者番号	数字	索引設定済み
依頼日付	テキスト	日付は yyyymmdd など
採取日時	テキスト	テキスト形式
入院外来区分	テキスト	システムに由来
診療科名	テキスト	診療科コードの場合あり
病棟コード	数字	病棟名称のことあり
結果格納数	数字	実データ個数
結果コード	数字	繰り返しあり
結果データ	数字	繰り返しあり
結果項目名称	テキスト	繰り返しあり
正常値区分	テキスト	繰り返しあり
正常上限	テキスト	繰り返しあり
正常下限	テキスト	繰り返しあり
異常上限	テキスト	繰り返しあり
異常下限	テキスト	繰り返しあり
単位	テキスト	繰り返しあり
結果コメント	テキスト	繰り返しあり
処理フラッグ	数字	索引設定、処理用
至急報告フラッグ	数字	基幹由来

　また，迅速診断検査結果がそろった場合に，暫定の結果済みフラッグを一緒に送付していただくよう基幹システム管理者と交渉すべきです。迅速診断検査をどの時点で検査済みとするかは，コンピュータアルゴリズムではなく，施設による運用できまるからです。こうした運用を基幹システムで利用することがあり，その情報を同時に受け取ることが出来れば，その利用価値がひろがるでしょう。たとえば，検査結果がそろったことをきっかけにして，いろいろな表示を変化させる，あるいは医師に連絡をいれるなどのトリガーとしての利用が思いつきます。

5　基幹システムとの連携の実際

　実際に連携設計をする場合，新たに仕様を決めることは多くないでしょう。これはまったく一から連携仕様をきめて，プログラム作成してもらうことが困難で，実績のある連携方法を組み合わせて利用することが一般的だからです。すでに多くの部門システムと基幹システムの連携が実現しており，そうした連携を模倣することが近道となります。
　たとえば検査結果の受信には，重症系システムの連携が利用できるし，入退院情報はデジ

表3　基幹システム情報の利用法

連携の種類	流用の可能性のあるシステム	備考
検体検査	重症系システム連携	ICUの生体モニターとの連携のため，患者移動情報だけでなく，血液ガス結果や検査結果を連携する仕組みがある。
オーダー，実施記録	DWH系	オーダー情報の分析のためのDWHやダウン時対策用のサーバーへの通信プロトコルが活用可能
移動情報	ナースコール系	ベッド情報や看護受け持ちリストなど，有用な情報が入手可能
記載	DWH系	自由記載やテンプレート記載情報はダウン時対策用サーバーへの連携を流用するよう交渉してみる
患者基本情報	検体検査系	患者登録時に更新される情報で，医事会計からの通信となる。比較的敷居の高い連携であるが，検体検査ラベル印字のため，検体検査部門システムが最新情報を受けとっていることがある。
受付情報	電子カルテと医事システムの連携部分	受付情報は非常に重要な情報であるが，一般的なオーダーやダウン時対策サーバーの情報連携では不十分である。医事から電子カルテへの通信を分けてもらうよう交渉

タルナースコールサーバーの連携仕様が利用できるかもしれません。また，基幹システムのなかにはDWHへ情報を送信しているものもあります(**表3**)。こうしたDWHへの情報フォーマット，手法をそのまま流用して接続を実現することが現実味のある解決方法です。

　つぎに情報送信規模と通信頻度の取り決めとなります。連携手法のみ決定し，問い合わせをユーザー側に解放する基幹システムは多くないでしょう。基幹システム側にとって，一部門であるFileMakerによるシステムが，どの程度の頻度でクエリを発生させるか，前もって予想できない場合，連携サーバーの容量を設定できません。したがって，送信トリガーとなる頻度や，その範囲は基幹側に仕様として示し，基幹側のスケジュールにしたがって受信させることがよいでしょう。この場合，できるかぎり高い頻度で，多くの情報を送信していただくよう交渉することが重要です。送信されない情報は，どのように手間をかけても生み出すことは困難ですが，多く送られた情報をFileMaker側で選別することは容易です。

6　基幹システムにFileMakerを直結してはいけない！

　つぎに，実際の連携例を示します。リアルタイム接続の項目でも触れましたが，基幹とFileMakerを直結することは避けるべきです。FileMakerは，可塑性が高く，運用中にプログラムを柔軟に変更することも可能です。得られた情報をみてから，プログラムを変更し，運用環境に適合したシステムを高速に開発できるツールです。そうした利点を十分に活用するには，基幹システムのように，システム停止や，急激な負荷の変化が許されないシステムと連携する場合は，途中にその影響を最小限におさえる，緩衝帯的システムを用意することが

図3　当施設における基幹サーバーとFileMakeJDBC接続の模式図

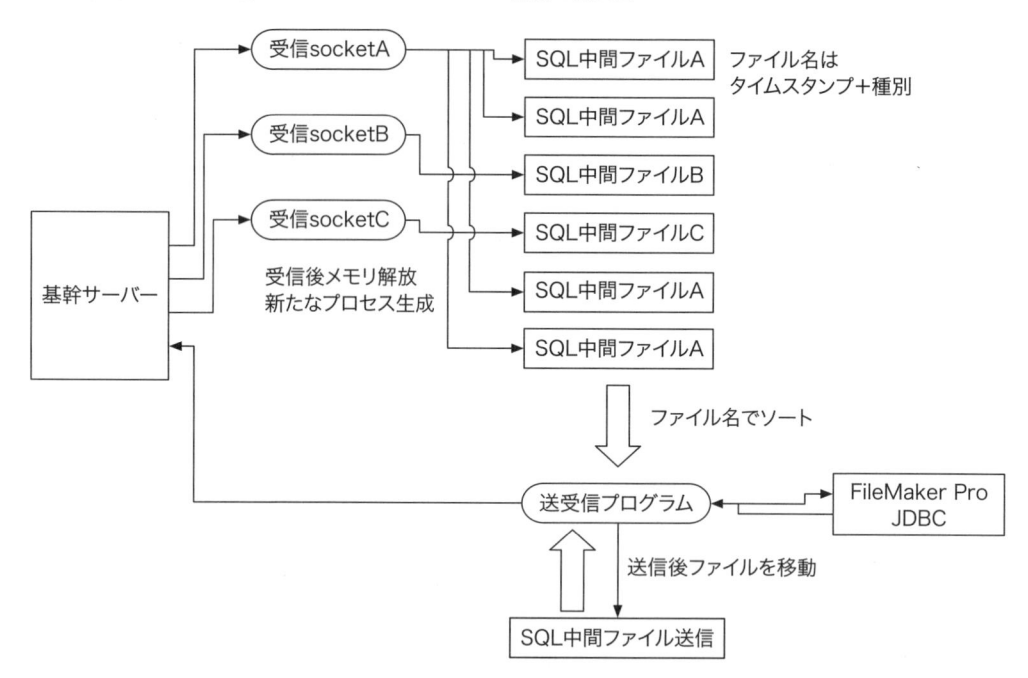

　必要です。また，こうしたシステムを実績のあるベンダーに作成依頼することで，基幹側SEを安心させて，連携交渉を有利に運ぶという作戦もあります。

　図3に実際の連携サーバーの仕組みを示します。全体はメンテナンス性が高く，高速開発が可能なJAVAを利用しました。実際にこの部分は，基幹システムの大規模改修時以外は変更する必要がありません。しかし，実際には受信電文の仕様上の過誤や，バグなどのために修正がときに必要になります。たとえばXMLとしてエスケープ処理される約束の文字が，そのまま送付されてしまうなどの事例には，この中間領域での再コーディングが必要になります。

　再度，図3を参照ください。基幹サーバーからは同時に大量のソケット通信が送付されます。ポートが複数あることは往々にしてあり，受信と同時にFileMaker側に書き込みを行うと，競合する場合があります。そこでいったん中間ファイルとして情報を保存し，時系列にしたがい一つずつFileMaker側に送信する，スケジューラーを用意します。この仕組みで，FileMaker側の処理と基幹サーバーの処理を切り離せるだけではなく，FileMaker側がなんらかの障害で停止することがあっても，情報の欠落が防止でき，基幹側のジャーナルを滞留させることがありません。一般的に基幹側ジャーナルを滞留させると，最終的に破棄されることがあり，情報の欠落という最悪の結果を生みます。したがって，連携サーバーは安定し，パフォーマンスに十分余裕のあるハードウェア構成にすることが必要です。また，計画的にFileMakerサーバーを停止する作業があっても，連携サーバーのスケジューラーを休止させればよく，このときは基幹システム側へ休止の影響は及びません。これは，システム改変作業の自由度を高めることになります。

7 連携データの処理法の実際

　情報が正しくFileMakerに取り込まれたとして，次にそれらをどのように扱えば利用できるでしょうか。検査結果や患者基本情報など参照系は，適切に表示するように工夫し，あるいは最新の情報を示すようレイアウトを設定することで，複雑な機構は一般的に必要ないでしょう。ここではある程度工夫が必要な，移動情報の処理の実際を示し，利用方法について考えていきます。

　患者移動情報には入退院情報やベッド移動情報，外泊や帰院，担当情報などが含まれます。そこで，入院台帳を作ることにします。基幹システム側である時点の入院一覧を送付する方法が既にあるかもしれません。しかし，500床規模の急性期病院では，1日の平均新入院患者は30名ほどになり，1日のどこで情報を取得するかで，常に何名かの漏れを想定する必要がでてきます。常に最新の入院台帳を得るには，入院オーダーや実施オーダーから入院リストを構築することが求められます。

8 静的なリスト作成

　移動情報を直接検索して処理する方法の例を示します。図4のようにID0001とID0002の2名が該当期間に入退院情報があるとします。この検索を行うには，(目的日付−最大在院日数)から目的日数期間の，入院および退院伝票で，さらに実施済みをすべて検索し，それを患者IDでソート後，さらに予定日付でソートします。IDごとに最終データ以外を除外し，さらに入院伝票のみ絞り込めば目的の日付けの入院台帳が得られます。

　このプログラムの利点は，基幹システムからの情報の到達順番にかかわらず，管理特権などを使用した修正にも正しく反映することが可能な連携となります。欠点として，処理時間を要することと，設定された最大在院日数よりも過去に入院した患者が漏れる恐れがあることです。

　こうした方法は，確実な連携を要求されるナースコールシステムなどで採用されることがあります。FileMakerでも処理可能なレベルですが，最大在院日数を365日などに設定すると，対象レコードは3万件以上となりソートに時間がかかるだけではなく，最新レコード以外の除去にも時間がかかり，現実的ではありません。

　入院オーダーと退院オーダーのうち実施済みのものだけを検索し，IDごとに最新のレコード以外を除外します。次に退院オーダーを除外すれば，指定日の入院しているIDと入院日のリストがえられることになります。

図4　ID0001とID0002のある期間での移動情報をソートしたもの

　　　　　伝票種別：C001：入院オーダー
　　　　　　　　　　C002：退院オーダー

	患者ID			削除フラグ	実施フラグ	
1	0001	C001	12月1日	0	0	担当A
2	0001	C001	12月1日	0	実施	担当A
3	0001	C002	12月4日	0	0	担当A
4	0001	C002	12月4日	0	実施	担当A
1	0002	C001	12月2日	0	0	担当2
2	0002	C001	12月2日	0	実施	担当2

入院オーダーと退院オーダーのうち実施済みのものだけを検索し，IDごとに最新のレコード以外を除外します。次に退院オーダーを除外すれば，指定日の入院しているIDと入院日のリストがえられることになります。

9　入退院オーダーから逐次入院台帳を作成する方法

　入退院伝票を逐次分析し，条件がそろった時点で，入院レコードを作成する方法を説明します。基幹システムからの情報を順番に格納するFileMaker側のデータベースを「連携ジャーナルDB」とします。この連携ジャーナルDBには情報本体以外に処理制御フラグ（数字，索引設定済み，初期値1）がFileMakerの処理のために追加されています。ここでは単純に未処理1，処理済み0ときめます。

　この処理制御フラグはタスクのキューイングの制御に利用します。処理が高速になったFileMakerではスクリプトトリガーなどを利用して自動処理することも出来ますが，一般に基幹から情報をうけとるクライアントやサーバーの負荷を分散するため，このようにキューに追加して，FileMaker Serverやクライアントマシン（ロボット）上でスケジュールにしたがって処理することになります。

　FileMaker Severではスケジューラーを用いて，タスクを自動処理します。FileMaker Serverは高速に処理ができますが，サポートされていないスクリプトステップがあるために，分散という意味でも複数のクライアントマシンをロボット化しています。具体的にはループスクリプトと一時停止を組み合わせて，未処理のレコードを特定し，古いものから順に処理することになります。

　図5に示すように，入退院伝票を例に処理を順に追うことにします。伝票の入院日と実施フラグを参照し，(1)入院オーダー作成時に入院レコードを生成します。入院レコードには，入院番号，患者IDのほかに入院実施フラグ，担当者，担当看護師，診療科コード，DPCコー

図5　逐次処理による入院台帳の作成方法

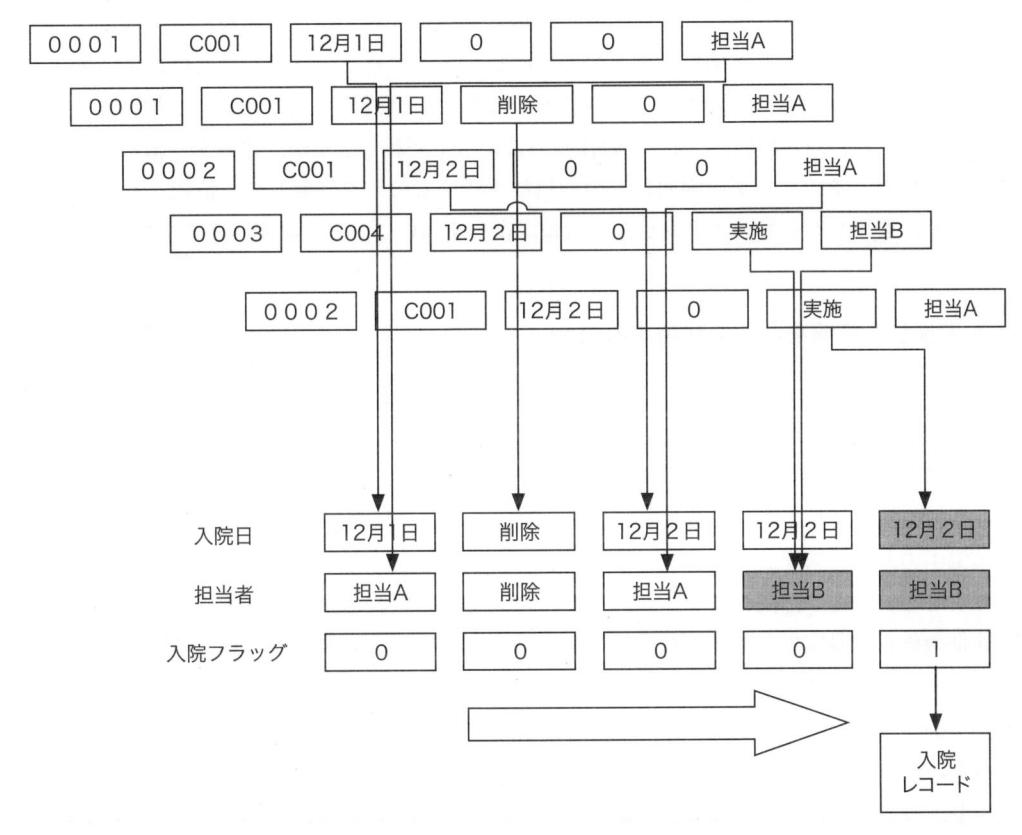

```
0001    C001    12月1日    0       0       担当A
0001    C001    12月1日    削除    0       担当A
0002    C001    12月2日    0       0       担当A
0003    C004    12月2日    0       実施    担当B
0002    C001    12月2日    0       実施    担当A
```

入院日	12月1日	削除	12月2日	12月2日	12月2日
担当者	担当A	削除	担当A	担当B	担当B
入院フラッグ	0	0	0	0	1 → 入院レコード

ド，処置2項目サマリー，紹介元，紹介先，転帰，入院時年齢，患者氏名，よみがななどのフィールドを用意します。ここで患者氏名や読み仮名などは冗長化しているように見えますが，新生児や婚姻などで氏名の変更が発生する場合に備え，入院レコードには氏名をルックアップするという仕組みが望ましいと考えます。

　(2)入院実施まえに入院レコードを作成するのは，入院実施まえの先行オーダーや記載などを正しく格納できるようにするためです。一般に，入院オーダー後，入院実施を待たずに医師がオーダーなどを先に入力することが多いためです。(3)後に実施情報が受診された場合，入院が確定されます。そのときに入院レコードの入院実施フラッグと患者基本情報テーブルにある入院フラッグを変更します。入院レコードテーブルに存在する入院実施フラッグは，実際に入院したことを示し，入院台帳表示時は，入院実施フラッグと入院日や退院日で入院レコードを絞り込むことになります。また，患者基本情報テーブルの入院フラッグは入院オーダーの重複などの例外発生時に，情報が壊れることを防ぐ意味もあり，処理時にかならず参照すべきです。

　予約入院のキャンセル時は，入院レコードのコードIDなどを前の状態へ戻すUNDO機能が必要になり，プログラムがやや複雑になります。

　またこうした処理プログラムを作成する場合，オーダー画面をよく観察することが必要で

す。たとえば，入院オーダーに担当者を入力する画面があった場合，それが実施画面にもあるのかということです。実施画面にこうした項目が表示されていない場合，実施前にほかのオーダー画面からこうした項目が変更になっていても，場合により実施情報には古い情報が入ったまま送付されることがあります。(図5のなかで，最後の電文に含まれる担当Aは有効ではありません)これは基幹システムの作り方によって変わりますが，オーダー番号で管理されている場合，そのオーダー画面がどの項目に影響するのかを理解して，情報を利用する必要があり，必ずしも基幹システムからの情報が正しくないことも考慮すべきです。

10 連携した情報をなにに利用するのか

　FileMakerに情報が格納された後の利用方法はいろいろあります。多くの情報が格納されていれば，いろいろな利用法が思いつくでしょう。注意すべきは，一度取り決めた連携仕様を，あとから追加したり，変更したりすることは困難なことが多いということです。
　稼働中の基幹システムの連携スケジュールは，FileMakerだけを対象にしているわけではありません。多くの部門システムが同じサーバーで制御されているでしょう。また，こうした連携の修正や設定に，基幹側のすべてのシステムエンジニアがすぐに対応できることは希です。また，仕様変更にともなうプログラム修正の費用は高く，修正に伴い連携を一時的に止める必要も出るでしょう。
　また，得られた情報を単純に蓄積しても，役立ちません。前述のように入院台帳を作成するにしても，ある程度の分析処理が必要になります。それでも基幹システムを直接変更せず，処理プログラムに負荷がかかっても，業務に直接影響せず情報を分析できるツールがあれば，利用価値は小さくありません。こうした，情報活用ツールを一般にData warehouse(DWH)と呼びます。
　DWHとは，その提唱者であるInmonによると，「目的別に(subject-oriented)，統合化された(integrated)，時系列に保管し(time-variant)，更新をしない(non-volatile)という特徴を持つ，マネジメントの意志決定を支援するデータの集合である」と定義されます。しかし，DWHの定義にこだわる必要はありません。とくに「更新をしない」という部分を取り違えると利用しにくいものになります。なにを更新し，なにを利用するのかは利用者である医療者が一番よく理解しており，その考えにしたがい適切に情報を構築することがスマートです。さらにいえば「どこに格納されているのか」を探すのではなく「どこで，いつ入力したのか」を思い出してください。かならずその時間に，その画面種別で情報が格納された情報があるはずです。基幹システムのなかに含まれる項目のなにが表示され，入力情報はどの項目に反映しているのかを確認しましょう。文字が大きく中央に表示されているものや，プルダウンメニューやマスターを使ってコード化されたものは正しい情報として利用価値が高いでしょう。逆にすべての医療者が感心を示していないかもしれない，目立たない場所や，選択しにくい画面の片隅にある，フリー入力欄の情報は，精度が低く，コード化されていなくて利用が難しいか

もしれません．業務の流れのなかで，後回しにされるものは，そもそも欠落しているかもしれません．多くの業種，多くの人が関係する情報は不正確だったり，途中で更新がとまっているかもしれません．対照的に，専属スタッフが常に一覧画面を監視し，質を担保している情報は，関連する他の情報よりも精度が高いことは容易に予測がつきます．医療従事者がシステムの構造を完全に理解することは難しいかもしれませんが，業務の流れを理解することは可能です．EUCで構築されるDWHや，そこから発展した診療判断支援システム（CDSS）においては，システムの構造理解よりも業務の理解が有利に働きます．そのためには，基幹システムのなかに情報を眠らせることなく，遠慮することなく，情報を活用しましょう．

引用文献

Ash JS, et al. A rapid assessment process for clinical informatics interventions. AMIA Annu Symp. 2008. Nov 6:26-30.
Garg AX, et al. Effects of computerized clinical decision support systems on practitioner performance and patient outcomes. A systematic review. JAMA 2005; 293:1223-38.
InmonWH. Building the Data Warehouse (First Edition). John Wiley & Sons Inc, 1990.
Jahn F, et al. Comparing a Japanese and a German Hospital Information System. Methods Inf Med 2009; 531-9.
Javitt JC, et al. Using a claims data-based sentinel system to improve compliance with clinical guidelines: results of a randomized prospective study. Am J Manag Care 2005; 11: 93-102.
Kawamoto K, et al. Improving clinical practice using clinical decision support systems: a systematic review of trials to identify features critical to success. BMJ 2005; 330:765.
Ledbetter CS & Morgan MW. Toward best practice: Leveraging the electronic patient record as a clinical data warehouse. J Healthc Inf Manag 2001: 15: 119-31.
Mirhaji P, et al. Services oriented architectures and rapid deployment of ad-hoc health surveillance systems: lessons from Katrina relief efforts. AMIA Annu Symp Proc. 2006: 569-73.
Mollon B, et al. Features predicting the success of computerized decision support for prescribing: a systematic review of randomized controlled trials. BMC Med Inform Decis Mak 2009; 9: 11.
Pearson SA, et al. Do computerised clinical decision support systems for prescribing change practice? A systematic review of the literature (1990-2007). BMC Health Serv Res 2009: 9: 154.
Teich JM et al. Effects of computerized physician order entry on prescribing practices. Arch Intern Med 2000: 160: 2741-7.
稲岡則子ほか．データウェアハウスとデータ利活用．医療情報学 2007; 27: 261-8.
吉村明伸ほか．OLAP技術を活用した診療支援と病院経営支援システムの開発．医療情報学 2003; 23: 159-64 .
高田彰ほか．医療情報システムにおける診療判断支援機能（CDSS；Clinical Decision Support System）の構築について．医療情報学 2007; 27: 315-20.

FileMakerで構築した，基幹システムとの同期システム

平松晋介（製鉄記念広畑病院産婦人科）

　電子カルテ，または，オーダリングシステム(HIS)が導入されている病院は年々多くなってきています。ですが，医療従事者の支援となり，その仕事を軽減しているとはいえません。逆に，仕事が増えた，煩雑だ，などの意見が聞かれることも多くあります。電子カルテを提供しているベンダー各社もそのことは十分承知しており，ユーザーの声を吸い上げ，システムに反映させるためのさまざまな努力をしていますが，医療者が満足できるようなシステムにはほど遠い物にしかなっていません。それは，HISの基礎設計が医療事務を基本にし，医療者を支援することを目的にしていないためと考えられます。つまり，HISは，患者毎の診療情報を集め，会計処理を行うとともに，各部門への指示を伝達することを主眼に設計されているためでしょう。また，その指示の内容も，各指示が独立しており，連携した情報とはなり得ません。さらに，複数の患者を横断した情報連携は，その構造上非常に難しく，たとえば，自分で診察しているある疾患群の患者リストが欲しいとしても，簡単に手に入れることはできません。

　医療者がその職務上の判断の基礎となる物は，経験してきた症例です。その情報を集約し，さらに，最新の医療情報を重ね合わせることが，診断を行ない，治療計画を立てるための非常に有用なナレッジナビゲーターとなります。残念ながら，現在のHISは，このような目的にはほとんど有用ではありません。

　私たちは，そのギャップを少しでも埋め，HISの弱点を補い，医療者の仕事量を軽減するためのサブシステムを構築し，非常に有用に運用しています。その一例を御紹介します。

1 どのようなツールで

　製鉄記念広畑病院(旧：新日鐵広畑病院)では，1993年より，市販のデータベースソフト，FileMakerを使い，診療支援を行う情報システムを構築してきました。

　現在では，PowerMacG5 4台をサーバーマシンとして使い，FileMakerServer5.5を24時間稼働させています。また，XServe G5を2台稼働待機させ，予備機として使用しています。

　クライアントは，HIS用端末としても使われているWindowsXP 470台，および，医局などに設置されているMacOSX機などで，院内ネットワークに接続されている全端末より利用可能です。近い将来，iPad，iPod Touchなどの携帯端末からもアクセスできる様，準備を進めています。

サーバーで管理されているファイル数は総計250ファイル以上，その総容量は1GBを超えます。最大のファイルは3百万レコードを超えています。

2 どのような内容のものを

そのプロジェクトが開始されたのは，1993年です。当時は，HISとして，両備システムズのOrder Communication System（OCS）が稼働しており，患者基本情報，病名情報を同期させ，処方箋や診断書の作成支援，外来予約業務を行なっていました。

その後，手術予約をオンライン化し，その情報を元に手術管理台帳を作成しています。

1997年より，従来，手書きであった入院カルテのトップページ作成および入院時作成書類を，データベースへの入力により，プリンタ印刷へ変更しました。その情報を使い入院管理台帳が作成されています。さらに，その情報を基本とし，入院経過等を付け加えた，退院サマリー作成の支援を開始しました。

同時に，産科外来，病棟を一貫する形での妊婦・分娩管理台帳を作成しました。

後に，これらのデータベースは病歴管理台帳となり，さらにICDコーディング，標準的な統計機能を組み込み，病歴管理システムへ発展しました。

また，病院での採用薬品のデータベース化を行ない，薬品情報を集積し，オンラインで情報提供を行いました。そのリストを利用して，薬品在庫管理システムへ発展させています。

また，1998年より，がん患者登録台帳の登録を開始しています。疾患名，病理組織診断名，病期分類，治療歴，外来受診歴等を収集することが可能です。当時より，現在の国へのがん登録に準じた情報登録機能を持ち，そのまま登録票の作成が可能です。

さらに，そのなかで，化学療法のレジメン管理を行っています。レジメンは院内の化学療法委員会が登録承認します。医師は，癌患者登録台帳のなかから患者を選び，過去の治療歴を参考にし，レジメンを選択することで，治療スケジュールを作成します。各治療の実施日，投与量を入力することで，その治療カレンダーが作成できます。同時に，投与手順，投与時の指示，注意事項などの投与指示表も自動作成されます。

また，外来での診療支援を開始しました。外来での診療情報を整理し，過去の入院管理台帳や妊婦管理台帳，癌登録台帳のポータルとして機能しています。

2000年には，診療計画の作成支援として，紙運用でのクリニカルパスの作成機能を追加しています。このシステムは，入院日，手術予定日等を起点にした複数の流れを同期させた記述が可能で，休日の処置を自動的に避けることができ，またその内容にそった入院治療計画書，処方箋，退院療養計画書の自動作成など各種書類の作成機能を持つなど，優れた機能を持っています。

また，クリニカルパスで作成された日ごとの看護業務を抽出整理し，病棟看護業務で用いる，各看護チームごとのワークシートの作成も自動で行っています。

2005年，HISを，富士通 Hope/EGMain-FX へ更新を行なった際に，入院退院情報，手術予

図1 基幹システム，検査システムとサブシステム

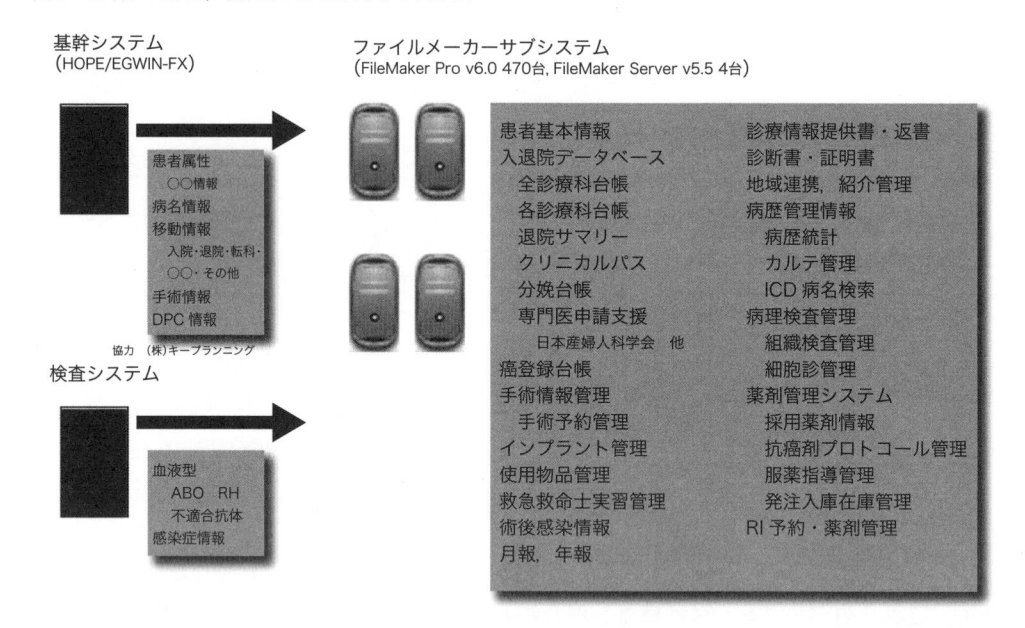

基幹システム
(HOPE/EGWIN-FX)

患者属性
　○○情報
病名情報
移動情報
　入院・退院・転科・
　○○・その他
手術情報
DPC情報

協力　(株)キープランニング

検査システム

血液型
　ABO　RH
不適合抗体
感染症情報

ファイルメーカーサブシステム
(FileMaker Pro v6.0 470台, FileMaker Server v5.5 4台)

患者基本情報	診療情報提供書・返書
入退院データベース	診断書・証明書
全診療科台帳	地域連携，紹介管理
各診療科台帳	病歴管理情報
退院サマリー	病歴統計
クリニカルパス	カルテ管理
分娩台帳	ICD病名検索
専門医申請支援	病理検査管理
日本産婦人科学会　他	組織検査管理
癌登録台帳	細胞診管理
手術情報管理	薬剤管理システム
手術予約管理	採用薬剤情報
インプラント管理	抗癌剤プロトコール管理
使用物品管理	服薬指導管理
救急救命士実習管理	発注入庫在庫管理
術後感染情報	RI予約・薬剤管理
月報，年報	

約情報をHISと連携させました。さらに，Diagnosis Procedure Combination（診断群分類；DPC）情報を連携させ，正確な診療情報の取得が可能になりました。これらの情報によって，入退院台帳の完全自動化，病歴管理システムでの情報粒度の向上が図られています。

また，外来では，HISの選択患者と連動し，サブシステムで患者情報が表示されるようになり，非常に緊密な連携が取れるようになっています。

3　HISとどのように接続して

すべての情報は，発生源で入力されています。

その情報のうち，患者属性情報，病名情報，患者移動情報，手術予約情報，DPC情報，血液型・感染症情報が，サブシステムへ連携されています（図1）。

患者属性情報は，医事会計システムで入力され，HISへ連携されていますが，それと同じ経路でサブシステムへ連携されています。

病名情報，患者移動情報，手術予約情報，DPC情報は，HISの中で入力され，医事会計システム，RIS，薬剤調剤システムなどの周辺システムへ連携されていますが，同じ経路でサブシステムへ情報が流れます。

これらの連携は，HIS，または，医事会計システムに入力された情報が，テキスト電文としてソケット通信により送信され，それぞれに1個ずつ用意されたJavaアプレットで受信されます。アプレットは，FileMaker Pro 6.0のwebコネクションを利用して，情報を電文のままFileMakerの中間ファイルへ送り込みます。FileMakerは，その内容を解釈し，それぞれの

DBへの更新処理を行なっています。

　血液型・感染症検査データは，検査部での結果の監査が行なわれた後に，CSVテキストのファイルが作成されます。FileMakerは，そのファイルを日ごとに照合インポート行ない，更新しています。

　これらは，完全な自動運用で行われています。

　また，HIS内でクリップボードへ書き出せるデータ，たとえば，患者ごとの検査データなどを，クリップボード経由で連携する機能もあります。HISからテキスト形式でクリップボードに書き出された検査結果などは，FileMaker側でファイル内へペーストされ，必要な形に整形したうえで利用しています。

　一部の超音波断層装置などの検査機器での測定値も，連携されています。GE Voluson E8では，測定値はソケット通信でWindowsXP上の専用アプリケーション（Repstore.exe）へタグ付きのテキストファイルとして送られ，テキストファイルで保存されます。そのファイルをFileMakerで取り込み，加工して患者データとして利用しています。

　また，検査機器などで，バーコードリーダーの利用が可能な機器では，FileMakerで作成された患者個人票に必要なデータを，数字情報はNW-7，アルファベットを含む情報はCode128, 2バイト文字やコントロール文字を含む情報はQRコードへエンコードしたバーコードをシール用紙に印刷し，それを読み取り入力しています。検査機器での入力の手間を大きく省き，また，入力の誤りを最小限に抑えることが可能です。

4　どのような利用で，どのような効果が得られているか

1) 患者基本台帳，入院管理台帳，病歴管理システム

　患者個人の，外来診察時の主訴，現病歴，既往歴，分娩歴，喫煙歴などの生活歴などの集積を行い，保存しています。この情報は，すべての診療の基礎となります。情報は全診療科で共通して保存されており，重複した入力は不要な上，過去の診療時に得られた情報を活用できるため，抜けのない情報提供が可能です。この台帳から，各種の台帳などへリレーションが張ってあり，癌患者台帳，妊娠管理台帳などへの情報登録ができます（図2）。これらの情報は，後に作成される退院サマリーなどの情報で機会あるごとに自動的に更新され，最新の情報が蓄積されています。

　この台帳は，HISで参照している患者と同期しており，ワンクリックで，または，タイマーを使って，同じ患者の情報を表示できます。

　最も広く利用されているものは，患者移動情報を利用した入退院台帳です（図3，図4）。これは，入院患者を把握するための基礎資料となります。現在は電子カルテを導入していませんので，入院中の診察記録は紙へ記録していますが，退院時のサマリーは，この入退院台帳を利用して作成されます（図5）。現病歴，既往歴などの一部の情報は，外来で収集された情報，また，手術予約時に作成された麻酔医への依頼カードの情報が活用されています。また，

図2 患者基本台帳とそれと関連する各種台帳

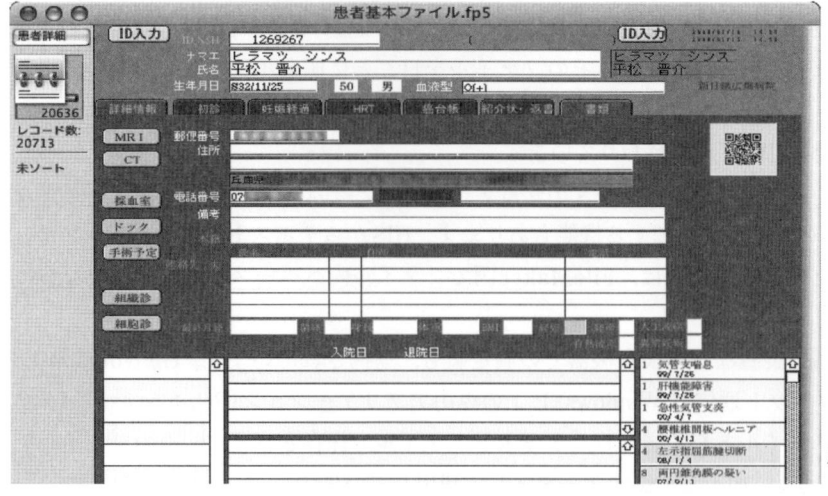

患者基本台帳

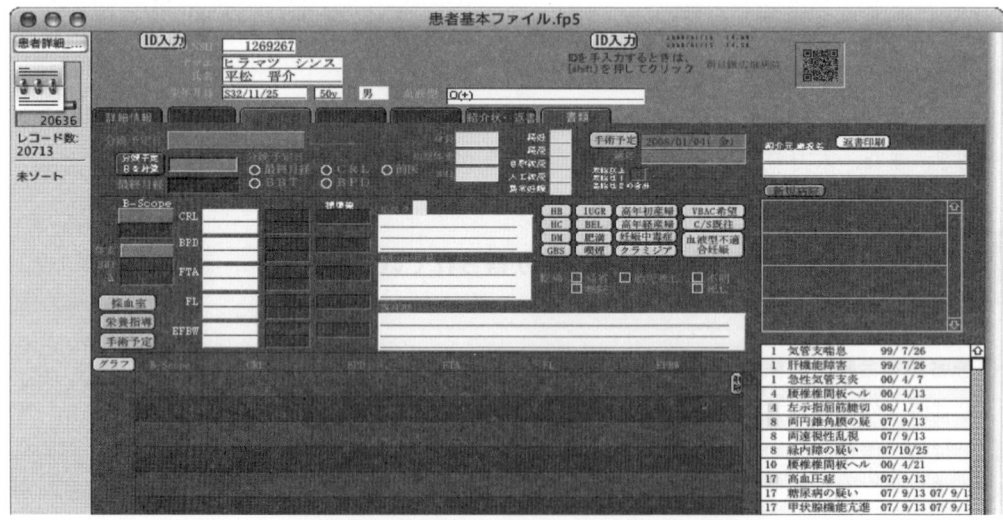

妊婦管理台帳

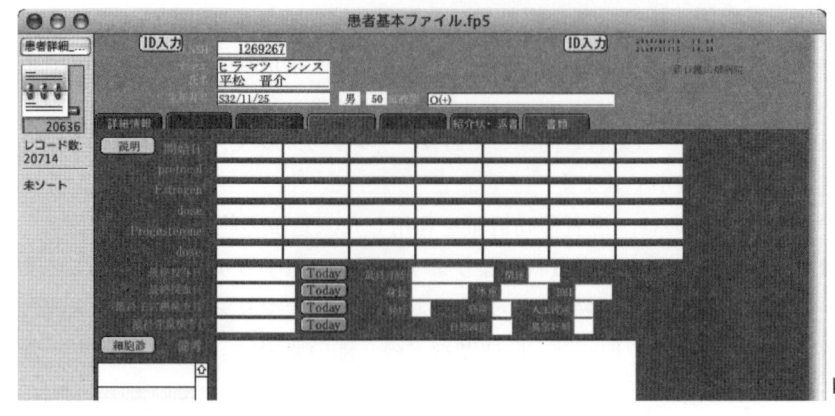

HRT管理台帳

図2 患者基本台帳とそれと関連する各種台帳(つづき)

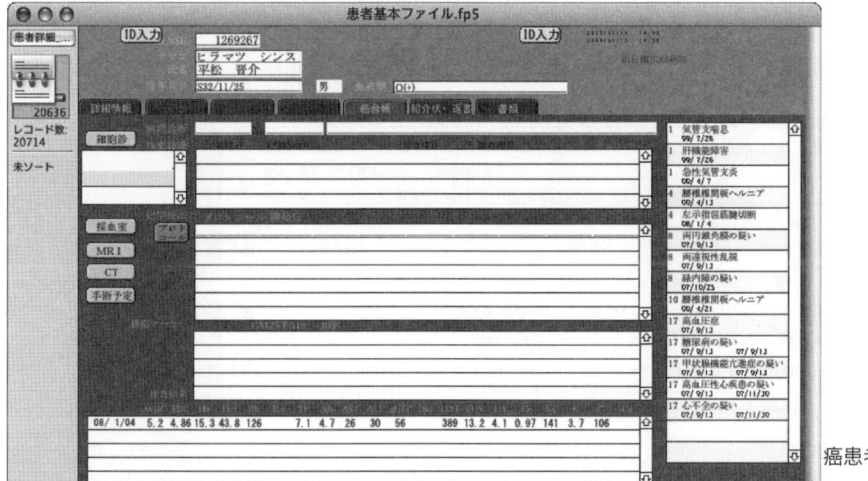

癌患者台帳

図3 入退院管理台帳

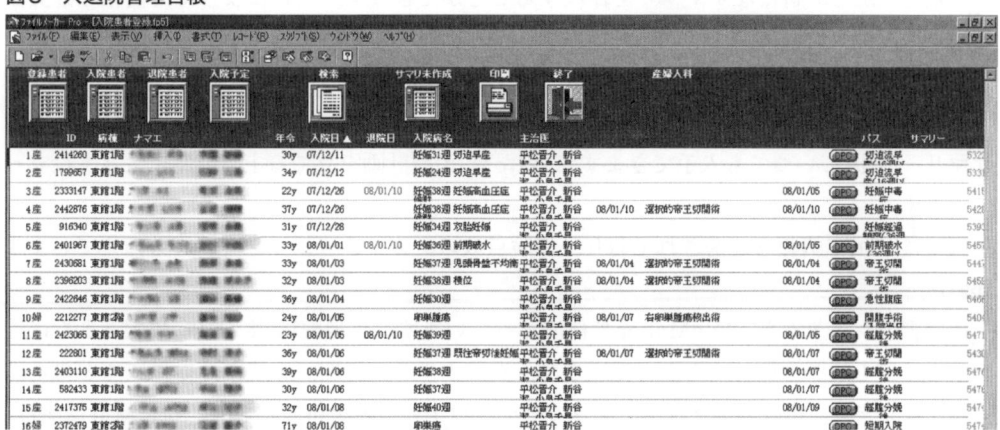

図4 入院患者情報

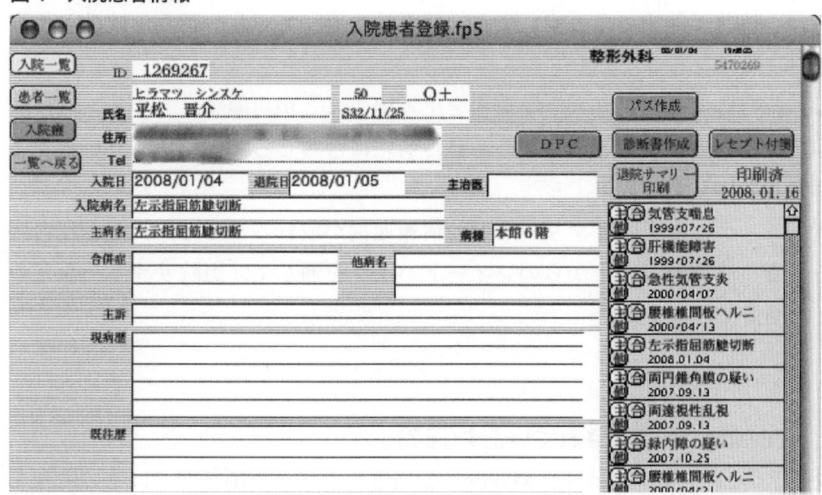

図5　退院サマリー

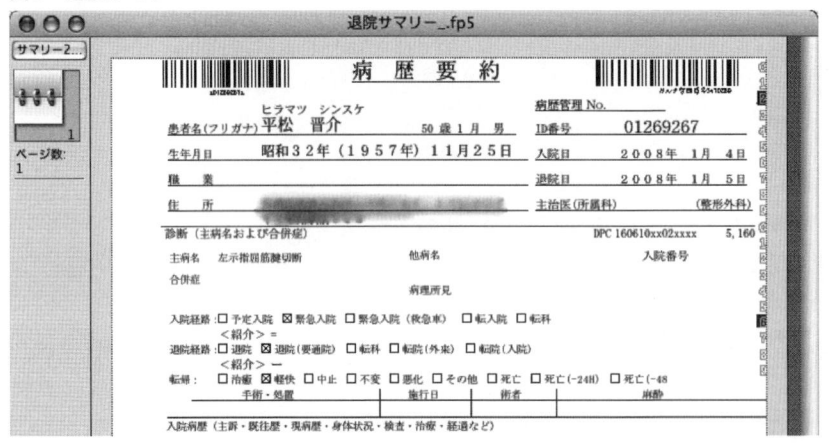

短期入院による化学療法などの入退院を繰り返す治療を行っている症例では，前回のサマリーの情報を加工し，新たなサマリーを作成することができます。これによって，情報の確実性の向上，二重入力の排除に役立っています。がんに対する治療を行っている入院では，レジメンで設定されている情報が退院サマリーへコピーされ，正確な情報が入力されています。

この情報は，入退院台帳よりいつでも閲覧可能なため，参加している診療科の過去の退院サマリー情報は，いつでも入手できます。このため，治療計画を立てる上で非常に大きく役立っています。

同時に，DPC情報も連携されており，保険点数のシミュレーション機能等も備えています（図6）。

病歴管理システムも，FileMakerで作成されています。入退院情報，DPC情報とともに退院サマリーも病歴管理システムへ転送され，退院カルテの管理，病院統計の作成などの基礎情報となります。市販のアプリケーションと同等以上の機能を持っており，特に統計機能は，非常に多くの項目を持っています。たとえば，近隣町別などの細かい地域毎の患者統計など，地域に密着した細かい統計が作成できます。また，拡張性に優れており，新たな統計が必要になった時にも，短時間で対応できます。

これらの情報は，統合によってより大きな情報を生み出すことが可能で，とくに，過去病歴や生活歴については，過去の情報収集で集められた情報に合わせることで，より精密でより正確な情報の蓄積となります。

さらに，病歴管理システムと退院サマリーなどの情報連携が取れることで，入院管理台帳の精度があがり，さらに診療録管理士からのフィードバックを通して，退院サマリーなどの精度が上がることも期待できます。

2）手術台帳

手術予約情報も，FileMakerで管理されています（図7）。

HISで手術予約を行うと，その情報がFileMakerへ転送されます。手術部門ではその情報を

図6 DPC(診断群分類)情報とDPCシミュレーション

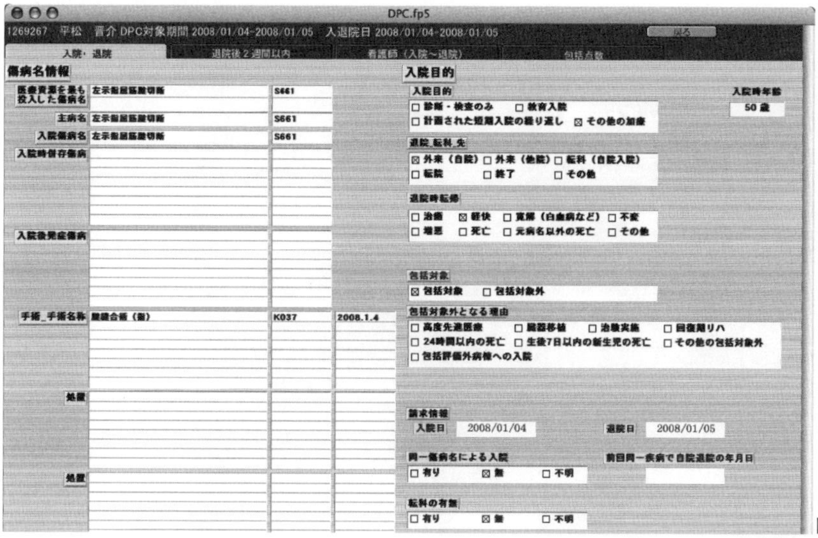

DPC情報

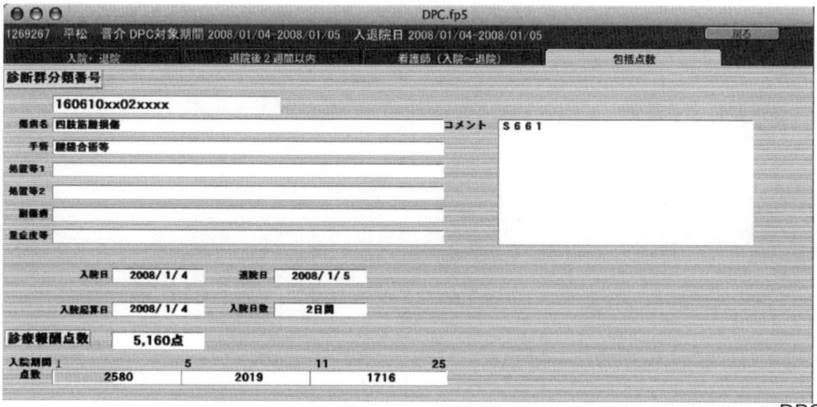

DPCシミュレーション

　元に手術予定を組み込んでいきます。FileMakerの柔軟性によって，予定の調整，予定表の配布，必要物品の準備票の作成など，さまざまな独自の機能が組み込まれており，ワンタッチで実行できます。この台帳は，各診療科からも参照が可能で，予約状況，麻酔カードの作成状況，当日の手術室利用状況などが一覧でき，双方での情報連携に大きな役割を果たしています。

　同時に，手術担当医より麻酔担当医への依頼カードの作成を行っています。必要な情報は，外来での診療情報の取り込みや，HISよりクリップボード経由で連携される検査データなどの利用が可能で，非常に短時間でミスのないカードが作成できます。また，各診察室より手

図7 手術台帳

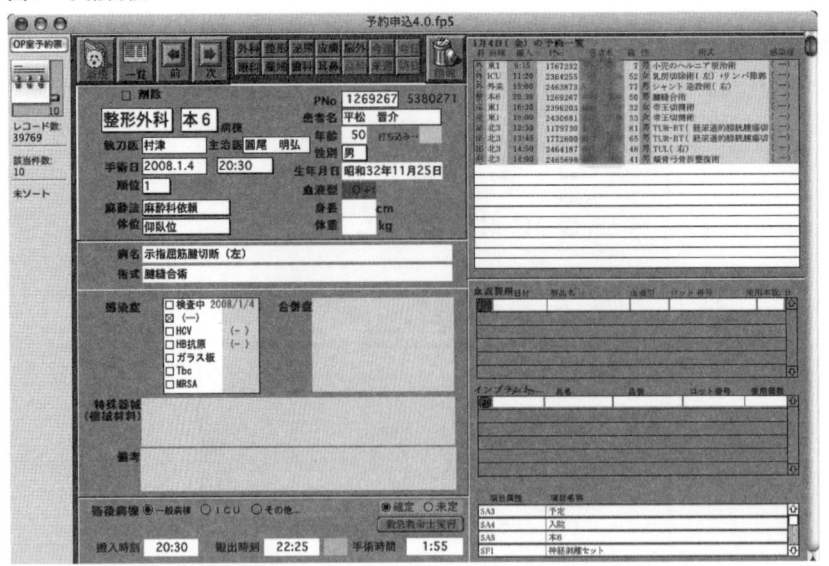

手術予定詳細

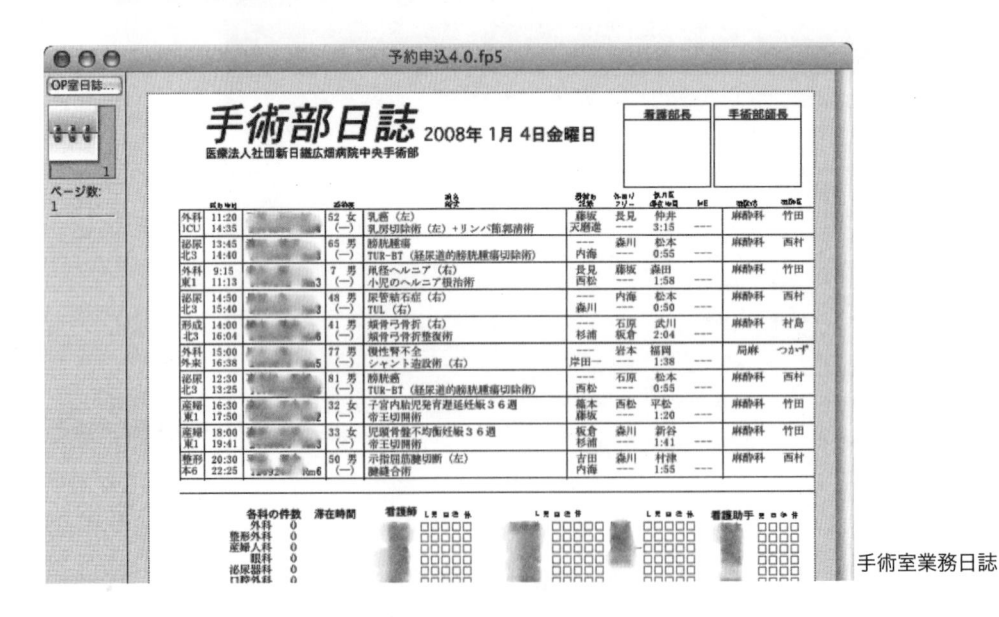

手術室業務日誌

術部門に置かれたプリンターへ直接出力するため,運搬の手間も不要です。
　さらに手術室ごとの稼働率の統計処理が可能で,手術室の効率向上がはかられています。

3)妊婦,分娩管理台帳

　外来から入院まで,連続した経過観察が必要なものが,妊娠管理です。妊娠期間中には,初診のさまざまな情報から,初期・中期の検査情報,胎児の成長情報,画像情報,母体の身

図8 妊婦管理台帳

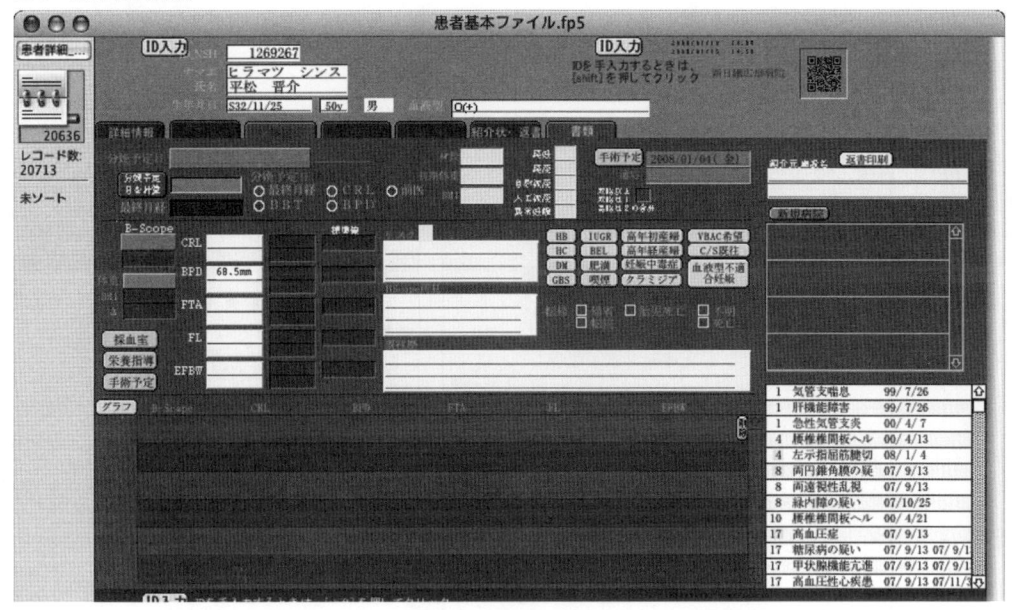

体情報まで，非常に多くの時系列情報が発生しています。それらを一括して管理できる台帳は，一般的な電子カルテでは困難ですが，細かいコントロールが可能なFileMakerを使ったデータベースでは，それらの情報を一元的に管理することができます。

この台帳のなかで，初期の情報から分娩予定日を決定し，週数ごとの各種情報を盛り込んだ妊娠カレンダーを作成しています。また，各種感染症などの注意するべき情報，および各種周辺機器への情報連携を行うためのバーコードを含んだラベルを作成しています。

妊婦検診の際には，超音波断層装置(USG)での胎児の成長測定を毎回行っています。USGへのIDなどの患者情報の入力は，上で作ったラベルのバーコードを使って行われます。さらに，その測定値は，USG装置よりサーバーへ自動的に転送され，さらに検診テンプレートと連携するファイルへ取り込まれます(図8)。これをグラフ化し，患者の妊娠週数に応じた各種資料と共に随時患者説明へ利用したり，入院時に入院カルテへ外来での検査情報と共に印刷され，非常に視認性の高い情報として活用されています(図9)。さらに，分娩時の情報を入力した後には，出生証明書などの各種書類の発行も行っています。外来から分娩退院までの継続的な時系列情報をまとめることで，さらに省力を計ることができます。

このシステムでは，新生児の情報の扱いについては，類例のないユニークな考え方で構築されています。

分娩時の情報のなかで，分娩に関する情報は母体の情報として，新生児に関する情報は新生児固有の情報として管理されています。つまり，新生児の情報は，生まれた瞬間からその個人に属する情報として，一連の情報管理が行われています。一般的には，新生児の情報は，分娩情報とともに母体の情報のなかで管理されるファイル構造が多く，新生児のデータベー

図9 妊婦管理台帳から作成される資料

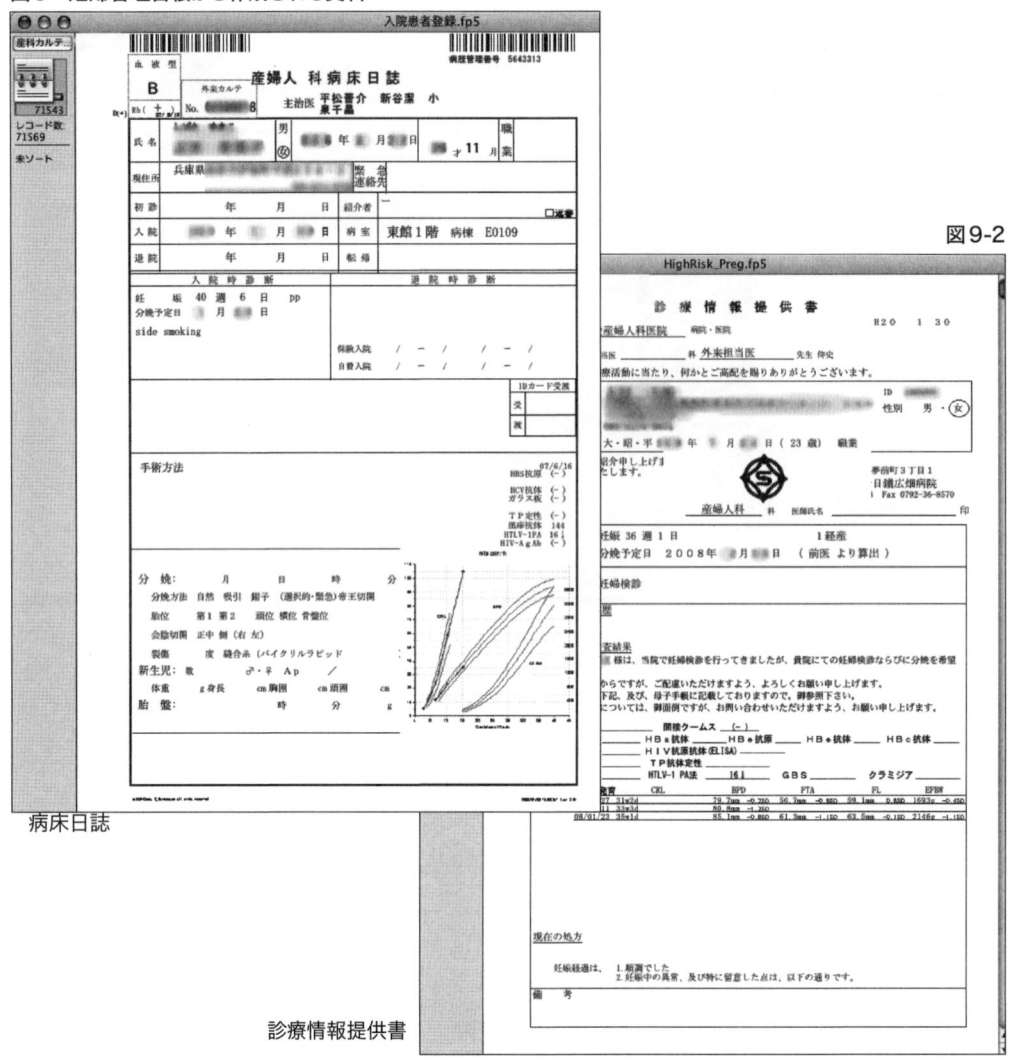

病床日誌

図9-2

診療情報提供書

スへはデータが転送されなければ参照ができません。当システムでは，分娩情報から母体情報と新生児の患者基本情報へ関連づけることによって，母体から新生児，新生児から母体の両方向の情報連携が可能で，一般的なシステムでは困難な，新生児側から妊娠情報を参照することが可能です。この運用を発展させることにより，親子関係のリンクを自動的にたどることも可能です。

4）癌患者台帳

　癌患者の治療は非常に経過が長く，長期にわたる管理を行う必要があります。また，特殊な治療を行うため，その治療の管理が必要です。そのために，専用の管理システムを運用することが望ましいとされています。また，その参照や入力は，外来，入院より行われること

図10　癌患者台帳

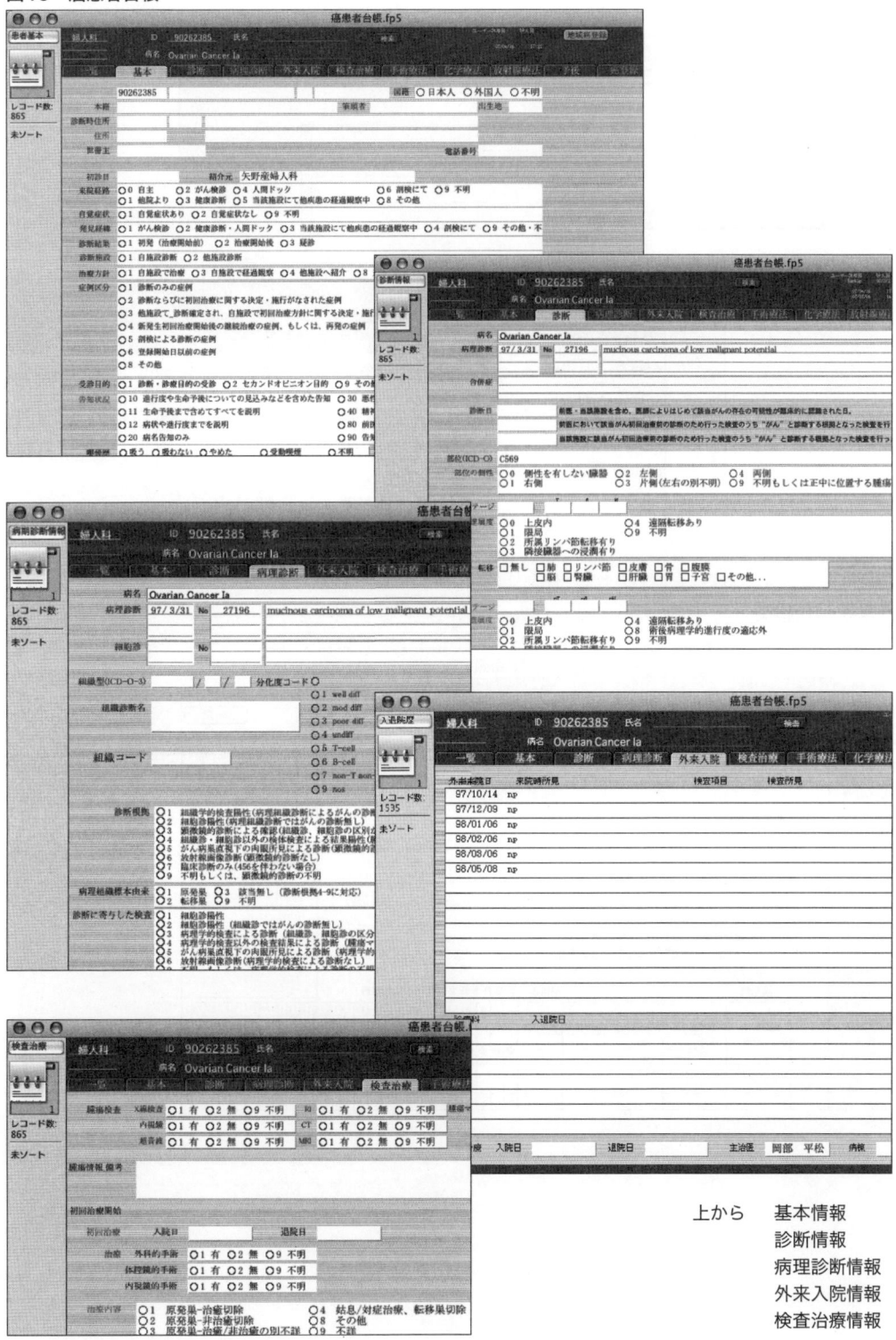

上から　　基本情報
　　　　　診断情報
　　　　　病理診断情報
　　　　　外来入院情報
　　　　　検査治療情報

図11 癌患者化学療法の情報

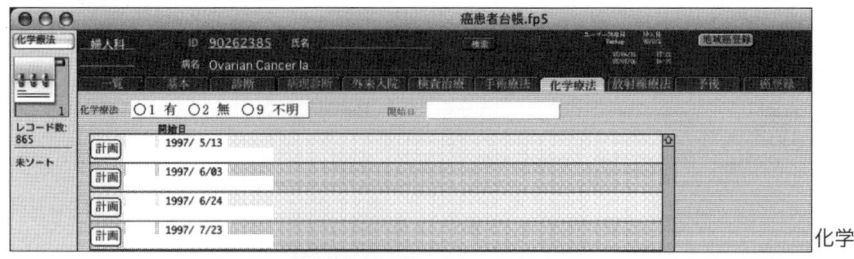

化学療法計画

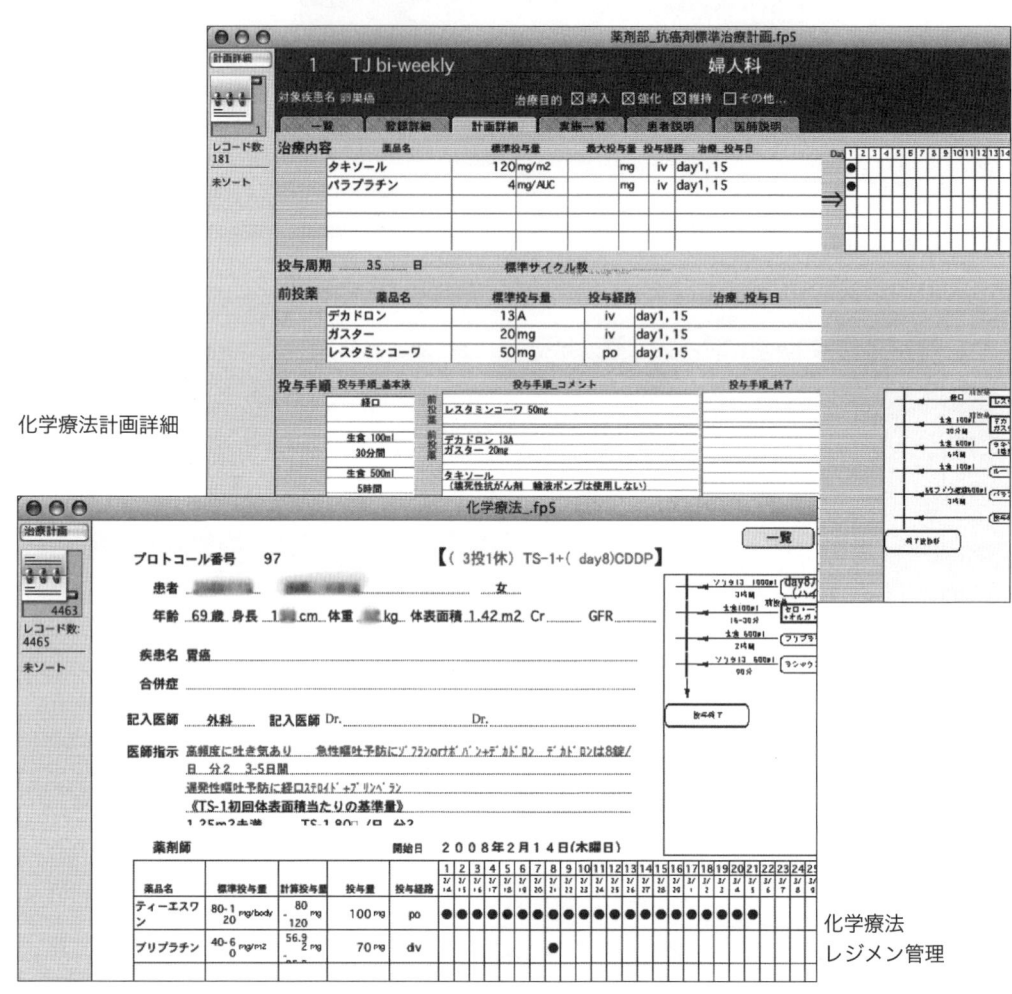

化学療法計画詳細

化学療法レジメン管理

が必要です(図10)。

　登録項目は，厚生労働省が登録に必要としている項目に準拠しており，そのまま癌登録のための帳票の作成が可能です。癌登録を行うためのシステムはいくつも存在していますが，その癌の登録と，治療や経過などを一貫して行えるシステムは非常に少ないようです。また，その治療の特殊性を考えると，その治療の計画には，癌登録台帳などのシステムを通して，行えることが安全だと考えられます。

　化学療法に関しては，この台帳を通して，薬剤管理システムに含まれる化学療法のレジメン管理と連携し，このファイルを通して治療計画が立てられます。計画は，レジメンの選択，治療開始日の決定，投与薬品量の調整で決められますが，薬品の投与量は，体表面積や腎機能などの評価によって決められるものも多く，それらから標準投与量を自動計算し，また，最高投与量を超えないように制限する機能を組み込んであります(図11)。

　患者の検査データも保存が可能で，一覧表として，また，グラフ化して表示することが可能です。その結果を見ながら，治療計画を考えていくことができます。

　また，癌登録の上で最も面倒な来院歴の取得も，外来でこのファイルへのタグを開くことで，自動的に来院歴として記録されていく仕組みが組み込まれており，抜けなく来院歴を記録できます。

5) 診断書，証明書作成支援システム

　入退院情報，DPC情報などを用いて，診断書，証明書の作成を行っています(図12)。

　その様式は各保険会社間で統一されておらず，また，1社で10種類以上のフォーマットを持つ保険会社もあります。また，内容は広い範囲にわたり，さらに詳細なものを求められています。従来は手書きで作成されてきましたが，非常に手間と時間がかかるため，医師に最もきらわれてきた仕事の一つです。

　その記載内容は退院サマリーやDPC登録の内容とほぼ同じもので，情報の流用が可能です。つまり，印刷様式が用意されていれば，退院サマリー，DPC情報などを転記するのみで作成可能です。このシステムでは，各保険会社ごとに300以上の印刷レイアウトを用意しています。医師または医療秘書は，退院サマリーやDPC情報から自動的に転記された内容を確認し修正するのみで，退院サマリーの内容によっては，1枚あたり数十秒程度で作成が可能です。以前は，患者よりの申し込みより交付まで平均10日程度かかっていた時間が，このシステムの運用開始後には，平均4日程度に短縮されています。これらのシステムを利用した診断書は，手書きのものと比べて非常に読みやすく，間違いも少なくなりました。

　さらに，特定疾患(いわゆる難病)の指定に必要な，診断書(特定疾患個人票)の作成が可能です。これは，60種類以上の難病に対してそれぞれ新規申請用・更新申請用の個人票が制定されており，システム化が非常に面倒なものです。この様式をすべて網羅したシステムを作成し，運用しています。この個人票は，何年にもわたって作成することが多いのですが，その内容はほとんど変化がありません。そのため，翌年度に作成する個人票は，前年度の個人票の内容を可能なかぎり引き継げるように作成されているとともに，経時的な情報が要求さ

図12　診断書，証明書作成支援システム

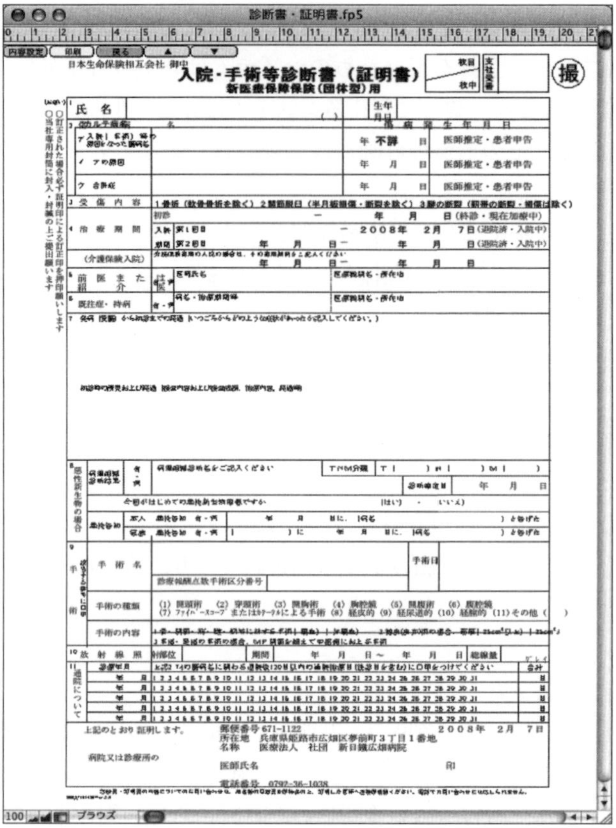
診断書・証明書.fp5

日本生命保険相互会社 御中

入院・手術等診断書（証明書）

新医療保障保険（団体型）用

れている様式では，過去の情報と昨年度の情報を融合させた上で，新たな情報を記入できるように工夫されています。また，各種検査結果の数値が必要な項目も多くありますが，HISよりのクリップボードを経由した連携で，それらの入力はクリックのみで可能な設計になっています。

特定疾患患者を多く持つ施設では，継続的な作成が求められるため，非常に有用なファイルです。入力部分などは汎用性を持たせた設計になっており，この部分のみを配布することも可能です。

6)薬剤管理システム

薬剤管理システムは，病院の採用薬品の薬剤情報を各部門へ提供します(**図13**)。

採用薬品は頻繁に変更されており，また，薬品情報の更新も，非常に多く行われています。このシステムでは，内容の更新は随時行われており，さらに薬剤師による専門的なコメントが加えられ，効能や効果などからの検索も可能で，臨床上も非常に役に立つものです。また，相互作用データベースと連携しており，複数の薬剤を入力することで，相互作用の有無やその詳細を表示します。

図13 薬剤管理システム

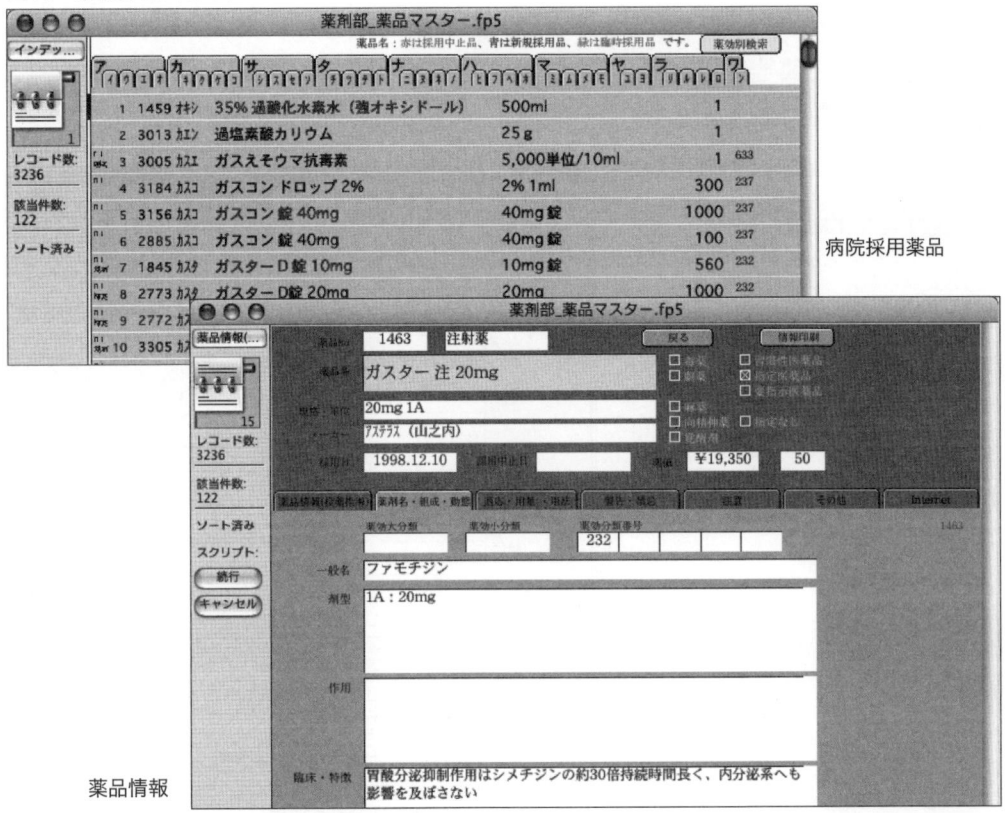

病院採用薬品

薬品情報

　患者への薬品情報提供システムと連動しており，そのなかの薬品情報もこのシステム内で自由に編集することができます。
　また，このシステムには，薬品発注システムが付属しています。これは，薬剤コードと数量を入力するのみで，複数の取次店へ自動的に振り分けた発注書が発行できます。従来では，取次店への振り分けが頻繁に変更されるため，台帳を参照しながらの発注作業となっていましたが，その必要はまったくなくなっています。

5 情報の流れ

　ここで，このシステム内での，医療情報の発生からその利用までを，ごく一般的な治療の流れに沿って見てみましょう。
　医療情報が最初に発生する所は，初診時の受付です。この時点では，患者個人の氏名，生年月日などの基本的な情報が発生します。
　次に，外来での問診が行われます。この時の情報は，現病歴，既往歴などの情報です。次

図14 血液検査データの退院サマリーとの連携

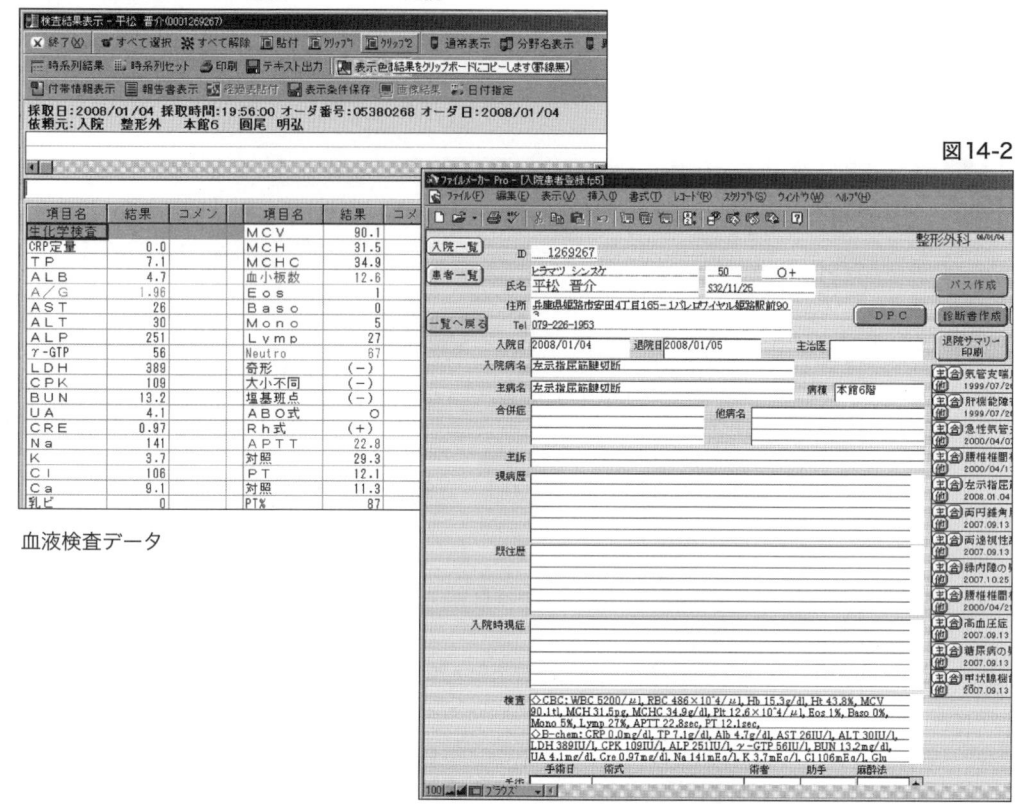

図14-2

血液検査データ

検査データの退院サマリーへの連携

に診察が行われ，検査結果などが加わり，それらの情報より，診断情報が得られます。この後，治療が開始されます。

　治療として，手術の適応になったとしましょう。手術には，通常は，手術予約，麻酔科への連絡，入院の予約が必要になるでしょう。ここで発生する書類が，麻酔科連絡カード(麻酔チャートなどと呼ばれています)です。この内容は，上の既往歴，検査結果，上の現病歴に外来での治療経過などが加わったものなどになります。

　次に，入院となります。入院の際の入院カルテの現病歴などには，麻酔科連絡カード上で作られた情報とまったく同じものが使われ，そのまま流用が可能でしょう。入院治療が終わると，退院サマリーが作成されます。これのなかでは，入院時の情報に加え，入院中の治療経過が必要ですが，手術情報は手術台帳より流用可能です。また，入院経過は，入院中の記録を効率的にまとめればよいでしょう。とくに検査結果などは，電子カルテなどより取り出せる検査値を，貼り込めば良いでしょう。これによって，ほとんど手間をかけずに，作成できます(図14)。

　また，化学療法など短期入院を繰り返すような経過では，前回の退院サマリーの情報を利用し，既往歴は前回入院中の手術歴などを追加し，現病歴は前回入院中の治療内容などを追加する

図14　血液検査の時系列データの退院サマリーとの連携

血液検査時系列データ

退院サマリーとの連携

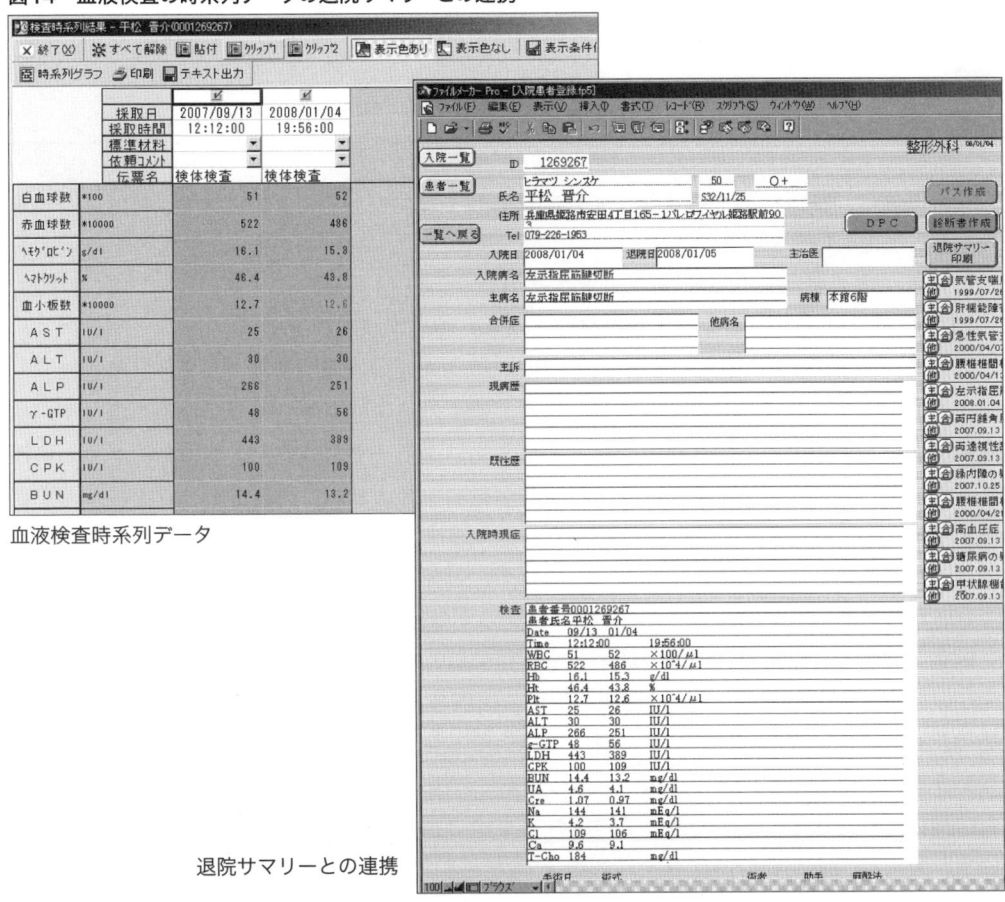

図15　血液検査データの癌患者台帳への連携

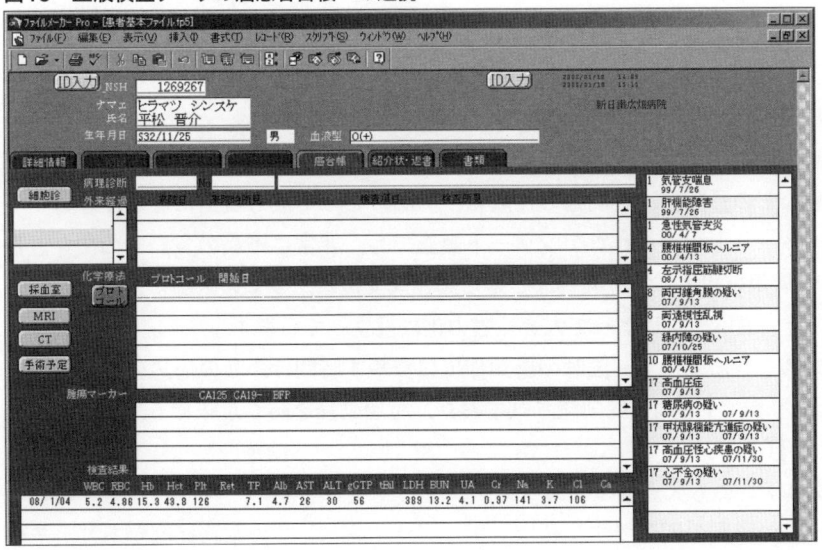

ことで，新しい退院サマリーの内容をほぼ自動的に作成することも可能でしょう(図15)。

6 利点と問題点はなにか

　台帳機能は，医療機関での管理，運営には必要不可欠なものです。ですが，HISは台帳を作成する機能を持ちません。
　また，医療の透明性，安全性を向上させるため，各種の書類が必要になっていますが，HISに組み込むためには多くの工数が必要となり，時間がかかります。
　カスタムメークされたHISでしたら，機能追加なども予算次第で可能でしょう。最近はパッケージ版が採用されることが多いでしょうが，機能の追加は個々の施設では不可能です。機能追加を行うためには，ユーザー会などのコミュニティーで合意の上，他のユーザーとの擦り合わせを行い，仕様決定までに多くの時間が必要です。さらに実装までにはさらに時間がかかります。また，HISでは，電子カルテとしての法律的な制限もあり，それらの情報に自由にアクセスすることはできません。そのため，研究などへの内容の流用は，システム側で規定された範囲に限定され，全情報を取り出すことは難しいでしょう。
　医療者による自作のシステムでは，医療情報の流れを，その利用者がコントロールできるのが，最も大きな利点で，実際に運用している医療者自身での修正変更追加などが可能です。そのため，非常に細かい部分までの対応が可能で，しかも非常に短時間で実現が可能なものもあります。外来での診断，入院中の治療，外来での経過観察，という実際の診療の流れにそった情報の流れを作ることができ，その流れのなかで必要な情報を加えたり破棄できます。この流れを，利用者が自分で作り上げることができるため，理想に近い情報収集が可能です。また，その情報の蓄積が利用者の手の届く所で管理されているため，別の用途での利用も容易であることも重要でしょう。
　医療現場では，退院サマリーなどの一部の内容などを，過去に入力された内容，外来などで収集された情報などを利用することで，非常に多忙な医師が情報を集めるための時間の短縮が可能で，適切な退院サマリーなどを作成するための，大きな武器になっています。さらに，時系列内容の正確性，内容の欠落を防ぎことができます。
　また，生命保険などの診断書，証明書の作成は，医師にとって最も負担になる仕事の一つとされ，インターネット上で行われたアンケート調査でも，非常に不満の多いものです。退院サマリーやDPC情報を利用した証明書などの自動作成支援は，多くの医師によって期待されていたもので，その適応拡大によって大きく省力化に役立っています。
　これらの支援システムによって，医師の書類作成に費やす時間は，私の周辺の医師への調査では，1日あたり平均で1時間程度削減されており，超過勤務を防ぐ意味でも，大きな支援になっています(図16)。
　一方，自作のシステムにも欠点は多くあります。
　まず，プログラムの資質の問題です。私は，プログラマーとしての業務経歴があり，その

図16　システム導入前と導入後の退院サマリー提出数と証明書等提出数

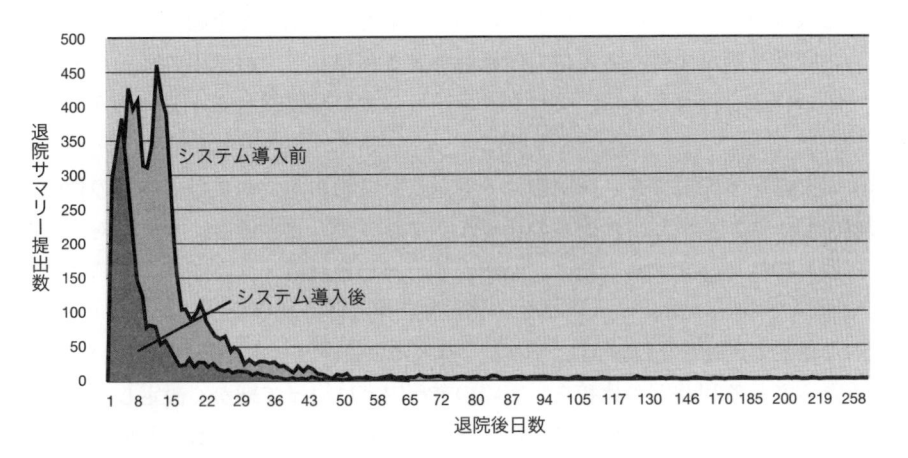

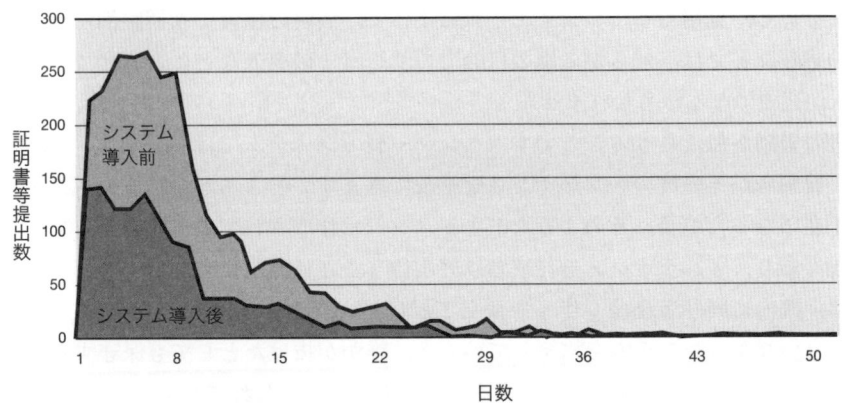

後医師になっていますので，非常に特異なケースでしょう。一般的に，医療者はプログラムの専門家ではありませんし，業務経験を持つことはまずないでしょう。

　データベースの構築にはそれなりの基礎があり，それに沿った作り方をしないと，大きなデータベースになった時に，システムが破綻することがあります。ですが，その時点で作り直すことは，非常に難しくなっているでしょう。医療者にその基礎から再学習を行うことは非常に難しいでしょう。さらに，そのプラットフォームに沿った作成者を育成するための教育は，各施設内では非常に難しいでしょう。

　具体的に，プログラム内容をみると色々な問題があります。未熟性の問題で，条件分けの場面などで，想定される条件の見積もりが少なく，また，エラーが起きた時の処理がまったくない，などの問題が散見されます。また，フィールドやスクリプトなどの命名法に統一性がない，コメントがほとんど書かれていないために，保守性が極端に悪い，などの作法上の問題があります。また，改修履歴が存在しない，バグを回避するための手順が踏まれていない，などの作業を進めていく上での問題は，多く見られます。

プログラマー自身が利用するものでしたら，その場ですぐ対処し修正することが可能でしょうが，業務に絡む大規模なデータベースになった場合，業務の停止などを起こす可能性もあります。それらの問題を解決するためには，研修会などを利用して，最低限のルールを作った上でのシステムの作成を行うために，プログラマーとしての基礎教育を十分に行うことが重要でしょう。

　次に，システムを動かす環境です。病院のシステムとして動かすためには，病院の資産上での運用が必要でしょう。しかし，医療者の作ったサブシステムを評価し，それに対する協力を得ることは容易ではありません。私は，院内のサーバーの設置，クライアントのライセンス整備などを行うために，数十ページに及ぶ企画書を作成し，理事会へ提出しています。内容は，一般的な企業の企画書とほぼ同じもので，導入によるメリット，それに必要な経費，それによってもたらされる利益との比較を，実際の業務内容に沿って細かく設定し，その導入によって得られる病院全体として享受できる，安全性，効率化，その経費的な損失が小さいことを細かく計算し，見積もっています。それによって，病院の出資で初期整備を行っています。公立の病院などでは，何らかの別の目的でのサーバーの導入などに合わせて行うような形での導入が必要になるかもしれません。

　次に，担当者の異動が起こりうることです。ベンダー製のシステムではドキュメントが整備されており，後継者がその後のメンテナンスを継続できます。ところが，自作のシステムでは担当者が不在になった場合，そのようなドキュメントは作成されていませんし，アルゴリズム上の問題もあり，メンテナンスを作成者以外が行うことは非常に難しいでしょう。この対策としては，院内に同好者を多く作っておくこともよいかと思います。お互いにソースを共有し，助け合いながらシステムを構築していくと，誰かが抜けたとしても保守する体制が作れます。また，後任者を新たな協力者にすることもできるかもしれません。

　ただし，著作権の問題もあり，そのシステムを作成者自身が異動先で再利用することができないこともあります。この問題については，別項をご覧下さい。

　自作のシステムは，多くの問題を抱えていますが，それ以上の非常に大きなメリットを持っています。医療者自身が自分の仕事をまとめる手段として，システムの作成を行う，という意味もあります。

　FileMakerは，非常に柔軟で初心者でも使いこなせるデータベースソフトウェアです。利用者自身がそのレベルに応じて，さまざまな情報を集積し，加工するには最適なものだと思います。また，実際に運用をしながら，その設計を改変できることも，大きな特徴です。皆さんも，われわれと一緒に，システム作りを行ってみませんか。

2章 ファイルメーカーの特殊な使い方

FileMaker を業務用情報システムと接続する

岡垣篤彦（独立行政法人国立病院機構 大阪医療センター）

1 はじめに

　すでに病院情報システムが導入されている病院で，その機能ではうまくいかない業務を行うためにFileMakerを使用したいというニーズがあります。この章では基幹システムとの接続の初歩までを取り扱う対象とし，実際にプログラムを作りながら問題点について述べてみます。

　病院情報システムに看護必要度調査票を追加するケースをサンプルとしてあげてみましょう。最初は簡単なファイルを作って，次第に周囲のシステムとの接続を広げていきます。

　まず，看護必要度調査票を作ってみましょう。看護必要度調査票では患者さんの状態をいくつかの項目に分けて記載し，それに基づいて点数を計算して，便宜上それを看護師さんがその患者さんにかける労力とします。これを集計すると所属する病棟や部署，病院全体で看護師さんの労働量がどのぐらい必要か，さらには看護師さんが何人必要かを計算することができます。紙で運用することも可能ですが，患者さん一人一人の点数を付けて病棟毎に集計し，さらに全病院で集計することが必要で，作業量が膨大なものになりますし，間違いも生じやすいと思われます。コンピュータで扱うことのメリットが非常に大きい仕事といえるでしょう。

2 運用方法

　FileMakerの一般的な使い方は，パソコンにインストールして独立したデータベースとして使用する方法です。病院情報システムに接続せずに，看護必要度調査票をFileMakerで作ってすべての病棟に配布し，各病棟の師長さんに業務の終わりにデータを看護部長室に持ってきてもらって，看護部長室のファイルにインポートするような方法が一番簡単といえます。このような運用であればFileMaker Pro Advancedを用いてランタイム・ソリューションを作れば，FileMakerを多数購入する必要もありませんので一番安価にあがります。

　以下の記載はFileMaker Pro 9以降での使用を前提に考えていますが，「オブジェクト情報」を用いてレコード間の移動を行う部分以外は，FileMaker Pro 7以降であれば動作すると思われます。

1）基本部分

一般的に病院内で使用するアプリケーションをプログラムする作業では，いきなり実際の患者さんのデータを使って開発するようなことはしません。ダミーデータで動作を調べながらバグを取って，ほぼでき上がった段階で実際の患者さんのデータで動くかどうかでテストします。その際には守秘義務を遵守する必要があり，それに伴う病院内の合意をもらうか，手続きを済ませていることが必要です。

まず患者IDとなるPJIDというフィールドを作ります。さらに必要なフィールドを作って行きます(**図1**)。どんな項目が必要かは**図2**と**図3**をみてください。あとで述べる患者基本情報のファイルあるいはテーブルを別に作らない場合は，名前や生年月日，年齢などのフィールドも必要となります。A1からA9まで，B1からB7まで，AとBの合計を計算フィールドで作ります。選択肢はテキストですが，左の一桁が数字になっており，これを利用して数字の合計として計算します(**図4**)。入力するフィールドの内容はいくつかの選択肢から選ぶこととなりますので，ドロップダウンリストにするか，ポップアップリストにするか，チェックボックスにするか，ラジオボタンにするかを選びます。ここでは選択肢から一つだけ選んで入力するのでラジオボタンにしましょう。まず値一覧を作っておいて(**図5**)，見やすい色やフォントの大きさに注意してレイアウトを作ればできあがりです。さらに，作成日，作成時刻，修正日，修正時刻という名前のフィールドを作成し，オプションで「入力値の自動化」を選んでそれぞれ 作成日，作成時刻，修正日，修正時刻 にチェックを入れます。これでデータを作っ

図1　看護必要度調査票フィールド定義

テーブル: 看護必要度調査票　82 フィールド　表示順: カスタム順位

フィールド名	タイプ	オプション/コメント　(クリックして切り替え)
PJID	数字	索引設定済
日付	日付	索引設定済
時刻	時刻	索引設定済
記載者	テキスト	
病棟	テキスト	索引設定済
作成日	日付	作成日
作成時刻	時刻	作成時刻
修正日	日付	修正日
修正時刻	時刻	修正時刻
A_1	テキスト	
A_2	テキスト	
A_3	テキスト	
A_4	テキスト	
A_5	テキスト	
A_6	テキスト	
A_7	テキスト	
A_8	テキスト	
A_9	テキスト	索引設定済
A_合計	数字	索引設定済, 計算値自動入力 既存値を置き換え
B_1	テキスト	
B_2	テキスト	

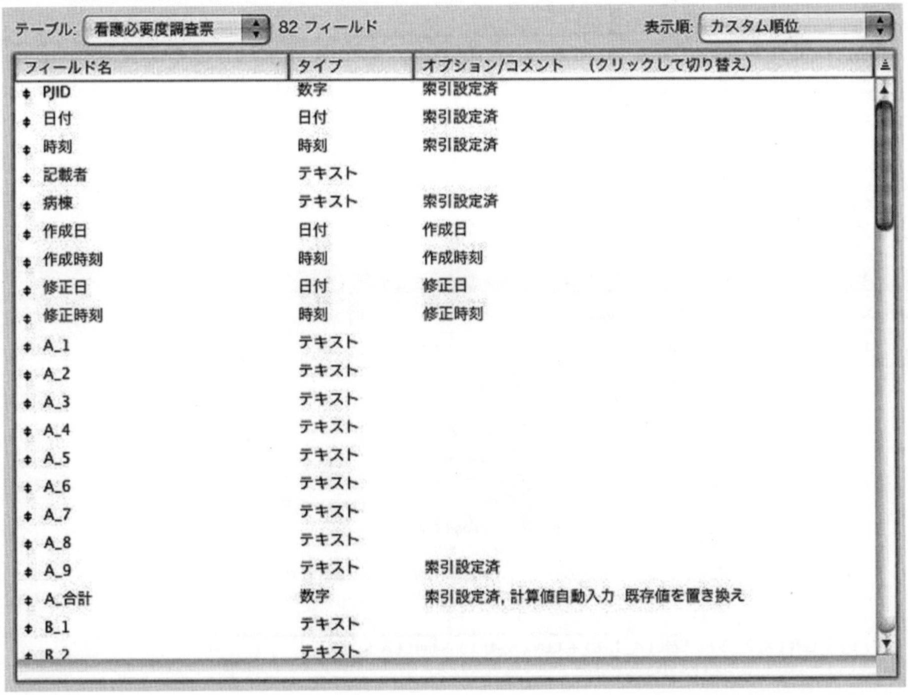

図2　一般病棟入力項目　　　図3　重症病棟入力項目

図4　テキストから数字の点数へ演算

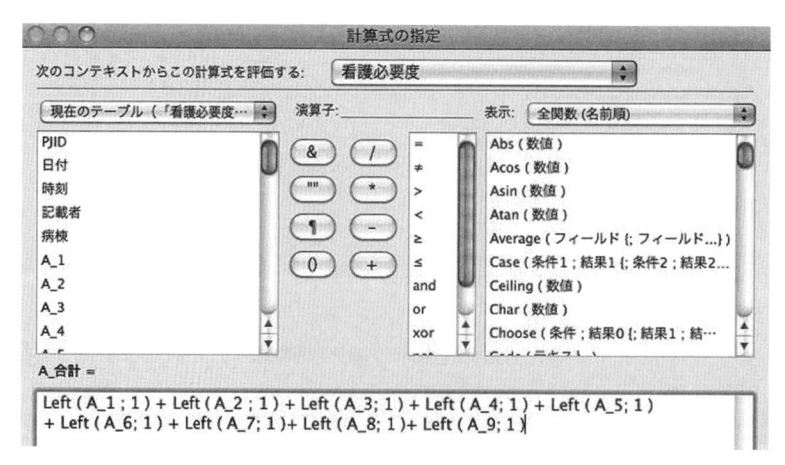

A_合計 =
Left (A_1 ; 1) + Left (A_2 ; 1) + Left (A_3 ; 1) + Left (A_4; 1) + Left (A_5; 1) + Left (A_6; 1) + Left (A_7; 1)+ Left (A_8; 1)+ Left (A_9; 1)

図5 値一覧

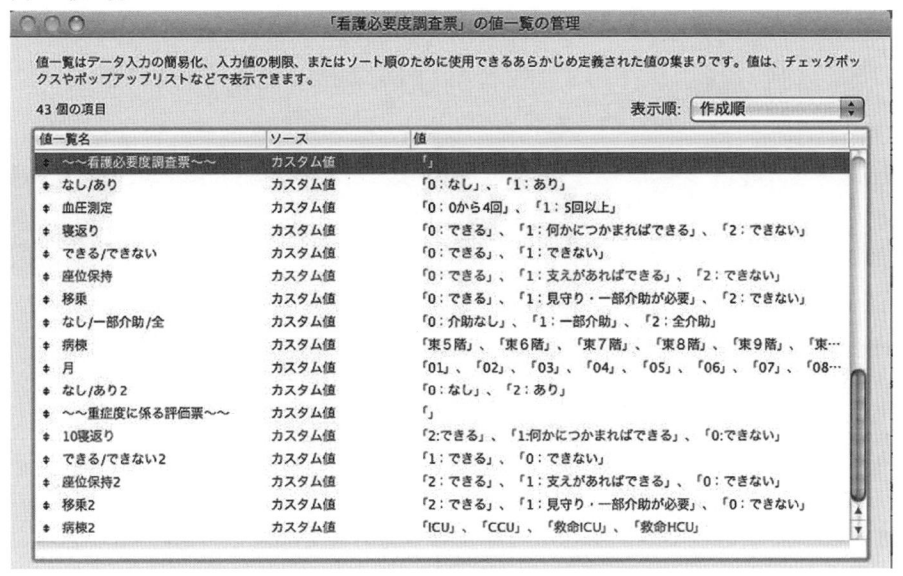

た日時，修正した日時がわかります。

2) リレーショナルフィールドを使う

　実際に使う看護師さんにヒアリングしたところ，入力する時には参考のために過去1週間分のデータを表示したい，さらに，患者さんの状態は前日と変わらないことが多いので，前日のデータを1クリックでコピーしてから，変化があった項目だけ変更したいという希望がありました。まず「データベースの管理」→「リレーションシップ」を開いて，自己リレーションを作ります(図6)。みたい日と，それ以前5日間の合計6日間表示することとします。リレーションの条件は，ID(PJID)が同じで，日付はみているレコード以前とします(図7)。次いで，図8のような1行だけのポータルフィールドを作って隣に配置します。ポータルの2番目の指定を図9に，左から3番目の列のポータルの指定を図10に示します。開始する行が右に行くほど一つずつ増えていますが，表示するのは1行だけです。出来上がりが図11のようになります。直近の情報に移動するためのボタンも作っておきましょう。

　次に入力開始画面を作ります(図12)。患者IDを入力するとこれまでの履歴を縦長のポータルフィールドに表示します。それぞれのポータル行には「関連レコードに移動」するボタン

図6　自己リレーション

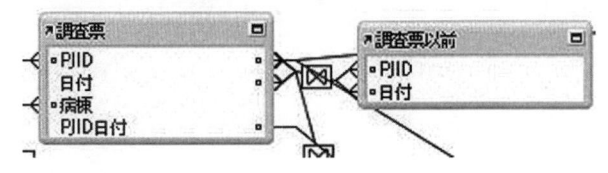

図7　自己リレーションの内容

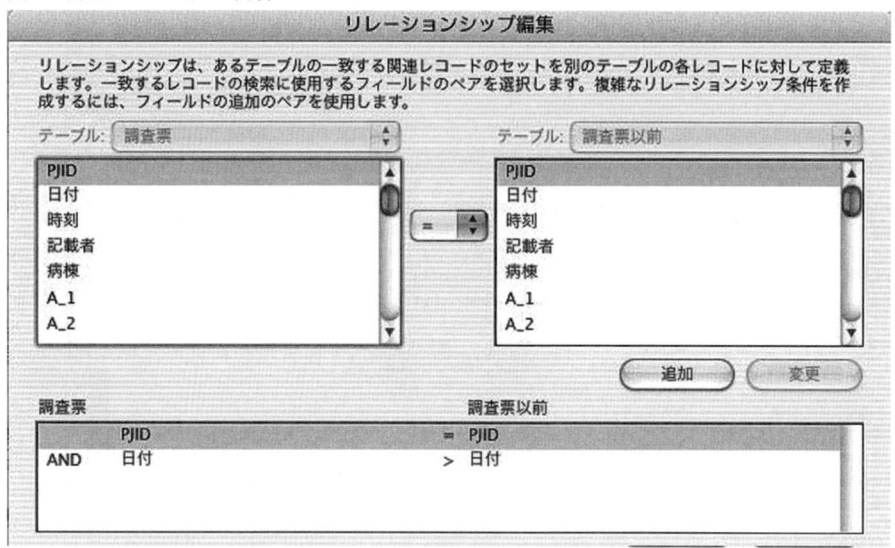

図8　過去記載参照用ポータル

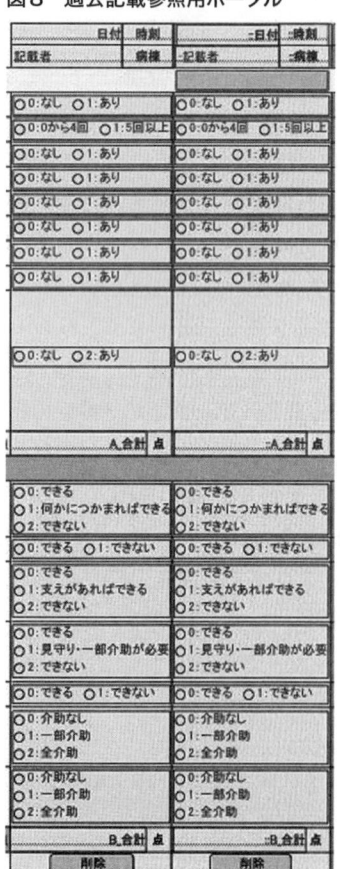

図9　最初のポータル設定

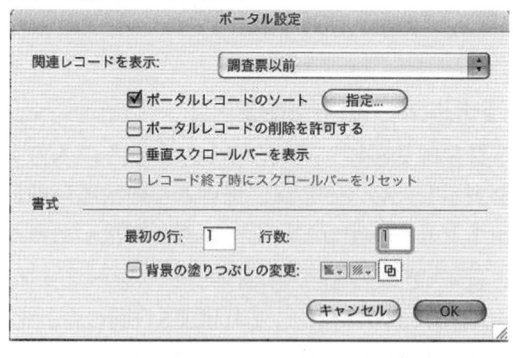

図10　隣のポータル設定

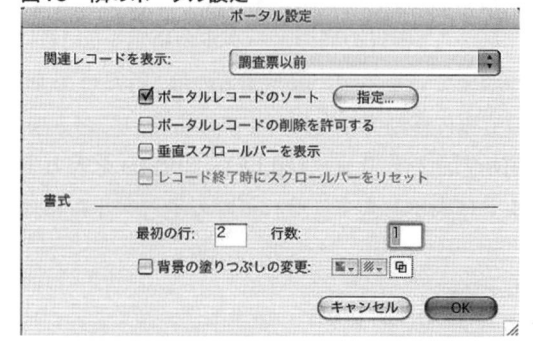

図11　過去の記載のポータル表示の完成図

図12　開始画面

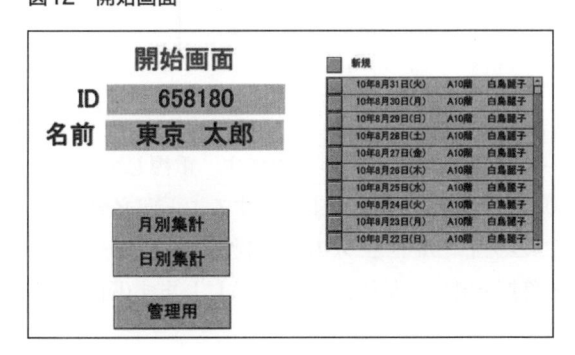

図13　前回コピーのスクリプト

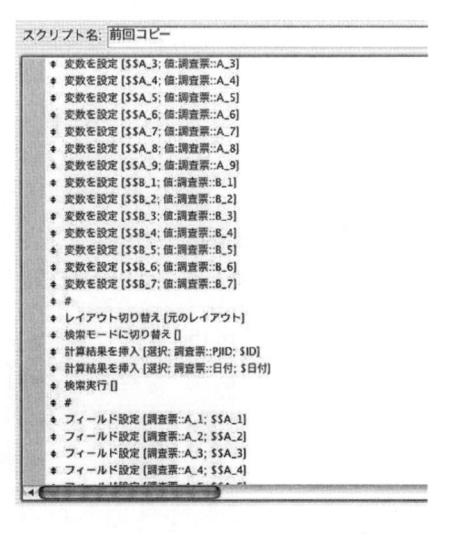

を作ります．当日のレコードがない場合には新規ボタンをクリックして新しいレコードを作り，閲覧用レイアウトに移動します．この状態では内容はまだ空です．看護師さんからリクエストがあった「前回をコピー」のボタンを作っておきましょう(図13)．

3) レコード間の移動

先ほど作成したポータル領域に，「オブジェクト情報」から「前回看護度ポータル」という名前を付けます．次に，「前回のレコードへ」という名前のスクリプトを作ります(図14)．このスクリプトでは，一つ前のレコードを表示しているポータルに移動してから，一番上のポータルに移動し，関連レコードに移動します．表示するポータルは一つだけなのですが，ポータルの先頭へ移動する命令を入れておかないと，FileMakerのバージョンによってはうまく動かないことがあります．同じように「次回のレコードへ」を作ります．次回のレコードを表示するポータルを作って同じように動作するようにします．次に，これらのスクリプトを実行するボタンを作ります．

図14 前回レコードへのスクリプト

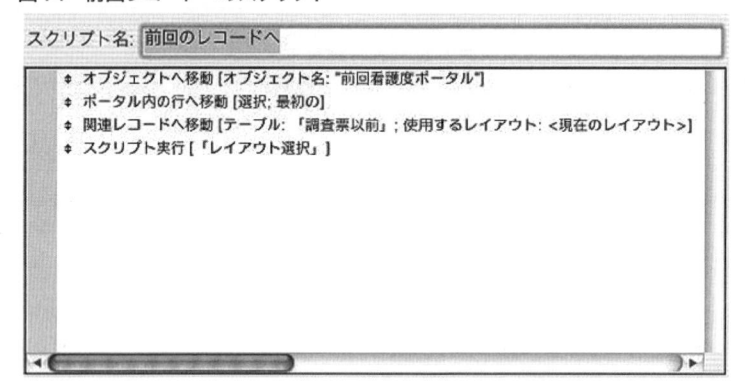

4) 重複チェック

一つの患者IDについて1日に一つのレコードがあるのが正しい状態です．重複して入力しようとした場合に，警告を出して二つ以上のレコードができないようにすることが必要です．IDと日付を繋いだ計算フィールドを作り，このフィールドを「入力値の制限」でユニークな値とすることで，重複したレコードを作成すると警告を出して入力できないようにします(図15)．

図15 重複入力の警告ウインドウ

5) 統計処理部分

複雑な集計はスクリプトで実行する方法と，計算フィールドに仕込んでしまう方法とがあります。計算フィールドを使うほうがスマートなのですが，リレーション先のデータを使用した計算フィールドはインデックスができないために，さらなるリレーションに使えなくなるという制限があるので工夫が必要です。この問題の解決法としては，計算フィールドではなくスクリプトで計算させるか，あるいは「入力値の自動化」とする方法があります。「入力値の自動化」では，計算する元になる値が変更されるアクションがないと入力が行われないことに注意が必要です。計算フィールドをレイアウト上にたくさん配置すると表示が遅くなってしまうことがありますが，同内容の計算量をスクリプトで行うよりはかなり早く結果が出ます。ユーザーが迷わないように，値を入力した段階で集計結果に反映されるのか，入力してからスクリプトを実行させる操作が必要なのかを明示しておくとよいでしょう。今回はほとんどの集計をリレーションを使った計算フィールドで行い，一部をスクリプトで行います。これらのスクリプトで行う部分は画面を切り替えるスクリプトのなかに入れておくことにします。

まず日付だけのテーブルを用意して，「カレンダー」という名前を付けます。次いで，日付，病棟，各種分類に当てはまる患者さんの人数のテーブルを用意します。こちらは「日別集計」と名前を付けておきます。

次に，日付だけのテーブルに，日別看護度のテーブルをリレーションさせ，ポータル表示します（図16）。

図16　カレンダーと日別集計のリレーション

さらに，病棟の名前と病棟の種類（一般か重症か）の二つのフィールドを持つテーブルを作り，病棟マスターと名前を付けておきます（図17）。自身の病院の病棟マスターを作っておけば，このマスターに従って病棟を選ぶプルダウンメニューが表示されるようになります。集計を行う場合にも病棟データを展開するための元になるテーブルでもあります。

日別看護度を作成するスクリプトをつくります。カレンダーの日付で，かつ病棟マスターの病棟名のデータがあるかどうか検索し，なければ新しく作ります（図18）。

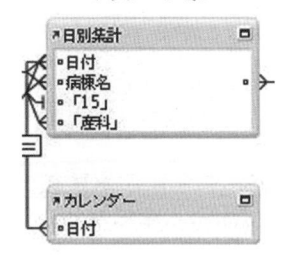

図17　病棟マスター

次に，病棟ごとに，総数，Aが2点以上，Bが3点以上，Aが2点以上かつBが3点以上の人数を「看護必要度調査票」のテーブルから検索し，人数を計算フィールドで計算します。ここでは「Sum( )」という関数を使います。リレーションで該当する条件でつないでおくと（図19），この関数で該当するレコードの数を数えることができます（図20）。さらにパーセンテージを計算します。重症病棟ではAが3点以上，Bが3点以上と，Aが3点以上またはBが3点以上を計算します。

図18 日別集計作成スクリプト

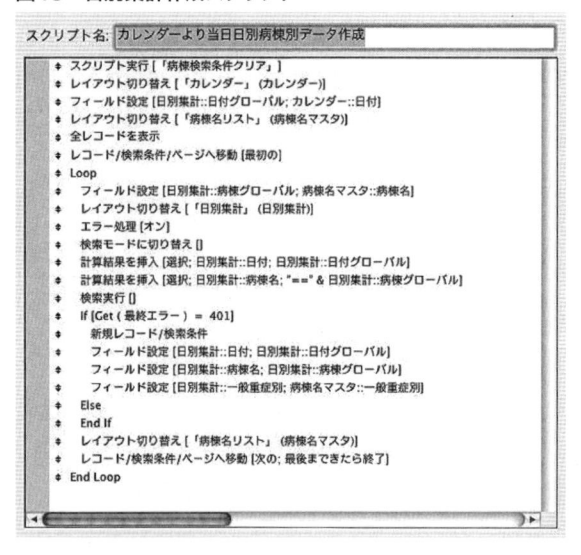

```
スクリプト名: カレンダーより当日日別病棟別データ作成
  スクリプト実行 [「病棟検索条件クリア」]
  レイアウト切り替え [「カレンダー」(カレンダー)]
  フィールド設定 [日別集計::日付グローバル; カレンダー::日付]
  レイアウト切り替え [「病棟名リスト」(病棟名マスタ)]
  全レコードを表示
  レコード/検索条件/ページへ移動 [最初の]
  Loop
    フィールド設定 [日別集計::病棟グローバル; 病棟名マスタ::病棟名]
    レイアウト切り替え [「日別集計」(日別集計)]
    エラー処理 [オン]
    検索モードに切り替え []
    計算結果を挿入 [選択; 日別集計::日付; 日別集計::日付グローバル]
    計算結果を挿入 [選択; 日別集計::病棟名; "==" & 日別集計::病棟グローバル]
    検索実行 []
    If [Get ( 最終エラー ) = 401]
      新規レコード/検索条件
      フィールド設定 [日別集計::日付; 日別集計::日付グローバル]
      フィールド設定 [日別集計::病棟名; 日別集計::病棟グローバル]
      フィールド設定 [日別集計::一般重症別; 病棟名マスタ::一般重症別]
    Else
    End If
    レイアウト切り替え [「病棟名リスト」(病棟名マスタ)]
    レコード/検索条件/ページへ移動 [次の; 最後までたら終了]
  End Loop
```

図19 人数計算用リレーション

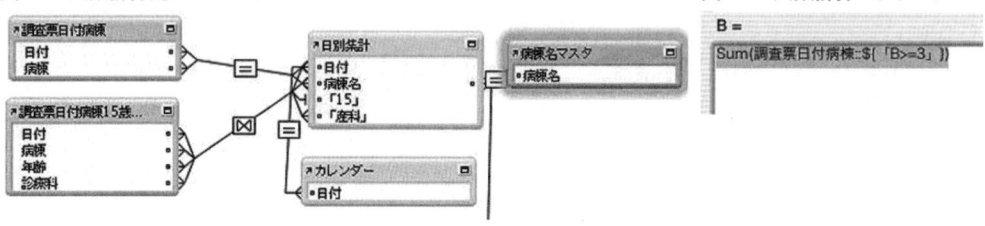

図20 人数計算スクリプト

```
B =
Sum(調査票日付病棟::$(「B>=3」))
```

日別看護度は病棟別のデータとしているので，病院全体の総数は「カレンダー」のほうにフィールドを作ります。今度は計算フィールドではなくてスクリプトで計算させてみましょう。「日別集計転送」というスクリプトで，一般病棟を検索して「カレンダー」へ転送し，次いで重症病棟を検索して同じことを行います。

師長さんから個別のデータが正しいかどうかチェックしたいというリクエストがありました。調査票の一覧リストを作って，該当する条件で検索できるようにしましょう。「カレンダー」に表示されているポータルフィールドの上に，該当する病棟や条件で検索する透明ボタンを作ります。数字をコピーできるように数字を表示するエリアの左半分ぐらいにボタンを配置しましょう(図21，図22)。

今度は月ごとの統計を取ってみましょう。日付だけのテーブルと同じように，年と月だけのテーブルを用意して「月別カレンダー」と名前を付けます。先ほどと同じように「月別集計」というテーブルを作って，「年」と「月」でリレーションを作ります(図23)。計算のやり方は1日ごとの計算と同じです(図24)。必要があれば年ごとの計算も作ってください。

同じようなやり方で曜日別の集計も作ることができます。工夫して作ってみてください。

図21 カレンダーより看護度評価票リストへいくボタン

図22 カレンダーより看護度評価票リストを表示するスクリプト

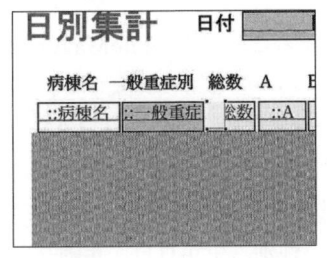

図23 月別カレンダー月別集計のリレーション

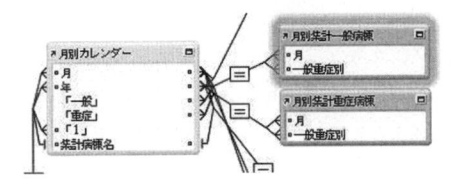

図24 月別カレンダーの計算フィールドによる集計

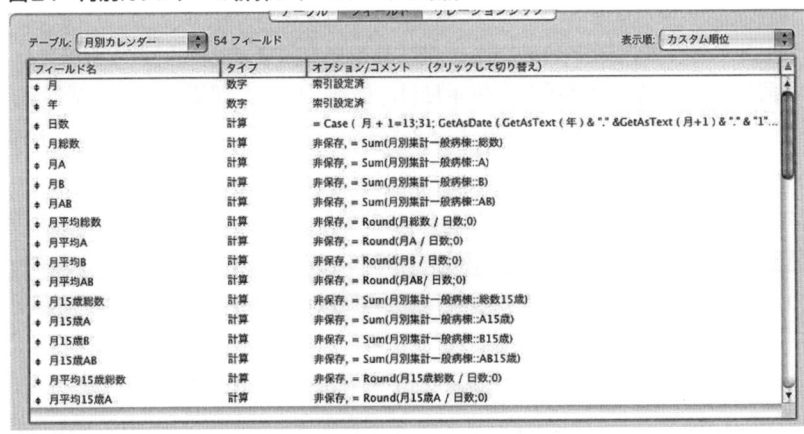

3 ネットワーク上で運用する

　最初に述べたように，看護必要度調査票に患者ID，氏名，生年月日，性別などのフィールドを作って運用するのが最もシンプルな使い方です。ただこの方法には3点の問題があります。1番目はデータをUSBなどで運搬するときに紛失する可能性があるという点です。媒体の紛失や入力に使っているパソコンが盗難にあったりすると個人情報が流出することになります。2番目は自分の病棟のデータはみられても，マージされた病院全体のデータは看護部長室でしかみることができません。自分たちが苦労して入力したデータがどういう意味があるのかがわからずに入力するという行為は，日常業務中ではどうしても重要度が低いように思えてしまいます。3番目は患者さんのID番号と患者名，年齢，性別などを毎回入れ直す必要があ

ること，その際に入れ間違う可能性があることです．IDと名前を両方とも入れ間違うと，まず誰のデータかがわからなくなってしまいます．

　1番目と2番目の問題を解決する方法はネットワーク上で運用することです．FileMaker単体だけでも，ネットワーク上で「ファイル共有」機能を使ってサーバーとして使えますが，より安定した方法として，FileMaker Serverを専用のパソコンで動かして，サーバーにLANで接続された別の端末でデータを入力します．

　3番目の問題については，病院内のデータを扱う場合，まず患者さんのID番号を入力して，この時点で患者基本情報データベースに問い合わせて，患者名，性別，生年月日，年齢などを自動的に表示するようにすれば，入力の間違いや同姓同名で取り違えるようなトラブルをほぼなくすことができます．

　ということで，ここから先はFileMaker Serverに基幹システムから患者基本情報を転送し，LANで接続された各病棟の端末からFileMaker Server上の看護必要度調査票に入力する仕組みについて説明します．

1) 患者基本情報データベースの基本構造

　患者基本情報のデータベースは，医事会計が電子化されていればどこの病院にも存在します．一般的にはID番号，かな氏名，漢字氏名，生年月日，性別，住所，郵便番号，電話番号，作成日，更新日などからできています．基幹システムとの接続は，この病院情報システムのデータをFileMakerのデータベースに取り込むところからはじまります．おおよそのデータベースの大きさとしては，外来患者数が一日1000人から1500人ぐらいで，入院病床数が700床規模の病院で40万件前後となります．患者基本情報はデータベースの構造がシンプルでフィールド数も少ないため，この程度のデータ件数であればFileMakerで十分コントロールできる大きさのデータベースです．

　患者基本情報では，患者IDが唯一のデータであることを判別する値として使用できます．このように，データ一つに対して一つしかないフィールドの値を，「一意キー」あるいは「主キー」と呼びます．FileMakerでは内部で自動的に生成されるレコード番号が真の一意キーですが，これとは別のフィールドに一定のルールで生成した値を入れておいたほうが後で便利になります．

　データベースを作るときにはフィールドの属性をテキストにするか，数字にするか，日付にするかに注意します．テキストと数字という，属性が異なるデータで比較を行っても，中身が数字であればおおむね動いてしまうのでかえって注意が必要です．テキスト同士の比較では空白やハイフンが入っていると同じ値とは認識されません．このようなフィールド間でリレーションを組んだときにうまくいかずに悩む原因となります．さらに，取り込み元データベースの属性になるべく一致させるように配慮する必要があります．データの取り込みはテキストで行って，リレーション用にはその値をもとに計算した値，たとえばテキストを数字に変換したり，テキストでも全角に直したりスペースを取り除いたりした結果を用いたほうがよい場合もあります．リレーションを用いた計算フィールドのようにインデックスが生

成されないフィールドには，さらにリレーションを組むことができないことにも注意して工夫する必要があります。

2) テンポラリーファイルを作成して逐次取り込みを行う

　基幹システムからFileMakerへデータを渡すためには，ベンダーに依頼してCSVなどの汎用フォーマットで，サーバーの特定の場所に逐次データを書き出してもらう仕組みを作るという方法があります。データは数件から数百件の固まりとして送られますが，データを送る時間の間隔とデータの大きさの設定について検討しておかなければなりません。FileMaker Serverで大きなファイルの取り込みを連続して行うと問題が起こることがあります。

　CSVファイルを一旦どこかに置いてから取り込む方法であれば，FileMaker側の取り込み間隔は基幹系の書き出しと同期する必要はありません。通常基幹システムのサーバーでは書き出しのタイムラグは数分以内にすることが可能です。

　FileMaker Serverで運用するファイルが増えてくると，「患者基本情報」は独立したファイルとしておいたほうがなにかと便利ですが，今回はとりあえず「看護必要度調査票のテーブルの一つとして作ってみましょう。ここでは仮に基幹システムから，患者基本情報の変更や新しく付け加えられた情報を，刻々と特定の端末あるいはサーバーの特定のフォルダに置いてもらう運用とします。FileMakerの「患者基本情報」からは，一定の間隔でCSVファイルを取り込むこととします。最新のFileMakerでは一定時間ごとに繰り返しスクリプトを実行する機能が実装されましたが，ほかの方法としてはMac OS XであればAppleScriptかシェルスクリプト単独あるいはcronと呼ばれる定時実行機能との組み合わせ，WindowsであればVisual Basicで簡単なプログラムを書くことになります。図25にCSVファイルを取り込むスクリプトを示します。取り込んだデータは置いてあったフォルダから消すようにします。わたしたちが使っている仕組みではFTPサーバー上のフォルダにデータを置いてもらっているので，FTPで端末に転送してからFileMakerで取り込みを行い，取り込みが終わったファイルはFTPでサーバーから削除する操作を行っています。

　データの転送の仕組みが動くようであれば，あとは看護必要度調査票のPJIDと患者IDでリレーションを設定すればできあがりです。

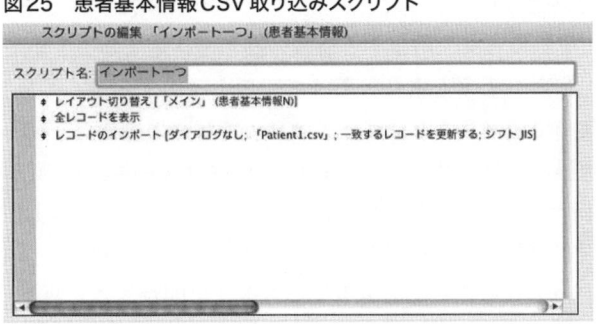

図25　患者基本情報CSV取り込みスクリプト

```
スクリプトの編集　「インポート一つ」（患者基本情報）

スクリプト名: インポート一つ

◆ レイアウト切り替え [「メイン」(患者基本情報N)]
◆ 全レコードを表示
◆ レコードのインポート [ダイアログなし；「Patient1.csv」；一致するレコードを更新する；シフトJIS]
```

3) FileMaker Pro 8のCSVインポートのエラー

「インポート」に関してFileMaker Pro 8でバグがあり，特定の文字を取り込むとFileMakerが落ちることがあります。これは一般にはあまり知られておらず，バグ情報としての公開は行われませんでしたが，わたしたちはこのバグを発見して，問題となる文字をプログラムで抽出してリストを作り，これらの文字を扱わなくてすむような工夫を行いました。さらにFileMaker Pro 8.5では，大きなCSVファイルを取り込むと途中で文字化けする，取り込みが停止するというバグがありました。こちらの情報はファイルメーカー社から公開されているのでご存知の方も多いと思います。ともにFileMaker Pro 9以降では修正されているようです。

ファイルメーカー社は主なバグ情報はホームページに公開していますが，あまり頻繁に使わない特定の操作で起るような「マイナーな」バグは掲載していないこともあります。ネット上で検索すると，さらに多くのバグに関する情報が出てきますが，ネット検索でもまったく引っかかってこないバグもいくつか経験しました。思い切ってサポートセンターに電話してみるのも良い方法です。サポートセンターに直接電話をするとさらに詳しい情報を教えてもらえますし，場合によっては実機で検証してから後で結果を教えてくれることもあります。ほとんどのバグはマイナーアップデートの時に直ってゆくケースが多いようです。

プログラムをつくって検証する時にどうしてもうまくいかない時は，バグの存在を考えて上手に迂回することも大切なことです。

4) 他の転送方法

1. ODBC

電子カルテの入力や薬や検査のオーダーを行う「本系」とか「業務系」と呼ばれるシステムとは別に，「参照系」と呼ばれるサーバーを立てて，主な情報はこちらに転送しておくような仕組みを導入している病院も多いかと思います。このような参照系のデータベースサーバーがORACLEやMySQLなどで構成されている場合は，直接FileMakerにデータを取り込むことができます。「レコードのインポート」のスクリプトで取り込み用のSQLクエリーと呼ばれるプログラムを書いて取り込むのが最も普通の方法です（図26）。これを行うためには参照系サーバーのデータベースの設計書を入手して構造を知っていることが必要です。参照系サーバーを導入している病院では，病院情報システムのほぼすべてのオーダー情報はインデックス情報と個別情報に分けて格納されていることが多いのですが，SQLクエリーのなかで個別情報のコードを指定することによって，取得する情報の種類を指定することができます（図27）。

ただ，データはきれいなひとまとまりとなっているとはかぎらず，インデックス情報をもとに個別情報を寄せ集めて並べることによってはじめて意味のあるデータとなることも多く，望むデータが簡単には得られない場合もあります。われわれの病院の参照系では，「ICノート」と呼ばれるデータは1行ごとに一つのレコードとして格納されていますし，DPC情報も同様に「入院日」とか「診断群分類」とかの項目が一つのフィールドではなく一つのレコードとして格納されています。このようなデータを実用になるように閲覧するためには，インデックス情報を元に個別情報をリレーションさせてポータル領域で繋いでみせるか，新しいレコード

図26　SQL取り込みの実例

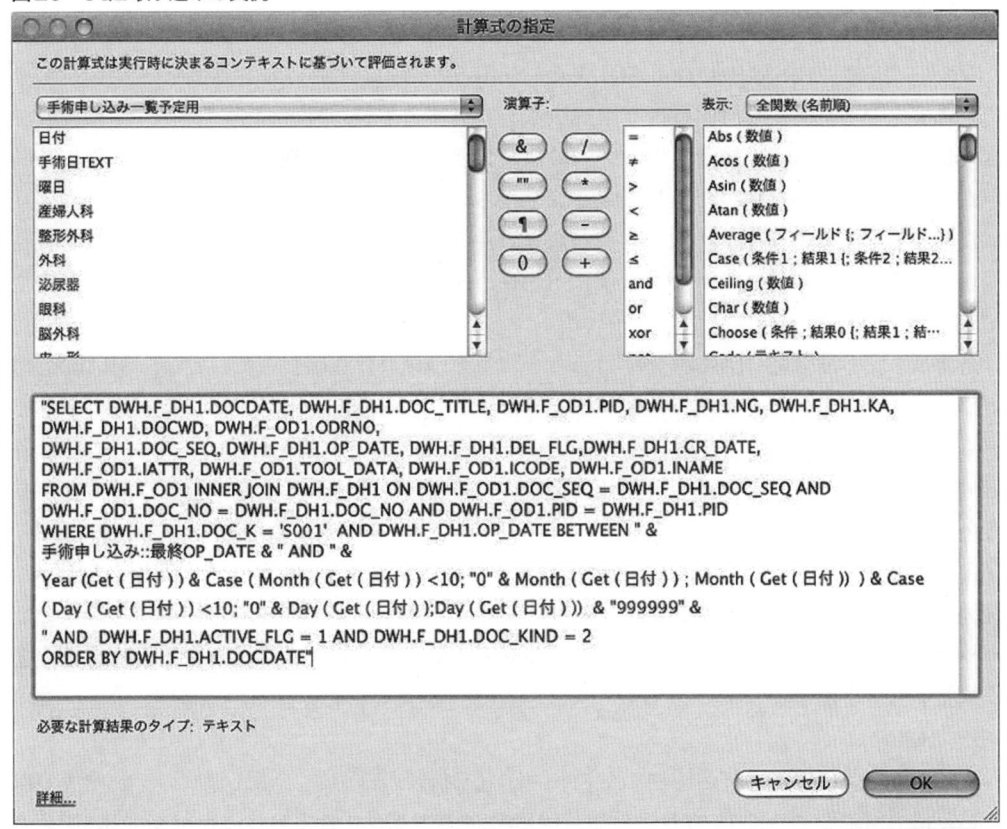

```
"SELECT DWH.F_DH1.DOCDATE, DWH.F_DH1.DOC_TITLE, DWH.F_OD1.PID, DWH.F_DH1.NG, DWH.F_DH1.KA,
DWH.F_DH1.DOCWD, DWH.F_OD1.ODRNO,
DWH.F_DH1.DOC_SEQ, DWH.F_DH1.OP_DATE, DWH.F_DH1.DEL_FLG,DWH.F_DH1.CR_DATE,
DWH.F_OD1.IATTR, DWH.F_OD1.TOOL_DATA, DWH.F_OD1.ICODE, DWH.F_OD1.INAME
FROM DWH.F_OD1 INNER JOIN DWH.F_DH1 ON DWH.F_OD1.DOC_SEQ = DWH.F_DH1.DOC_SEQ AND
DWH.F_OD1.DOC_NO = DWH.F_DH1.DOC_NO AND DWH.F_OD1.PID = DWH.F_DH1.PID
WHERE DWH.F_DH1.DOC_K = 'S001'  AND DWH.F_DH1.OP_DATE BETWEEN " &
手術申し込み::最終OP_DATE & " AND " &
Year ( Get ( 日付 ) ) & Case ( Month ( Get ( 日付 ) ) <10; "0" & Month ( Get ( 日付 ) ); Month ( Get ( 日付 ) ) ) & Case
( Day ( Get ( 日付 ) ) <10; "0" & Day ( Get ( 日付 ) );Day ( Get ( 日付 ) ) ) & "999999" &
" AND  DWH.F_DH1.ACTIVE_FLG = 1 AND DWH.F_DH1.DOC_KIND = 2
ORDER BY DWH.F_DH1.DOCDATE"
```

図27　情報の種類一覧

DOC.K	DOCNAME
0001	イメージ
9000	問診票
9001	看護
9002	泌尿器
9003	画像
9004	薬剤
9005	眼
9006	歯
9007	その他文書
A001	指導料
A002	診察済記録オーダ
A003	医事基本料
ALL	科別
B001	病名
B002	プロブレム
B010	DPC
C001	入院
C002	退院
C004	転科
C006	転棟
C007	転室・転床
C008	外泊・外出
C009	帰院
C010	入院申込
C016	担当変更
C019	退院許可
C025	転棟申込
C030	入院診療計画書
C031	入院診療計画書
C040	退院診療計画書
C041	退院診療計画書
C050	リストバンド確認

として合成する必要があります。DPC情報は基幹系で入力しているときにはユーザーにとっては一つのレコードとしか思えず，患者さんの入院中に何度も追加入力や修正が必要となるのですが，その度に変更していない項目も版が新しくなり，40個前後の新しいレコードが生成されます。閲覧するときに必要なのはユーザーが入力した時のイメージに合成された一番新しいレコードの集まりだけですが，このような形で再構成するのはベンダーが用意した普通のDWH参照系と呼ばれている仕組みでは無理で，FileMakerのように自由に複雑な処理ができるツールが必要です。あるいはベンダーに依頼して専用の参照ツールを作ってもらうことになりますが，そのためにはかなりの費用と開発期間が発生します。

　ODBCで直接外部データベースに接続する以外に，端末からサーバーに命令を送り，まずCSVやXMLファイルを生成させておいてから取り込むこともできますが，ベンダーの技術者がこ

こまで病院側のスタッフに許可することはまれで，どうしても必要な場合は参照系サーバーを取り扱っているベンダーの担当者とよく打ち合わせを行う必要があります。

「ライブ接続」（ESS; External SQL Data Source）と呼ばれている，外部データベースをFileMakerのテーブルと同様に扱う接続法もあります。手軽に外部のデータベースに接続できる優れた機能ですが，検索結果のデータ数が大きくなる場合は検索終了までに非常に時間がかかるため，ESSを用いたリレーションを作る時ははじめから絞り込んだ検索を行うように注意する必要があります。検索対象が数百万件を超えるような大きなデータベースを扱う場合は，端末から一般ユーザーが直接ESSを使うような仕組みにするのは避けたほうが安全でしょう。

外部データベースにODBC接続を行うときに気をつけなければならないのは，ORACLEのドライバできちんと動くものが少ないということです。FileMaker Pro 4の頃は純正のドライバも出ていましたが，うまく動きませんでした。MacOS XではActual社のドライバならば間違いなく動きますが，この場合，他社の特定のプラグインを入れると動かなくなることがあるので注意が必要です。360works社は優れたプラグインをいくつも出している会社ですが，一部の製品とActual社のORACLEドライバと一緒に使うとドライバがうまく動作しなかった経験があります。このようなトラブルを避けるには，ORACLEドライバを使用する端末ではバッティングするプラグインをインストールせずに済むように，システム全体の構成をうまく調整することが必要です。

2. XML

FileMakerはCSVやタブ区切りテキスト，ODBC接続のほかに，XML形式のファイルの取り込みにも対応しています。カルテの記載はXML形式で保存されていることが多く，XMLデータのインポートができると電子カルテの記載情報を取得できるようになるため，解析できるデータの種類や量が非常に増えます。電子カルテの記載の解析は少数の抽出したデータで行った報告がほとんどで，何十万，何百万件の解析や，すべてのカルテを対象とする自動解析によってユーザーに警告を発するなどの，自動的にアクションを起こすような仕組みの開発はこれまであまり行われていません。XMLデータを読みやすい形にするためには，パーシングと呼ばれる，タグ情報を解析して所定のフィールドに収める変換を行わなければなりません。高速にパーシングを行ってデータを蓄積するとか，リアルタイムに近い速度で解析できると診療内容に立ち入った高度な分析が可能になるため，病院情報システムでできる範囲が広がる可能性があります。

FileMakerのXML取り込みは比較的速いのですが，参照系サーバーのRDBの一つのフィールドの中身がXML構造だったり，パーシングしてもさらにフィールドの中身が二重にXML構造になっていたりすることがあります。このような場合は通常の方法でパーシングするのは難しく，テキスト処理用の言語に渡してテキスト演算するなどいろいろ工夫をしなければなりません。これらはエンド・ユーザが簡単に使うにはやや敷居が高く，まずパーシングする際のスタイルシートと呼ばれる情報（XSLT）を理解するのが壁となるようです。

3. ソケット通信

わたしたちはいくつかの理由でこの方法は行っておらず，詳しい仕組みは他の機会にゆずります。

5）重複削除

データを取り込む上で，既に存在する主キーを持つデータが流れてくることがあります。これは更新された新しいデータで，古いデータと置き換わるべきデータです。このような重複するデータは同時に二つ存在してはならないため，FileMakerでインポートを行う場合には「一致するデータを上書き」という機能があります。この機能を使うときは取り込みを行うファイルの重複するデータがアクティブな状態であることが必要で，通常は「全データを表示」にしてからインポートを行います。ただ，データが大量となると，この機能を用いて取り込みを行うと基幹システムのデータの更新速度に追いつかないことがあります。

たとえば検査結果のデータは，はじめは結果が出ていないブランクの状態で送られてきて何度も書き換えが行われるので，取り込み速度が遅いとデータの更新についていけない場合があります。取り込み速度を上げるためのテクニックとして，すべてのデータで「新規取り込み」を行った後で重複するデータを検索し，古いものから削除していく方法があります。この方法では同じ主キーを持つデータが同時に存在してしまいます。同時に同じ主キーを有するレコードが二つ以上存在すると，もはや正しい意味では主キーとは呼べません。ユーザーにとっても混乱する元となるので，重複するデータが存在する時間はなるべく短くする必要があります。さらにこのような操作を行う場合に注意すべき点として，大量のデータの取り込みと削除はFileMaker Serverにかぎらず一般にデータベースに非常に大きな負荷をかけますが，FileMaker Serverでは一時ファイルが破損してデータベース自体が落ちてしまうことがあります。

重複削除を高速に行うテクニックとして，(いわゆる)主キーで自己リレーションによってポータル表示させ，古いものから順に削除するような方法(図28，図29)，さらに大量の削除を避ける方法として，削除フラグを書き込んで削除は行わないという方法があります。この方法は共著者の山本康仁先生に教えていただいたのですが，高速に実行できること，主キーが二つ存在するという，あってはならない状態の時間を短くできること，システムに対して負荷をかけないことなど利点が多く，非常に優れた方法です。

重複削除については国外のサイトにたくさん情報があります。興味のある方は「Removing duplicate records from FileMaker」で検索してみると面白いと思います。

図28　重複削除スクリプト

```
# Loop
#   ポータル内の行へ移動 [選択; 最後の]
#   Exit Loop If [Get ( ポータル行番号 ) = 1]
#   フィールドへ移動 []
#   ポータル内の行へ移動 [選択; 最初の]
#   ポータル内の行を削除 [ダイアログなし]
#   フィールドへ移動 []
# End Loop
#   フィールドへ移動 []
```

図29　重複削除用ポータルフィールド

患者ID	患者氏名	DWH更新日	DWH更新時間	FM取り込み時間
363419	大阪 花子	2010/09/12	10:54:48	2010/09/12 10:56:15
363419	大阪 花子	2010/09/12	22:46:25	2010/09/12 22:47:54

● サーバーサイドスクリプトによる取り込み

データの取り込みや削除はサーバーサイドスクリプトで行うことができます。サーバーサイドスクリプト

には制限があり，取り込みはサーバーのローカルに落とせるファイルのみ。サーバーの「Data」フォルダの中の「Documents」フォルダあるいは「Databases」フォルダにあるCSV，XML等の形式しかインポートできず，「.fp7」形式は取りこめませんし，FileMaker Server上で動いているファイルは取り込めません。端末上で取り込みを行う場合と比べて数倍高速にいきますが，やはりサーバーに余分の負荷をかける事になるので，大きなファイルをホストしているサーバーで使うかどうかは微妙なところです。

4 セキュリティーのかけ方

　病院情報システムを運用する上で，第三者にデータをみられないようにするのは非常に重要なことです。一方，病院の職員の間で，データをみることができる範囲を制限するかどうか，どのような制限にするかは頭を悩ます問題です。便利さだけを考えるなら，職員全員がすべてのデータを閲覧できるのがよいのですが，まったく関係ない他人のデータを他意なく扱えても，同僚や有名人となるとなかなかそういう訳にいきません。このような閲覧権限設定のポリシーについてはここでは深く触れることはせずに，技術的な問題の考え方について述べる事にします。

　ここで必要なことは，データを閲覧するためには認証の仕組みがあること，必要な情報しか見えないような仕組みがあること，閲覧した記録が残ることです。

1) 認証の仕組み —パスワードとユーザーID

　第一の方法として，FileMakerのシステムには病院情報システムの認証をまず行ってからしか入れないようにすることにより，病院情報システムのログインの仕組みで認証を行う方法があります。

　第二の方法として，FileMakerに付属しているユーザーIDとパスワードを用いた認証の仕組みを使う方法があります。FileMaker Serverに詳細なログが残るのですが，ユーザー数が増えると管理が結構面倒になります。

　第三の方法として，FileMakerでユーザーIDとパスワードを管理する仕組みを作ってしまうという方法があります。破られないような仕組みを十分注意して作る必要があります。

2) 最小限の情報を提示 —ファイルごとのセキュリティー

　一般のユーザーがすべての情報を閲覧できるというのは好ましくありません。看護必要度調査票を見たいのであれば，すべての患者基本情報を見る必要はありません。FileMakerはパスワードごとにできることの内容に制限をかけることができます(図30)。看護必要度の入力がしたいのであれば，ファイルのレイアウトやスクリプトを操作できる必要はありません。一般ユーザーの権限では患者基本情報のファイルでも，すべてのレイアウトを閲覧できなくします(図31)。さらに，誤って消してしまうのを防ぐために，病棟マスターも書き換えられ

図30　アカウントとアクセス権

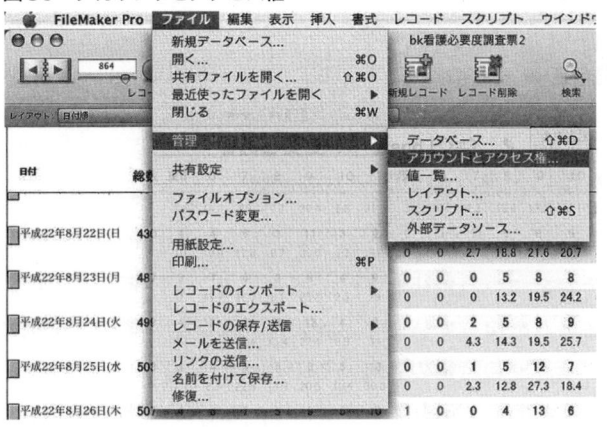

図31　一般ユーザーのアクセス権設定

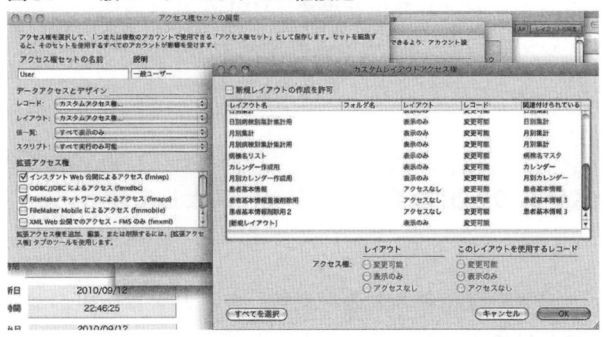

ないように設定します。

　一般ユーザーにとって使用法を迷うような表示は極力少なくすることが必要です。スクリプトをプルダウンメニューからみえなくして，画面上のボタンをクリックするだけにするとか，一般ユーザーの権限ではスクリプトの編集やレイアウトの変更をできなくする，演算用のレイアウトを非表示にする等の配慮が必要です。

　FileMaker Serverの機能として，サーバーのリストや，公開されているDBを一覧では表示しない設定ができるようになっています。ユーザー権限でアクセスできなくても表示されているとハッキングのおそれがあるので,非表示にするのも安全に運用する上では有効でしょう。

3) 閲覧した記録を残す

　FileMaker Server側にはユーザーIDごとに閲覧の記録が残っていますので，これだけでも十分といえますが，解析するためには特別な操作やツールが必要です。FileMakerで認証の仕組みを作って，ファイルを開いたり閉じたりするたびに記録を残す仕組みはわりと簡単に実現できます。フィールドごとに書き換えた記録を残すことも不可能ではないですが，かなり特殊な仕組みを追加することになります。

応用編

5　URL参照を用いた種々のシステムの起動

　病院情報システムを一つの会社がすべて納入することは難しく，中心となるベンダー以外の会社が部門システムを作っています．放射線画像参照システムを例にとるならば，たいていの製品はWebブラウザの特定のURLを呼び出すと専用ソフトウエアが起動し，画像を呼び出す仕組みとなっています．Webブラウザには，患者IDあるいはそれに日付を付加して計算した値を渡すだけで，該当患者あるいは該当患者の該当検査の情報を，基幹システムを介することなくFileMakerから直接呼び出せます．URLの計算方法がわかって端末に閲覧用の専用ソフトウエアがインストールされていれば，病院情報システムから呼び出してもFileMakerから呼び出しても同じように閲覧することができます．

6　病院情報システムの入出力インターフェースとして使う

　病院情報システムの入力はテキストの平文として入力する仕組みがほとんどですが，やはりいくつかの項目に分けて入力したい，入力したのと同じ画面で見たい，項目ごとに時間軸に沿って表示させて過去の情報と比べたいと行ったニーズがあります．FileMakerではレイアウト構成の自由度が高く，ポータルフィールドなどを組み合わせるとこのような要求に応えられますが，一般の病院情報システムではこのような自由な構成は不可能といってよいと思います．このような場合に，FileMakerで入力，あるいは閲覧できたらずいぶん便利になるのにと考える人は多いと思います．
　FileMakerを用いて病院情報システムの入力，閲覧を行うというのはすでにいくつかの病院で実現しており，ここではその具体的な方法を解説します．

1）FileMaker Serverを基幹システムと並行して動かす
　FileMakerをサーバー，クライアントの仕組みで運用し，入力が終了したところで基幹システムにデータを渡します．データはCSVなどで基幹系にデータとして渡す場合と，PDFなどで貼付ける場合があります．このような構造をとった場合の利点は，FileMaker Server上のデータを表示するのが非常に速いこと，システムの構成が単純であることがあります．一方，克服すべき点としては次のような点が考えられます．まず，FileMaker Server上のデータと基幹システム上のデータとが，必ずしも同一でない可能性があるので，FileMaker側は入力ツー

ルという位置付けとなりますが，実際に使用する場合はほぼ同期したデータを持つことになります。ユーザーがこのことを十分理解して入力ツールとして使えば問題ないのですが，FileMaker Server の内容と電子カルテの内容とがまったく同じと考えていると混乱が生じます。さらに，FileMaker Server の安定性を基幹システム並みにできるのか，FileMaker 側で書き換えた履歴をどこまで残すべきか，FileMaker Server の同時接続クライアント数の制限が，病院の業務をカバーできるかというような問題があります。この仕組みはいくつかの病院で導入されていますが，それぞれシステムの構成や運用に工夫を行ってこれらの問題点を克服しています。

2) 基幹システムから端末上でデータをFileMakerに渡して展開，入力が終わると基幹システムを通して終了する

　電子カルテの起動と同時に，端末上の FileMaker クライアントに独立したデータベースとしてそれまでのデータをすべて読み込みます(図32)。利点は基幹システムとのデータの同期が完全に保証されること，FileMaker Server を使わないため，クライアント数制限を考えなくてよいこと，履歴やデータの安全性など電子カルテの満たすべき要件を基幹システム側に担保させればよいことです。問題点はデータ転送のためにどうしても時間がかかってしまうこと，さらに実現するために基幹システム側でデータの受け渡しのために追加のプログラムが必要な事です。この仕組みについては大阪医療センターのシステムの章で詳しく書きました。

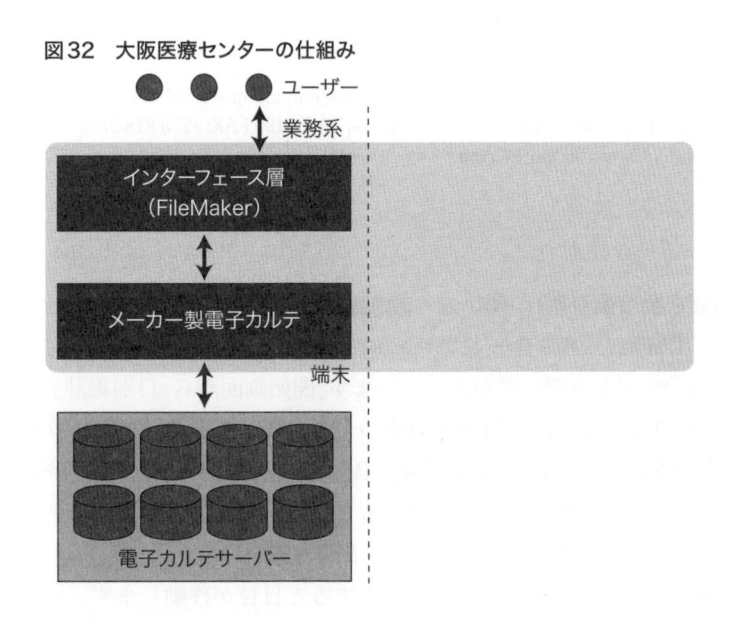

図32　大阪医療センターの仕組み

7 おわりに

　患者さんの健康や生命を預かる仕事をする上で，明らかに改良の余地のあるシステムを我慢して使い続けるというのはなるべく避けたいことです。システムの使い勝手が悪いために，すでに情報が存在するにもかかわらず利用できない，さらにそのために患者さんの健康や生命にとって最良の結果が得られないということがないようにしたいものです。業務をIT化する上で，IT化は業務を円滑に進めるために行うという当たり前のことを忘れないことが重要です。この逆は，IT化したためにかえって不便になるとか，お金をかけてシステムを導入したので不便になるにもかかわらずどうしても使わなくてはならないというような状況です。

　第一に考えなくてはならないのは，自分たちの仕事にどんな仕組みが必要かということです。業務を知りつくした人がきめの細かい仕組みを作ることで，数千万円もするシステムが2桁から3桁も安価に実現でき，さらに高額なシステムより便利な仕組みを作ることも可能です。

　われわれエンド・ユーザには，大手ベンダーのような大規模システムを構築するためのノウハウや知識はありませんが，なんのためにシステムが必要で，どのような動きをすればよいかということはわかっています。どうしてもベンダーとのコミュニケーションがうまくいかず，思ったような仕組みができ上がらないというのはよく経験することです。この本では主にFileMakerを用いた業務システムの補完について述べていますが，FileMaker以外にもいくつか便利なツールが実用化されています。このような手軽なツールを使って望む機能を安全に実現することができればこれに越したことはありません。この本がそのようなニーズを持っている人にとって少しでも役に立つと嬉しいと思います。

参考文献

1) actual techonologies　http://www.actualtech.com/index.php Actual Technologies, LLC 872 S Milwaukee Avenue #114 Libertyville, Illinois 60048Phone: +847 367-5199 FAX: +770 818-5783
2) 360works http://www.360works.com/

追加：「看護必要度調査票」の使い方　サンプルファイル

　マスターID「FM」，パスワードブランクですべての操作が行えます。

　2010年8月分のダミーデータが入っています。開始画面から「日別集計」をクリックしてから，「検索開始」をクリックし，日付を8月中のどこかにしてから「検索」をクリックすると，その日のデータが表示されます。「総数」「A」「B」「AB」の左半分にポインタをあわせると指のマークにかわるので，その状態でクリックすると該当する看護必要度調査票のリストが表示されます。さらに左端のボタンをクリックすると入力画面になります。

　入力画面の左上の左右の矢印をクリックすると日付が移動します。「最新」をクリックすると最後に入力した日付に飛びます。

開始画面に戻って,「月別検索」をクリックし,「検索開始」をクリック,2010年8月と入力し,「実行」をクリックすると1か月の集計を行います。

　開始画面のIDにデータが入っている状態で,右上の「新規」と書いてある左のボタンをクリックすると当日のデータを作成します。「前回コピー」をクリックすると前回のデータをコピーします。

　開始画面の右にリストが表示されている場合は,リストの右のボタンをクリックするとその日のデータ入力フォームが表示されます。

　開始画面の左下の「管理用」をクリックすると,「病棟マスタ」と,「初期化(全レコード削除)」というボタンが現れます。「病棟マスタ」をクリックすると病棟名を変更したり,追加,削除が行えます。「初期化(全レコード削除)」をクリックするとすべてのデータを削除します。新しく使用するときは,まず「病棟マスタ」で病棟の設定を行ってください。

　追記:「看護必要度調査票」のレイアウトデザインおよびスクリプトの制作は,有限会社丸菱の荒井美奈子さんにお手伝いいただきました。

3章 高度な利用法

医療情報の高度活用，DataCubeによる医療安全のためのCDSS構築

山本康仁（都立広尾病院小児科）

> 病院情報はデジタル情報の宝庫。しかし本当に宝箱ですか？ただ積み上げられているだけで，利用できなくはありませんか？

1 医療ICTの発達と医療情報の利用と活用

　IT(Information Technology)という表現に替わり，ICT(Information and Communication Technology)が定着しつつある昨今，医療ITも発達し，医療情報機器同士が連携することで，大量の情報がデジタル化され記録されるようになっています。医療情報がコンピュータに蓄えられ臨床利用されることは，珍しいことではなくなりました。しかし，大量の情報は十分に活用されているといえるでしょうか。紙カルテをパラパラめくって一目でわかる長期患者履歴も，電子カルテでは把握が難しいという感想を述べる医師は多いはずです。Holzingerらは，医療情報における膨大で過剰な情報はひとの認知能力を超え，情報のオーバーフローは新たな緊張と医療過誤の原因を生み出していると指摘しています(Holzinger A, et al. 2007)。

　本章では医療情報のさらなる利活用と，医療ICTを活用した医療過誤の防止，臨床判断支援システムの構築について述べたいと思います。

1) 診療判断支援システムの評価

　医療情報を日常診療に活用し，医師の判断支援を行う試みは，1970年代から多くの成果が発表されています。これらは診療判断支援システム(Clinical decision support system: 以下CDSS)といい，オーダーリングシステムに組み込まれた投与量や薬剤相互作用，アレルギーのチェックなどを自動的に行うものが含まれます。CDSSは一般的にオーダーリングシステムや電子カルテシステムに組み込まれて利用されるものであり，本邦での状況を当てはめると，大手ベンダーが作成するのが一般的です。欧米では活発な研究が行われており，多くのRCT研究が発表されています。結論の多くは，CDSSに対して肯定的で，医療経済的にも必要だとされています。

　たとえば，2009年にPearsonらはCDSSに関するメタ分析を行い，処方に際し医療安全や，医療の質の向上に有効であることは明らかだと結論しています(Pearson SA, et al. 2009)。一方で，Mollonらは，医療の質の改善には疑問が残ると指摘しました。彼らのメタ分析では，処方に関連するCDSSは医師の処方形態を変化させる可能性を持ってはいるが，医療が本当

に改善する確証は得られないとしています(Mollon B, et al. 2009)。

では，なぜCDSSによる介入が医療の改善に結びつく確証が得られないのでしょうか。そこに，これからのCDSSの改良点がみつかるのではないでしょうか。

> 現場で開発されたシステムは開発者の単なる自己満足，それとも医療を救う切り札なのか。

2) CDSSとワークフローの親和性

CDSSの限界に関する検討は過去に繰り返し行われています。2005年のKawamotoらの検討では，医療の質の改善が常に保証されない理由は明らかでないとしながらも，CDSSの示唆が，適切な場所，時期に，行動可能な提案をするよう医療者のワークフローに組み込まれていることが重要だと指摘しています(Kawamoto K, et al. 2005)。CDSSをどのようにワークフローに組み込むのか，その介入方法は十分検討する必要があることがわかります。

Gargらは発表者と開発者の関係に着目しました。開発者自身が発表する場合に，自ら開発したシステムを広く発表するというモチベーションが働き，システムの評価が良くなるというバイアスが存在することを指摘しました。その前提で，オンサイト開発やサポート，環境に合わせたテーラーメードの高さなど，業務により即したシステムが構築可能で，CDSSを利用してもらうという継続したモチベーションが良い影響を生み出していると推測しています(Garg AX, et al. 2005)。ワークフローにより良く適応するよう，繰り返し改良が可能な開発環境が重要であり，CDSSに対する医療者のアドヒアランスがキーポイントとなるでしょう。

> 機械の言うことなど信用できない。そもそも意思決定は医者の仕事のはず。信用されない，利用されないシステムの解決の糸口は何？

3) CDSSへの医療者のアドヒアランス

CDSSの示唆に医師が従うか，あるいは無視してしまうのかは，古くから注目されています。1998年にHuntらが行ったメタ解析では，CDSSが有効であると前置きしながら，最終的にCDSSが示した情報を無視しないようにするための試みに注目しています(Hunt DL, et al. 1998)。

たとえばLitzelmanらによって，単純なリマインダーと比較して，その内容を評価する仕組みを加えることで医師のガイドラインへの適応が高まったとしています。これは単純に，介入に従ったのか，患者が拒否したのか，次回に延期したのか，適応外であったのかを入力させるにとどまりますが，それでも医師の関心を得ることに成功しました(Litzelman DK, et al. 1993)。また，Lobachは医師の診療ガイドラインへの適応状況を，医師別に隔週でサマリーをメールで送付することで医師のアドヒアランスが改善することを示しました(Lobach DF,

1996)。

この二つの引用から，CDSSへの医師からのフィードバックが，アドヒアランスの改善に結びつくことを示唆しました。

以上のように医療情報を収集するだけでなく，臨床に利活用していく取り組みがCDSSです。2009年時点で既に多く利用されていて，必須であるとさえいえます。しかし，いまだ完璧なものは存在せず，その医療に対する効果の評価には一定しません。優れたCDSSを求めるのなら，医療環境へのより高い融合性と，CDSSと医療者の相互作用に関する新しいフレームワークが求められています。医療環境への融合性は，医療者自身が開発の中心となれば問題を解決できることが示唆されています。さらにCDSSを医療者が無視しないように，CDSSと医療者の相互関係に注目する必要もあることがわかりました。CDSSと医療者の相互関係を強化するには，どのような方法があるか，その方向性を探ることが必要です。

> 毎年5万人以上が医療過誤で死亡するといわれる米国が，進む道は医療のICT化だった。

2 医療安全のためのCDSSの効用と限界

2000年，医療過誤に関してのKohnらの発表は，センセーショナルなものでした。米国において最低4.4万人，おそらくは9.8万人が毎年，医療過誤によって病院で死亡しているというのです。そこで発生した損失は，追加医療，死亡遺失利益，後遺症補償を含むと，170億ドルから290億ドル（日本円で1.7兆円から2.9兆円）という試算になります。著者らは医療安全のための医療ICTの活用が必要だと提唱しました（Kohn LT, et al. 2000）。

では，医療安全のためのICTの利用とは具体的にどうすればよいのでしょうか。Ammenwerthらによる2008年時点のメタ分析では，処方に関するオーダーリングシステムは安全に寄与し，CDSSが組み合わさったものがより高い安全性を示すと指摘しました（Ammenwerth E, et al. 2008）。特にNICUのような特殊領域での安全性の寄与の成績は高く（Cordero L, et al. 2004），なかには導入前と比較し，99％も改善したというPottsらの発表もありました（Potts AL, et al. 2004）。

また米国のTeichらによると，オーダーリングシステムとCDSSの組み合わせによる処方の相互作用，重複，処方量のチェックを行った場合，システムの年間導入維持コストが70万ドルであるのに対し，処方および検査のコスト低減が25万ドル，有害事象の予防効果が500万ドルから一千万ドルあると試算しました（Teich JM, et al. 2000）。Javittらによると，英国では中央集約型の介入プログラムで，医師に患者個別の推奨治療メニューを送信，結果的に一人当たり月平均77ドルのコスト削減を達成，入院率が19％低下したと報告しています（Javitt JC, et al. 2005）。

以上のようにCDSSを利用すれば，医療過誤の相当数が回避可能であるとされるだけでは

なく，医療経済的にも有利であると示されました。こうした個々の発表や，メタ分析からCDSSが持つ医療安全への効果が明らかになるとともに，問題点も浮き出ました。より優れたCDSSを実現するためには，こうした問題点を明らかにして，それに対処する方法を開発することが必要です。

> オオカミ少年システム。無視されるために画面にあふれる警告に嫌気がさしたことはありませんか。

1）適切な警告閾値の設定のために

　CDSSの先駆者としてEvansらのソルトレイクシティLDS病院の試みは，多くの文献で繰り返し引用されています。LDS病院のシステムは，抗菌剤使用に関して過去5年の病歴，感染履歴，検査結果，放射線と病理のレビュー，過去の治療履歴を処方医に示すことでした。患者の薬物アレルギー，栄養，腎臓機能，肝臓機能と薬の関係，薬剤相互作用，投与間隔，投与方法を検討し，検査に関連した示唆などを総合的に提示する高度なシステムを1994年から導入していて，感染コントロールに有効な結果を残しています（Evans RS, et al. 1998）。高度なCDSSは，大量の情報を横断的に，長期にわたって正しく収集し，分析する必要があります。大量の情報のなかから適切な判断支援が医師に伝わる必要があるのです。Batesらは，CDSSが医療安全に寄与し，必要であることを明確に示しましたが，適度な閾値をもった警告でなければ受け入れられないとも指摘しています（Bates DW, et al. 2001）。

　たとえば，パニック値を伝えることを想定しましょう。Kupermanらの調査で，ICUで検査された検体検査のうち，設定された基準を逸脱するものは全体の1％程度ありました。ただし，すでに繰り返し逸脱している患者や，治療開始済みのもの，治療適応がない場合をのぞくと対象は0.06％だというのです。多忙な医師に連絡する場合には，高度な判断が必要になると指摘しています（Kuperman GJ, et al. 1998）。医師が正しい情報を収集できるようにするだけではなく，横断的に適切な判断で絞り込まれた情報が示されるように，CDSS側の高度な制御が求められるのです。

> 入力されていない情報は活用できない。つながっていないシステムの情報は利用できない。そこから生まれる悲劇。

2）ネットワーク上の限界

　Raebelらは妊婦への処方についてのCDSSを構築しました。これは妊婦に対して問題のある処方を低減する目的で開発されたのですが，機能が十分ではなく研究を早期に中止せざるを得なかったと報告しています。これは，妊娠の終了が連動できなかったためであるとしています。流産や中絶，分娩といった情報が正しくシステムに認識されなかったことが原因で

す(Raebel MA, et al. 2007)。

　情報システム間の連携が有効なことは多くの研究者が指摘しています。たとえば，Schiffらは検査システムと薬局システムのネットワーク化がとても有効であったと指摘するとともに，情報連携の標準化の必要性を指摘しています(Schiff GD, et al. 2003)。たとえば，65歳以上の外来患者の場合，複数の医師や薬局から処方を受けるため，ネットワーク化を行わなければ，CDSSを実現できません(Tamblyn, et al. 2003)。システム間の情報連携も重要ですが，それ以前に情報が正しくシステムに入力されている必要があり，またそうした情報がシステムに正しく認識されている必要もあります(Miller RA, et al. 2005)。

> システム導入でよけいな仕事が増えていませんか。システム導入後に電話や伝票が増えていませんか。何が問題なのでしょう。

3) ワークフローへの親和性

　Kawamotoらが指摘したように，CDSSが医療者に利用されやすいようにワークフローに組み込まれている必要があって(Kawamoto K, et al. 2005)，Gargらがいうように自動的に表示されるほうが有効という分析があります(Garg AX, et al. 2005)。よりワークフローにとけ込むように，ハンドヘルドコンピュータの利用(Berner ES, et al. 2006)，携帯電話のメールを利用してICUでの異常値の表示をするもの(Bates DW & Gawande AA. 2003)など，無線LANや小型デバイスが医療に利用されるようになりました。Shadotらは検査結果を小型無線装置で送付するとき，病態，入院期間，人工呼吸器の有無などで選別して，医療者によく「気づかせる」ことができたことから，より複雑な警告にも応用できるのではないかと述べています(Shabot MM, et al. 2000)。

　ICUにおいて薬剤師による回診を行えば，投薬に対する介入が効果的であるという研究があります(Leape LL, et al. 1999)。チーム医療の仕組みにCDSSを組み込んでいくという試みは，1998年にBatesらによって検討されました。これはオーダーリングシステムに，ある程度の処方監査プログラムを組み込みます。相互作用やアレルギーチェック，投与量監査などで構成され，処方に関連する有害事象を半減することができました。しかし，相互作用など警告表示が多すぎる場合に無視されて重要な警告が見落とされるという問題があると指摘されています。このとき薬剤師を加えたチーム医療の有無とも比較検討しましたが，この時点では結果に大きな差は認められなかったとしています(Bates DW, et al. 1998)。2005年にMillerらは，CDSSの役目を明らかにして，どのような時点で介入し，その手段を何にするのか，医療者と開発者双方がワークフローを熟知する必要があるのに，システムの開発時点で医療者と開発者が同じ視点に立つことが困難であることを指摘しています(Miller RA, et al. 2005)。CDSSのワークフローへの親和性の改善には，ユビキタスの促進や，適切な介入のための開発時点での医療者の協力がかかせないことがわかります。

> システムの指示に医師は本当に従うのでしょうか。無視されないようにシステムを構築するにはどうしたらよいのでしょう。

4) CDSSに対しての意識の問題

　Blendonらによる，医療者と医療者以外を対象とした医療安全に関するアンケート調査結果によると，CDSSを用いた医療安全への期待は，医療者はそれ以外と比較すると半分程度の低さでした(Blendon RJ, et al. 2003)。この低い期待感は，CDSSが示す警告を無視してしまうという結果に現れます。

　最新のIsaacらの報告によると，処方時に出現する相互作用や禁忌などの警告は，処方全体の6.6%で出現していますが，そのうち相互作用に関する警告の92.8%が無視されてしまうという結果でした。アレルギーに関する警告も23%しか参考にされず，これらの結果は医師の専門性の違いに関連しないということです。とくに過去に相互作用の警告を受けたことのある患者への警告は無視される傾向が強く，患者別，医師別に警告を調整する仕組みが必要だと指摘しています(Isaac T, et al. 2009)。

　Galanterらは，腎不全患者に対する処方に関しての警告を，リアルタイムかつポップアップで提示するようにCDSSを設計しました。このとき患者の最新の情報を使用し，警告に関して医師を教育したことでコンプライアンスが向上したことを示しています。ジゴキシンに関しては，薬局や看護師にも同時に警告を示し，医師に対して説明を求めるようにしたそうです。結果的に処方の精度が改善したことを報告しました(Galanter WL, et al. 2005)。

　CDSSの警告を無視されないようにするためには，精度も重要ですが，医師，患者双方に個別対応し，医療者を巻き込む工夫や，医師への教育で，CDSSに対しての意識を変えていく必要があります。

　CDSSの開発に求められている方向性は次の4点に要約されます。①警告の閾値，精度，②情報の連携，適切な収集などのネットワークの確立，③医療のワークフローに適切に組み込まれるための内容，デバイスの工夫と，開発に際しての注意。そして④CDSSに対しての意識の改革のため，患者のみならず個々の医療者に最適化され，CDSSと医療者との相互作用に注目した人間中心設計が求められていることがわかりました。

　①についてはすでに多くの文献で語られているため，次章より②から④について筆者の試みを交えて記載したいと思います。

> 高速処理のためリレーショナルデーターベースをあきらめる

3 情報収集および処理

　ネットワークや連携，情報収集の限界を改善しなければCDSSは成功しません。昨今のペーパーレス化した病院において，既に大量の医療情報がデジタル化されて蓄積されていることに気付きます。意思決定に至る医師の思考経路を記載するプログレスノートが，医療行為と密接に関連しながら記載されていることを考慮すれば，他業種の業務システムと同様あるいは，より詳細な情報がデジタル化されていると考えても過言ではありません。また，電子カルテに求められている証拠能力や，職種別に厳密に権限が設定され，半ば強制的に記録を求められている情報は，圧倒的な質と量となって保存されているのです。それらを利用していく上での障壁は何でしょうか。

　1993年，Coddらは業務システムなどで取り扱われる情報を収集し利用するために直接トランザクションデータを処理した場合，物理的にも速度的にも両立しないことから，業務システムで稼働しているデータベースシステムとは別に，Data Warehouse（DWH）を利用したOLAP（Online Analytical Processing）を実現すべきだと提唱しました (Codd EF, et al. 1993)。しかし，医療現場でDWHの構築に障害がありました。DWHを提唱したInmonは (Inmon WH. 1990)，2007年に医療DWHが他の職種と異なり，その価値を享受していないと指摘しています。通常の業態では顧客と数量が変化するだけで業務パターンが一定であり，情報活用期間が比較的短いのに対し，医療では状況が多彩でパターン化しにくく，取り扱われる情報も冗長な文章で，そのままの利用が難しいからだというのです。さらに何十年にもわたり情報を収集しなければならないこともあって，問題を難しくしています。Inmonは医療情報DWHで成功をおさめるのなら，専門用語や略語の統一が必要で，専門領域と語彙の関連情報の活用や自然言語処理を備える必要があると述べています（Inmon WH. 2007）。

　筆者は東京にある467床の急性期病院で，医療情報を利活用するために，2003年3月から長期診療情報DWHの構築，運用を開始しました。2005年からは富士通製HOPE/EGMAIN-EXと相互接続し，医療情報システムに格納されるトラフィックを網羅的に収集し，リアルタイムDWHの運用を開始しています。2007年からはOLAP上に知識処理を加え，携帯電話端末へ情報送信を開始しました。現在進行する医療行為に対する判断支援を提供するために，基幹システムのデータベース更新にあわせてデータを取得しました。取得した情報は，発生状況などのプロパティを含め170フィールドから3000フィールドで，1日3.2～3.8万トランザクションがあります。情報処理のリアルタイム性を確保するため，処理サーバーを並列，パイプライン化して処理しました。

　並列処理サーバー間の通信や排他処理を減らすために，情報を処理する装置に機能特異性を持たせることにしました。たとえば，同時に処理が発生することが少ないように病棟用の処理と外来用を分割しました。容量や関連性を考慮して，テーブルの水平分割（horizontal partitioning）を行っています。分割と同時に，オーダーに関連する処方，処方コード，処方量などの関連データはあえて垂直分割（Vertical partitioning）を行わず，一つの可変長文字フィー

ルドに，構造を保ったまま索引を設定せずに結合格納しました。こうした設計は分散処理を前提に，一連の分割と結合を同時に施行しています。

医療行為が電子カルテへの入力作業より優先するために，必ずしも電子情報が過不足なく現実を示しているとは限りません。同様に，データベースの情報伝達の遅延から，時間的に矛盾のない情報がDWHのなかに一様に格納されている保証がありませんでした。情報が更新されたその瞬間だけ，その情報が正しく現実と一致していると考え，この一時的相同性

FileMakerシステムは他の一般的なリレーショナルデータベースシステムと異なりカード型データベースから発達しました。リレーションによるポータル表示ができなかった時代に「繰り返しフィールド」が利用されたのです。この繰り返しフィールドは一つのフィールドを一次元配列として利用できる仕組みです。索引を生成するとき，繰り返しフィールドの各要素に対して生成するように明示する役目もありました。

FileMakerが１世代までのリレーションができるようになり，その後一般的なリレーショナルデータベースと同様に，テーブルオカレントを用いて情報にアクセスできるようになると，繰り返しフィールドの役目は互換性確保のために残されました。

●

繰り返しフィールドは処方コード，処方量などの関連データを垂直分割(Vertical partitioning)を行わないで格納するために役立ちました。もしも処方コードや検査結果など１項目１レコードとして格納すれば，１年で数千万レコードに達し，主キーのインデックスも膨大になります。検査結果や処方など各要素へのアクセスは最小限で格納だけしたい場合でも，主キーのためのインデックス容量，格納時の更新作業は大きなオーバーヘッドになります。とくに多くの端末や処理サーバーで共有する場合，こうしたインデックスの配信もネットワークの負荷になるでしょう。そこで，基幹データベースからの情報をオーダー番号で一括し，そのなかの個々の要素は索引設定をしていない繰り返しフィールドに格納します。このことでレコードを超えた横断検索はできませんが，情報の取り出しや分析には問題のないデータベースが構築できます。１オーダーは，多いものでは数百の要素をもっているので，格納のための索引更新頻度が数百分の一に減少することになります。

●

では要素ごとの横断検索はどうしたらよいのでしょうか。そもそも横断検索をする必要があるのかが重要になります。DWHを操作した経験のある方は，思いつきで横断検索をしても完璧な結果が得られない経験をしたことがあると思います。単純に生のデータを横断検索しても情報が得られないために，通常，検索するための検索セットを先に作ると思います。この検索設計をもとに，繰り返しフィールドの中から必要な情報を選択し，別のデータベースに検索用に格納します。検索スタイルごとに新たなデータベースを作成し，基幹システムから情報更新されるたびに，１度だけ繰り返しフィールドを精査していきます。この精査は情報格納，あるいは更新のときにスクリプトで行います。FileMakerが自動的に行う索引更新よりも数十倍も低速のスクリプトでは効率が悪いようにも思えますが，スクリプトであれば並列処理，あるいはパイプライン処理など，負荷を分散できます。さらにこのスクリプトに自然文解析や，情報のクレンジングなどのより高度な処理を加えることも簡単です。最新のリレーショナルデータベースの使用を抑え，負荷が高い部分に繰り返しフィールドを利用する，そうした工夫もFileMakerの醍醐味と言えるでしょう。

図1　UNHシステム

OLTPの挙動を決定するのは，別に用意されたROLAPからの情報をもとにしている。
ROLAPのETLは手動あるいは一日一回のバッジ処理で，過去の情報を利用している。

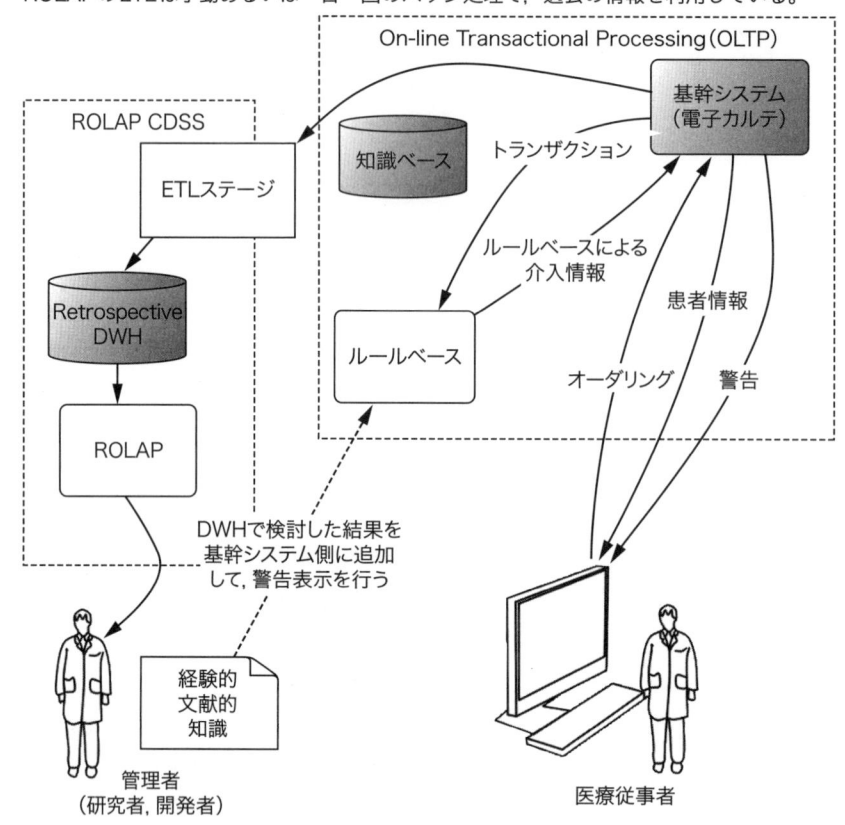

基幹システムとは独立したレトロスペクティブなDWHとROLAPによるCDSSの構成

(Eventual Consistency)が成立したと同時に知識処理を実行し，その結果をすぐに伝達利用できるようにシステムを構築しました。

並列処理の過程でデータの整合性，可用性，分散性は同時に達成することはできないとしたCAP定理が示す通り(Gilbert S and Lynch N. 2002)，一時的相同性を考慮しました。

1) DWHとOLAP

Ledbetterらは，医療DWHを積極的に利用している事例として，トロントのUniversity Health Network(UHN)を例に挙げています(Ledbetter CS and Morgan MW. 2001)。これは業務を処理するため，トランザクション処理を行うTransactional Processing System(OLTP)に，知識データベースやルールベースエンジンを加えた業務システムを構築したものです。OLTP系とは別に，そのデータを抽出し，整理してDWHに格納したあとで，リレーショナルOLAPを用いて，診療判断支援のもととなるエビデンスの検討を行いました。ここで得られた知見を，OLTP側の知識ベースやルールベースに管理者が組み込むという構成になっています(図1)。

図2　筆者による医療現場でのMOLAP全体像

UHNの方法と比較すると，長期診療系の蓄積情報が常に最新であり，患者集合から得られる情報を，すぐさま患者個人に還元できるという利点がある反面，DataCubeの設計には医療者の思考が必要になり，ROLAPほどの柔軟性をもっていません。

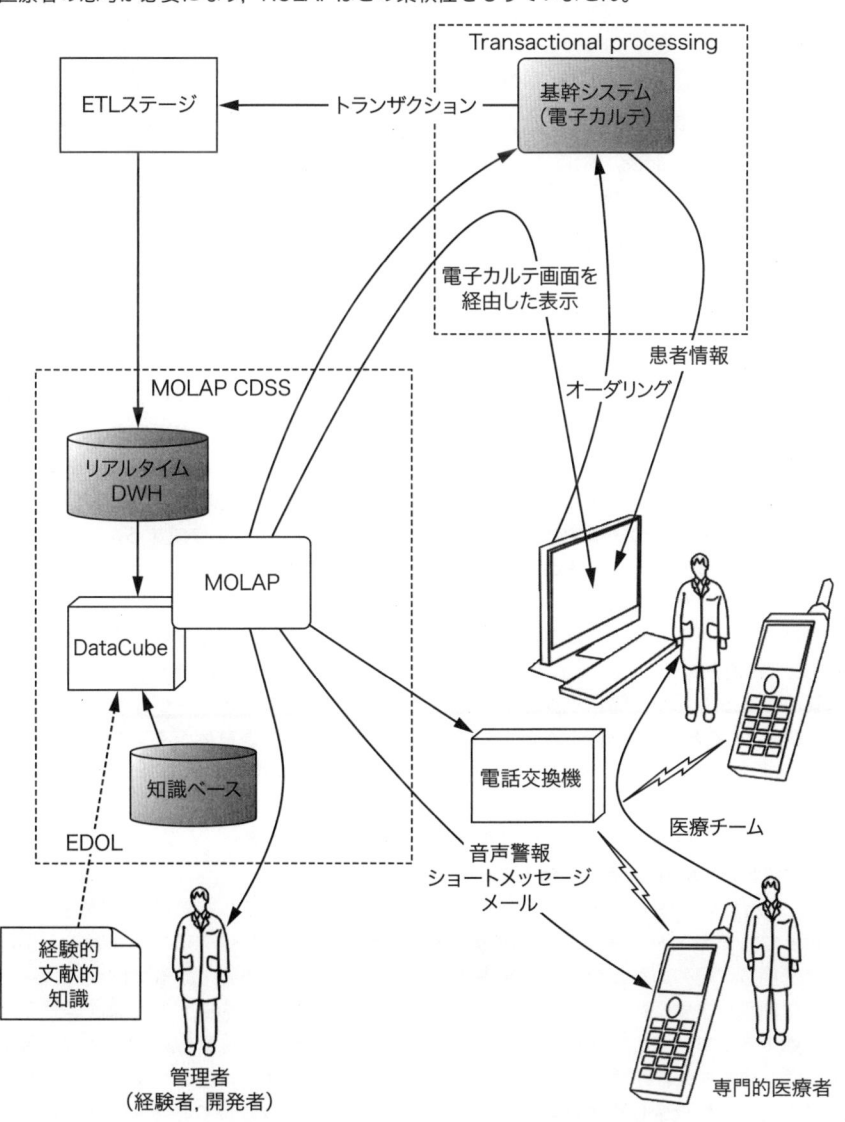

リアルタイムDWHとデータキューブで構成されたHiPER2.0

リレーショナルデータをもとにDWHの情報を処理するリレーショナルOLAPは，自由度が高く初期導入の設計負担が高くありません。その反面，処理速度に不満が残ります。そもそもDWHに格納される情報は，リアルタイムではなく，一定期間後の古い情報が格納されるようになっているため，今得られた情報を即時利用することはできません。

筆者らは，診療判断支援で示す長期診療系の情報をレトロスペクティブではなく，リアルタイムDWHから再構築することを目的としました。リアルタイム処理が必要であることから，処理負荷の高いROLAPではなく，多次元DataCubeを用いたMulti-dimensional OLAP構成とし，情報伝達方法を工夫することで，OLTP系である基幹システムと上手に融合することができました(図2)。

たとえば，ある入院期間中に行われた医療行為を特定する場合，入院オーダーと退院オーダーから該当する日付を取得し，多くの医療行為のなかからその期間の，その患者の情報を検索し，時系列でソート後，削除を除外し最新の情報のみを抽出するとします。ROLAPはこの順番で処理を行います。それに対し，筆者らは入院オーダーの実施を検出すると，あらたに「入院中の処置」という項目欄を事前に作成します。これはあとで参照されることがわかっ

誰かが集計した結果を，表示しただけではなくて保存しておき，ほかの誰かが開いたときは，再集計するのではなく，結果を表示するように工夫したことはありませんか。これは結果のキャッシュを行ったことになり，集計を高速化できる手法の一つです。夜間バッジなどを使って集計を行い，その結果を格納しておいて表示させるなども行ったことがあると思います。こうしたスクリプトも高速化の手法として有効です。

結果のキャッシュや夜間バッジと同じ処理を「情報更新すると同時に行う」ことで，集計や検索結果表示を高速化したのが今回のMOLAPの仕組みです。DataCubeと呼んでいますが，実際には検索結果や集計結果が整然と収納されたDataCubeの一種です。検索をまったく行わないわけではなく，FileMakerが得意とするテキスト一致検索や，数値一致検索は使用し，配列のなかから結果を選別するときに利用します。数千万レコードに相当する百数十万レコードに結合格納された個々の情報は，検索される可能性のある情報のみ，データキューブに検索しやすいように分割保存されています。その規模は数万から数十万レコード規模に押さえられているため，処理は高速です。

● 例えば集計結果をグラフで表示する場合，数千の集計結果を集めてグラフ構築文を作成することは効率がよくありません。この場合，一つ前の集計にグラフ構築文そのものがキャッシュされており，変更がある部分だけを更新して表示することで高速化しています。このように集計結果のキャッシュだけではなく，$n-1$の事象からnを作成するための情報も格納されています。

● こうした最適化作業は一見面倒にも思えますが，通常のリレーショナルデータベースでは，処理プログラム一つが数千回のクエリを発生させ，実現自体が不可能あるいは，パフォーマンスが得られないような複雑な処理も，すでに用意された結果を一瞥し集めるだけで処理が可能です。

● ただし，こうした処理は「削除」が無制限に行われる事例には向いていません。削除に対応するためには$n-1$あるいは$n-2$，$n-x$分のデータを保持する必要があります。電子カルテ情報の場合，実施情報は削除される頻度が低いといえます。一度の削除が対応できる程度のプログラムにしておき，例外的に発生した複数回の連続した削除の場合は，再構築プログラムで対応するなどの割り切りが重要であり，過重なエラー処理プログラムはパフォーマンスに影響します。従って，この手法が利用できるかどうか，当初の設計と同時に，ワークフローの熟知が不可欠です。

ているからです。処置が発生した時点で，その処置が入院に関連するか，検索対象になり得るかを吟味し，必要なら「入院中の処置」欄に記録します。情報発生は散発的で，時間軸のうえで相互関連が高くないため，これらの処理は分散処理が可能です。実際に医療行為を特定する場合は，「入院中の処置」を参照するだけで済みますので，処理が大変高速です。このように，検索結果を事前に多次元で用意し，格納してあるのがDataCubeです。

> 自由に書かれた文章。情報が簡単に手に入ると思い，全文検索したけれど，思いもよらない事柄ばかりがヒット。専用入力シートを作っても，利用されない。ジレンマを解決するには。

2) 自然言語処理とその応用例

2007年にInmonが，医療情報DWHでの成功の鍵が，自然言語処理にあると指摘したように，電子カルテの情報を，加工せずDataCubeに格納することは困難です。とくに医師のプログレスノートは書式の統一や語彙の整理が難しく，入力の時点でテンプレートなどの正規化を行わなければ，利用が困難です。

筆者は，目的を明確に絞り込んだ用途ならば，医師のプログレスノートの情報活用は不可能ではないと考えました。入力時点での個々の医師に，正規化作業を強いることを避けつつ，自然言語処理を用いた症候群サーベイランスをDataCube内に構築したので以下に詳細をご紹介します。

> 医師の主観を排除し，病名や検査結果に左右されずに，外来患者動向を自動監視，新型インフルエンザを検知するシステムをFileMakerで作る

3) 症候群サーベイランスシステムとは

自然発生する感染症の流行は私たちの社会に大きな影響を及ぼします。2002年から翌年にかけてのSARS(重症急性呼吸器症候群)の流行や，2009年に発生した新型インフルエンザのパンデミックなどにより，健康危機管理の重要性が高まってきました。また，2001年9月11日のアメリカにおける同時多発テロ事件以降，炭疽菌事件などの生物兵器の脅威が現実化し，各国の公衆衛生当局による対策の機運も高まっています。その中でもとくに，早期に生物兵器を感知するシステムの構築がすすみ，実際に運用され評価されています(Yan 2008)。これらは従来の，診断された疾患に基づくものではなく，症状，症候によるものであり，症候群サーベイランスと呼ばれています。Henningによると，症候群サーベイランスは数々の国ですでに使用され，大規模な生物兵器攻撃を検出する能力を備えていますが，従来行われてきた古典的なサーベイランスを置き換えるものではないとしています。今後，もっと優れたデータソースや，検出方法の標準化をすすめ，検証するときのシミュレーション用データセットの

統一や，古典的サーベイランスと比較した利点を明らかにすべきであると指摘しています(Henning KJ. 2004)．本邦では，大日や菅原が国立感染症研究所で症候群サーベイランスを実現していて，一部地域で稼動しています．この装置は電子カルテと接続し自動的に症状，症候を収集することが可能で，医師の負担が増加しないように設計されています(大日康史ら2006; 菅原民枝ら. 2008)．

筆者も新たに，新型インフルエンザの流行検知を目的とした症候群サーベイランスシステムを開発しました．このシステムの情報収集方法，処理，統計処理，伝達方法について，従来の各国の方法と比較しつつ，実際に発生した2009年新型インフルエンザの流行検知について，その有効性を検討しました．

> 日本語には分かち書きがないので分析が難しいといわれ，カルテの分析はもっと困難だと考えることは普通．そこで，カルテの分析にカルテを使うということに気づけば，ゴールまでの道は縮まった．

① 自然言語処理

都立広尾病院で2007年から2009年までの約3年間に発生した，医師のプログレスノート200万件を2008年2月までの135万件と，それ以降の65万件に分割収集しました．次に前半の135万件から，「喘鳴，発熱，発疹，咳嗽，嘔吐，下痢，痙攣」の7項目に関連する文章の断片(コーパス)を集めました．集まった約20万個のコーパスと，その前後の文節を含めて，これらの症状の存在を否定する言い回しを判別できるルールを作成しました．同義語や仮定形，主語の認識，定型文の処理もあわせて行うことで精度を高めています．

次に，このプログラムの精度を検証しました．まず，誤差2％，信頼度95％，母比率10％と仮定して，検証サンプル数を865と見積もりました．2008年3月以降のプログレスノート65万件から該当する症状を含む83654件を選別し，無作為に865件を抽出しました．このサンプル文章について，自然言語処理装置が正しく文章を解析したのかを，医師が目視で確認しました．記載の中から7項目の症候について有無を正しく解析できたのは824件で，正確度は95.3％でした．たとえば，「発熱があるときは再来すること」のような仮定文や，主語が本人を示さない場合，あるいは「昔からよく発熱する子だった」というような現状を示さない文章は正しく除外できました．

② 症状からのインフルエンザ流行を検出する方法について

7種類の症候発生件数をもとに，検出器を設計しました．発生患者数は過去24時間として，患者移動情報と連携して集計を行いました．過去1年間の症候発生件数を説明変数に，インフルエンザ迅速診断陽性者数を目的変数にして，有意度が最大になるように分岐規則を調整し，決定木分析を行いました．決定木分析についての詳細については文献を参照ください(Sall J. 2002)．

2008-2009シーズンのインフルエンザ流行を含む1年間の集計情報から，決定木を作成し，

> FileMakerのtext関数には便利なものがたくさんあります。例えばsubstitute関数を使えば，簡単に文字の置き換えができます。置き換える文字を長いものから順にループを使って置き換えを実行すれば，複雑に見えるルールベースの処理を，単純なスクリプトに置き換えることが可能です。たとえば特殊な言い回しの標準化や，中間記号への置き換えなどによる整形処理など，比較的高速で簡単です。実際にカルテ文章を句読点や改行，鍵括弧などで切断し，小さな文章の断片に変換，置き換え処理で整形処理を行い，「～ではない」という文章を検出，除外しました。
>
> ●
>
> 　この単純な処理も，20万件ほどの言い回しを処理できるように辞書を整備することで，高い正確度を実現できました。20万件から生成した否定フレーズ辞書は約5000件ありましたが，部分一致を単語ごとに5000回繰り返したら処理が重くなってしまいます。そこで，5000件の辞書にはじめの2文字だけを抽出したフィールドを追加し，リレーションを使って絞り込みを行ってから部分一致判定を行いました。このように，索引の規模を予想し，軽量で高速なリレーションを調整することによって，高速化が可能になります。
>
> 　FileMakerはリレーショングラフを用いて，テーブルオカレンス同士を線で結ぶことで自動的にリレーションが作成されます。FileMaker Pro 7以降はリレーションが双方向でアクセス可能になりました。これは，両側のテーブルの該当する索引を生成することになります。単純でレコード数が少ない場合は問題ありませんが，複雑だったり，レコード数が数百，数千万という単位の場合，レコード追加や修正時に発生する索引更新がシステムパフォーマンスに影響します。リレーション作成によるテーブルオカレンスの生成は，両側の索引とその更新コストを考慮する必要があるのです。マスターテーブルなど更新頻度が低い場合はある程度複雑な索引の生成も問題ありませんが，更新作業が発生する場合，索引の設定されたフィールドの更新を制御する必要もあります。
>
> 　一方通行のリレーションで十分の場合，索引が発生しないように呼び出し側のフィールドをグローバルなど索引が生成されない属性に変更することも考慮してください。また，索引が設定されたフィールドを更新する場合，更新内容を一度変数に格納し，フィールド設定する前にif文を使用して内容が異なる場合のみフィールド設定して更新するなどの工夫を行います。すべてのフィールド設定にこのスクリプトステップは必要ありませんが，更新が高頻度に発生する場合などには考慮が必要でしょう。

2009年4月28日から翌年3月8日までの316日間について前方視的に検討しました。自然文解析，集計，検知までの一連の処理は，富士通製電子カルテ端末にプログレスノートを保存するごとにリアルタイムで処理しました。複数のプログレスノートが同時に保存された場合には，そのおのおのについて自然文解析を行い，まとめて集計，検知しグラフ化しました。また，インフルエンザ流行が検知された場合と，検知が取り消された場合にサーベイランス担当者に結果をプッシュ送信しています（図3）。

③ 検知器の精度

　新型インフルエンザが流行した2009-2010シーズンインフルエンザを対象に，2009年4月28日から前方視的に検討を開始しました。その結果，翌年3月8日までの316日間で24万4500記載が収集され解析対象となりました。この期間の発熱患者はのべ12159名で，4582回のインフルエンザ迅速診断が施行され，1177回の陽性が確定しています。流行開始を検知す

図3

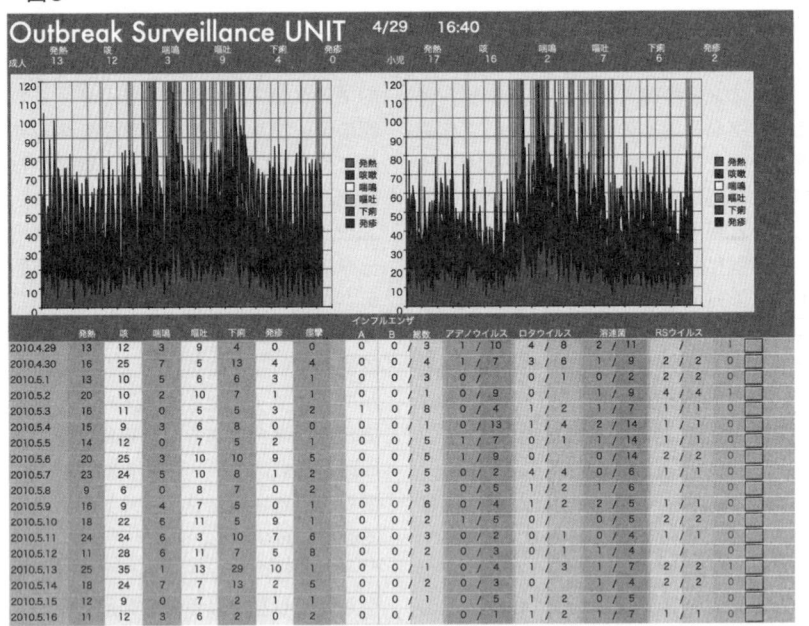

る目的で，24時間でインフルエンザA型迅速診断陽性が2名を超える状況を検知するよう，決定木を設定しました。結果として特異度97.5％，陽性反応的中度は93.5％でした。

④ 他の症候群サーベイランスとの比較

一般に症候群サーベイランスは医療機関の情報だけではなく，市販薬の販売状況，学校や職場の出欠状況，救急車の搬送内容なども広く情報源として収集します。菅原は調剤薬局の特定医薬品の処方状況によってインフルエンザの流行をモニターする試みを発表しました(菅原民枝ら. 2008)。同時多発テロ事件以降，とくに米国での実用化の動向が顕著で，1997～2006年に発表された約200の文献を調査したYanは，2008年時点で全米レベルの症候群サーベイランスシステムは12に及ぶと報告しています(Yan P, et al. 2008)。たとえば，アメリカCDCが所管するBioSenseは500以上の地域で使用され11の症候群を監視しています(**表1**)。

症候群の決定には，ICD-9コードや医療分野において最も大きな用語集の一つであるSNOMED-CT(柏木公一. 2008)，SNOMED-RTなどのコードが利用され，例えばEARSではキーワードの一致や適合ルールによるマッピングが，ESSENCEでは重み付け一致，RODSではヘイズ理論，BioPortalではUMLS(Lu HM, et al. 2008)を使ってオントロジーを考慮しました。いずれも症状の組み合わせなどを症候群へ変換する作業を行っています。しかし，実際にコード化された情報は3割程度であり(Yan P, et al. 2008)，症候群への自動マッピングの精度も考慮する必要がありました。Ivanovらによると，救急外来における急性胃腸炎への症候群マッピングの精度は63％だったといいます(Ivanov O, et al. 2002)。この処理にはヘイズ推定が用いられ，2単語複合ヘイズ推定よりも単独ヘイズ推定の精度が高いという結果でした。またMarsden-Haugらは，インフルエンザ様疾患の症状－症候の対応を推定する場合に，症例数

表1

名称	所管組織	症候
BioSense	CDC	11種
RODS	U. of Pittsburgh and Carnegie Mellon U.	8種
ESSENCE	DoD-Global Emerging Infections Surveillance and Response System and Johns Hopkins U.	8種
The Rapid Syndrome Validation Project（RSVP）		6種
The Early Aberration Reporting System（EARS）	CDC	約42
The National Bioterrorism Syndromic Surveillance Demonstration Program	Harvard Medical School's Channing Lab	12種
The Bio-event Advanced Leading Indicator Recognition Technology (BioALIRT)	DARPA, Johns Hopkins U., Walter Reed Army Institute of Research, U. of Pittsburgh and Carnegie Mellon U., ets	インフルエンザ様疾患，急性腸炎
BioDefend	U. of South Florida's Center for Biological Defense and Datasphere LLC	12種
Biological Spatio-Temporal Outbreak Reasoning Module (BioStorm)	Stanford U.	カスタマイズ
BioPortal	U. of Arizona, U. of California, Daivs, Kansas State U., National Taiwan U., Arizona/Calfornia Dept. of Public Health Services, New York State Dept. of Health	40以上
Bio-Surveillance Analysis, Feedback, Evaluation and Response（B-SAFER）	DoD's National Biodefense Initiative, Dept. of Energy, Los Alamos National Lab, U. of New Mexico Health Sciences Center, New Mexico Dept. of Health	7種
INtegrated Forecasts and EaRly eNteric Outbreak (INFERNO)	National Institutes of Health	胃腸炎

が少ない症状を使用すれば特異度は増すが，症例数が多い症状を使わなければ初期の流行を感知できないと指摘しています（Marsden-Haug N, et al. 2007）。筆者が開発したシステムは症候群への推定を行わず，できるだけ多くの症状を検出し，症状間の関連を含めて説明変数として検知装置へ送る設計としました。症状の症候群へのマッピングを行わないルールベースの自然言語処理の精度は95.3％と高いことが指摘できます。また観察集団の症状間の関連を直接疾患の検出に用いた例は，過去の文献にはなく，新しい考え方といえるでしょう。

次に症候群サーベイランスシステムの異常検出は，Yanの調査では三つに分類できます。

表2 代表的な検出アルゴリズム

時間的		Statistical Process Control (SPC)-based Anomaly Detection
		Serfling Statistic
	Autoregressive Model-based Anomaly Detection	Time series-based autoregressive integrated moving average (ARIMA)
		Recursive Least Square (RLS)
		Exponentially Weighted Moving Average (EWMA)
		CUMSUM
		Hidden Markov Model (HMM)-based Models
		Wavelet algorithms
空間的		GLMM Model and SMART Algorithm
		Spatial Scan Statistic
		Risk-Adjusted Support Vector Clustering (RSVC) Algorithm
時間空間的		Rule-based Anomaly Detection with Bayesian Network Modeling (WSARE)
		Population-wide ANomaly Detection and Assessment (PANDA)

症例数などの時間的変化をとらえるもの，空間的分布の異常を検出するもの，そして時間的空間的異常を検知するものです(**表2**)。

しかしKleinmanらは，空間的分布による検出は，人の移動を考慮する必要があり，それらの補正が困難であることを指摘しています(Kleinman KP, et al. 2005)。都市部の人口比率が高く，公共交通機関が発達した日本では，空間的分布による検出は難しいことが予想されます。大日もそこに注目し，検出方法に時間的解析を選択しています。

時間的解析は，(A)過去の情報と単純比較，(B)短期間での急激な変化を観察，(C)隠れマルコフモデルの3タイプに分類されます(Yan P, et al. 2008)。

とくにバイオテロの検出を目的にする多くのシステムでは，(B)の検出アルゴリズムを採用するものが多く，期間変化や各種移動平均，CUSUMを用いた検出など多彩な方法の報告があります(Murphy SP & Burkom H. 2008)。本邦の大日らは，過去数年の情報から，休日や季節，週などを考慮した予測値から急激に変化(3SD以上)が認められるものを検出しました(大日康史ら. 2006)。過去の情報からモデルを作るうえで，週周期を考慮したSerfling Statisticや(Tsui FC, et al. 2001)，それよりも長い周期を想定したTime series-based autoregressive integrated moving average [ARIMA] (Hutwagner L, et al. 2003)と類似しますが，複雑な休日体系をもつ日本には独自のモデル作成が必要だと指摘しています。

時間空間的解析に分類されるものとして，RODSで採用されるWhat is Strange About Recent Event(WSARE)があります。複数の説明変数を用いて対象期間を分析，その中で統計的に有意差が得られるものを，その大きさの順に分析に用いる方法です。筆者の方法と共通

図4

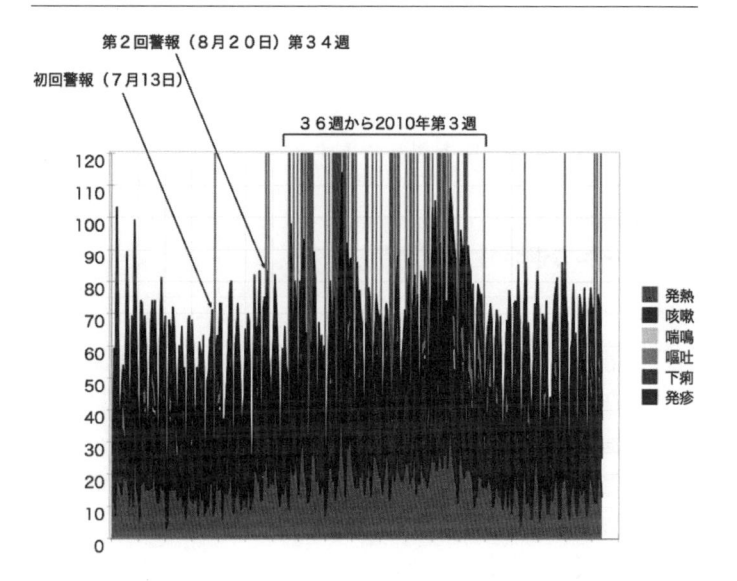

第2回警報（8月20日）第34週
初回警報（7月13日）
36週から2010年第3週

凡例：発熱、咳嗽、喘鳴、嘔吐、下痢、発疹

点が認められますが，目的変数をインフルエンザ迅速診断数という連続変数で評価した部分と，決定木という形で構造化したことが異なります。Kaufmanらは，イスラエルで夏期に流行したインフルエンザB型の流行を，WSAREを用いて検知しました。説明変数に地理情報と年齢情報，症候群を使用していて，症状間の検討は行われていません（Kaufman Z, et al. 2007）。

病院受診に際しフリーアクセスを実現している日本において，その特性を考慮するなら，症状を総合的に病院単位で分析することで，精度の高いサーベイランスが可能であると考えました。

⑤ 症候群サーベイランスの評価

次に，症候群サーベイランスを評価するにあたっては，実際の情報に，生物兵器攻撃のシミュレーションデータをランダムに重ねることで検討する方法（Buckeridge DL, et al. 2005）や，実際に流行した疾病に関して従来のサーベイランスと比較することで検討する方法があります（Kaufman Z, et al. 2007; Lazarus, et al. 2001; Coory M, et al. 2009）。われわれは夏期に流行した2009-2010シーズンの新型インフルエンザを対象にしました。筆者の開発したシステムの特異度は高いのですが，感度は37.6％と低いものでした。これはインフルエンザの大流行を検知しているのではなく，流行開始をいち早く検出するために作成したからです。たとえばインフルエンザ患者数が10名を超える状況を感知するなら，感度72％，特異度87％と試算されます。しかし，流行初期を検出するため，わずか2名のインフルエンザ患者の検出を目的とした結果，特異度が97％以上，陽性反応的度も90％以上を達成しました。実際の第一報は2009年7月20日（第30週）で，このときの東京都の定点のサーベイランスは0.29でした。第2報は第34週で定点患者数は2.68まで増えた段階でした（図4）。その後36週から翌年の第3週にかけては，外来でもインフルエンザの流行が医師のあいだでも認識されました。この間，

定点患者数は3.67から最高28.03，そして6.6までを推移し，システムも断続的に流行を知らせています。定点5.0を下回った1月31日（翌年第4週）を最後に，その後警報は休止しました。実際の流行と比較すると，システムの警報発生状況は，当院のインフルエンザ流行をよくとらえており，迅速診断開始時期の推定や，今後抗原変化によって迅速診断が利用出来ない場合での流行監視装置として，利用可能と思われます。

4 医療ワークフローへの適合性と開発手法

　CDSSが医療者に利用されるようにするは，適切な場面で，対応可能な範囲で情報が提供される必要があります（Kawamoto K, et al. 2005）。

　筆者は，電子カルテ画面だけを利用したCDSSでは，情報提供相手が操作者に限定されてしまうことに限界を感じ，携帯電話機を用いました。これまでの携帯電話のメール機能を用いた例は報告（Bates DW & Gawande AA. 2003）されていますが，小さな画面で伝えられる情報にはかぎりがあり，冗長な情報は逆に誤認の危険があると考えました。そこで，送付する情報を限定し，「気付き」を医療者に提供することに集約しました。まず，Shabotらと同様，送付する状況を厳選（Shabot MM, et al. 2000），情報の量，専門性，職種など考慮し，送付する内容を調整しました。また，電子カルテ画面だけでなく携帯電話も利用したことから，一つの案件を複数の医療者に同時に伝達し，グループ医療を推進しました。過去にCDSSの薬剤監査に薬剤師を加えることで，効果が改善するか検討した，Batesらの報告では，有意差は認めないという結果でしたが（Bates,et al. 1998），筆者らの方法は情報提示と同時に，電話交換機を操作し当事者同士の議論を誘導することができるため，Leapeらが報告するように，薬剤師が病棟を回診すると同じ効果が得られました（Leape LL, et al. 1999）。

　ワークフローで発生する一連のイベント，電話応需状況，切断状況，議論の有無，さらにはCDSSの示唆に対して，どのような呼応があったのかを発生時間，内容を含め記録し，分析できるようにシステムを構築しました。こうすることで，ワークフローとシステムの親和性に関して後から評価できるだけではなく，評価機構を自動化し，送出制御に利用できることがわかりました。

　これらは問題検出部，状況把握部，医師追跡部，患者追跡部，送付制御部，音声変換部に分けられ，独立しています。たとえば音声変換部は，書かれた文章を，聞いて理解しやすいように話し言葉に変換します。最初に要点を配置し，読み上げには不適切なわかりにくい表現は省略します。この処理に問題検出部などが利用する詳細データを参照せず，ある程度独立させることで，処理サーバーの並列化やパイプライン化が容易になりました。

　今回，システム開発を医療者自身が行い，実際に運用を開始してからワークフローを解析し，改良を加えました。こうした作成手法は，Millerらが指摘する開発段階でのワークフローに関して医療者と開発者の齟齬の問題を解決するとともに，筆者のCDSSが医療者に良く受け

入れられている理由であると考えます(Miller RA, et al. 2005)。

5 CDSSと医療者の相互関係と人間中心設計

　Context-awareは，Schilitらが1994年にモバイル環境で，ユーザー移動に伴う環境変化に連動した地図情報の提供として提案したことに始まり(Schilit BN & Theimer MM. 1994)，その後環境の詳細な認知と，それに対応して人と機械のインタラクティブな対応という概念(Dey AK, et al. 2001)に変化し，いかにして人が置かれている状況を認知するかに重心が移っています。こうしたContext-awareが医療でも注目されています(Bricon-Souf N & Newman CR. 2007)。

　Weiserが唱えた，多くの電子機器やコンピュータ，PDA装置などがどこにでも存在し，それらが連携していくとしたユビキタスコンピューティング(Weiser M. 1991)が実現した今，医療現場での応用も散見できます。BardramはRFIDなどセンサー技術を応用し，患者間違いを防止する電子制御内服薬トレイ，ベッドに近づくだけで患者情報が医療者のPDAと連動するインテリジェントベッドなど，Context-awareの実例を報告しています(Bardram J. 2004)。

　またMitchellらは，医療者位置の検出や表示，各種情報機器のコントロールによるマルチメディアカンファレンスの実現など，チーム医療を促進するためのコンセプトを発表しています(Mitchell S, et al. 2000)。

　一方，集約度が高く緊張が求められる情報機器の，操作者の緊張状況を把握し，インターフェースに反映させることで，より高度な人のオペレーションを可能とさせるAugmented Cognitionは，ミサイル制御などの領域(Tremoulet P, et al. 2006)で研究が進んでいます。同様に集約度が高く，複雑な操作が求められる医療ICTで，医療者の環境を認知し，インターフェースに反映させることが求められると考えました。そこで，Context-aware，Augmented Cognitionをすすめ，人と機械の関わりだけではなく，機械と機械，人と人のネットワークを確立させ，より医療現場に「浸透するような情報システム」を実現することを目標としました(Ark WS & Selker T. 1999)。

　医師の業務分析は，基幹システム操作場所，対象患者，業務内容を解析しています。これらを曜日，時間帯別に履歴を集積し，外来予約状況，手術予約，緊急検査(内視鏡や心臓カテーテル検査)などを総合的に収集し，DataCubeを構築しました。患者受付情報，手術室入退室情報や，転棟などの患者移動情報を実時間で加味させるとともに，履歴を活用し，断続的に得られる実際の操作位置情報を補完しています。また，PHSアンテナ位置を取得し，その移動ベクトル情報と医師ID情報を，実際の操作位置情報と関連づけることで補完を強化しました。

　ユビキタスコンピューティングという言葉は，提唱者の意に反して，どこにでもコンピュータが存在するという意味に使用され広まりました。機械の存在が顕著化することが本来のユビキタスではなく，環境に溶け込むように存在するのだとしたWeiserは，機械が前面にみえず，出しゃばらず，必要な情報が自然とあらわれるような理想的な人と機械の関係をCalm

Technology として，あらたに表現しています（Weiser M & Brown JS. 1996）。われわれも，医師の行動予測情報を用いて，情報提供の時期の設定や，音声通信にするのかショートメッセージで送付するのかの選択アルゴリズムに利用しています。そうした行動予測分析の利用を気づかせず，自然な振る舞いとして提供しています。同様のこころみとして，Rodríguezらは，ユビキタスをさらに進める形で，いろいろなデバイスを駆使し，Context-aware を実現，場所や環境変化に応じ適切な医療情報が得られる仕組みの提供，医療者にパーソナライズされ，グループ医療を促進させるためのエージェントの具体例を示しています（Rodríguez MD, et al. 2005）。しかし，われわれが行っている危険事象の発見による，チーム医療のトリガーとしての利用までは踏み込んではいません。Patkosらは，問題事象の発見には，ある程度の認知能力をもったエージェントを分散配置し，それぞれが連携する仕組みを構築し，刻々と変化する環境に対応する Ambient Intelligence が必要だと指摘しています（Patkos T, et al. 2007）。さらに，Ramosらは近年のセンサー技術やマイクロアクチュエーター，無線技術などのデバイスに傾倒したユビキタスコンピューティングに関する研究に対して批判的立場から，Ambient intelligence には人工知能が欠かせないという発表もあります（Ramos C, et al. 2008）。われわれも医療者が置かれている環境からのストレスや，パフォーマンスを，センサー技術などに頼らず予測し，最適な情報提供を行うことで，認知能力の拡張を行えるのではないかと考えました。さらには負荷調整などに活用し，チーム医療を活性化することも視野に入れ，さらなる知見を収集しようと考えています。環境と人と機械の関係を可視化し，人の行動様式をより深く理解できれば，人工知能を装備せずとも業務に活用できると考えています。

文 献

Ammenwerth E, et al. The effect of electronic prescribing on medication errors and adverse drug events: a systematic review. J Am Med Inform Assoc 2008; 15: 585-600.

Ark WS and Selker T. A Look at Human Interaction with Pervasive Computers. IBM Systems Journal 1999; 38: 504-507.

Bardram J. Applications of context-aware computing in hospital work - examples and design principles. Proceedings of the 2004 ACM Symposium on Applied Computing (SAC), Nicosia, Cyprus, 2004;1574-1579.

Bates DW and Gawande AA. Improving safety with information technology. N Engl J Med 2003; 348: 2526-34.

Bates DW, et al. Effect of computerized physician order entry and a team intervention on prevention of serious medication errors. JAMA 1998; 280: 1311-6.

Bates DW, et al. Reducing the frequency of errors in medicine using information technology. J Am Med Inform Assoc 2001; 8: 299-308.

Berner ES, et al. Improving ambulatory prescribing safety with a handheld decision support system: a randomized controlled trial. J Am Med Inform Assoc 2006; 13: 171-9.

Blendon RJ, et al. Views of practicing physicians and the public on medical errors. N Engl J Med 2002; 347: 1933-40.

Bricon-Souf N and Newman CR. Context awareness in health care: a review. Int J Med Inform 2007; 76: 2-12.

Buckeridge DL, et al. An evaluation model for syndromic surveillance: assessing the performance of a temporal algorithm. MMWR Morb Mortal Wkly Rep 2005; 54 Suppl: 109-15.

Codd EF, et al. Providing OLAP to User-Analysts: An IT Mandate. E.F. Codd Associates, 1993. http://www.minet.uni-jena.de/dbis/lehre/ss2005/sem_dwh/lit/Cod93.pdf

Coory M, et al. Influenza-like illness surveillance using a deputising medical service corresponds to surveillance from sentinel general practices. Euro Surveill 2009; 14 pii: 19387.

Cordero L, et al. Impact of computerized physician order entry on clinical practice in a newborn intensive care unit. J Perinatol 2004; 24: 88-93.

Dey AK, et al. A Conceptual Framework and a Toolkit for Supporting the Rapid Prototyping of Context-Aware Applications. Human-Computer Interaction 2001; 16: 97-166.

Evans RS, et al. A computer-assisted management program for antibiotics and other antiinfective agents. N Engl J Med 1998; 338: 232-8.

Forsetlund L and Bjørndal A. The potential for research-based information in public health: identifying unrecognised information needs. BMC Public Health 2001; 1: 1.

Galanter WL, et al. A trial of automated decision support alerts for contraindicated medications using computerized physician order entry. J Am Med Inform Assoc 2005; 12: 269-74.

Garg AX, et al. Effects of computerized clinical decision support systems on practitioner performance and patient outcomes: a systematic review. JAMA 2005; 293: 1223-38.

Gilbert S and Lynch N. Brewer's conjecture and the feasibility of consistent, available, partition-tolerant web services. ACM SIGACT News 2002; 33: 51-59.

Henning KJ. What is syndromic surveillance? MMWR Morb Mortal Wkly Rep 2004; 53 Suppl: 5-11.

Holzinger A, et al. Semantic Information in Medical Information Systems-from Data and Information to Knowledge: Facing Information Overload. Proceedings of I-MEDIA '07 and I-SEMANTICS '07 Graz, Austria, 2007; 323-330.

Hunt DL, et al. Effects of computer-based clinical decision support systems on physician performance and patient outcomes: a systematic review. JAMA 1998; 280: 1339-46.

Hutwagner L, et al. The bioterrorism preparedness and response Early Aberration Reporting System (EARS). J Urban Health 2003; 80: i89-96.

Inmon WH. Building the Data Warehouse. 1st edition, John Wiley & Sons Inc, 1990.

Inmon WH. Data Warehousing in the Healthcare Environment. Inmon Data Systems, Inc. 2007. http://inmoncif.com/registration/whitepapers/DATA Warehousing In The Healthcare Environmentr1.pdf

Isaac T, et al. Overrides of medication alerts in ambulatory care. Arch Intern Med 2009; 169: 305-11.

Ivanov O, et al. Accuracy of three classifiers of acute gastrointestinal syndrome for syndromic surveillance. Proc AMIA Symp 2002; 345-9.

Javitt JC, et al. Using a claims data-based sentinel system to improve compliance with clinical guidelines: results of a randomized prospective study. Am J Manag Care 2005; 11: 93-102.

Kaufman Z, et al. Evaluation of a syndromic surveillance system using the WSARE algorithm for early detection of an unusual, localized summer outbreak of influenza B: implications for bioterrorism surveillance. Isr Med Assoc J 2007; 9: 3-7.

Kawamoto K, et al. Improving clinical practice using clinical decision support systems: a systematic review of trials to identify features critical to success. BMJ 2005; 330: 765.

Kleinman KP, et al. A model-adjusted space-time scan statistic with an application to syndromic surveillance. Epidemiol Infect 2005; 133: 409-19.

Kohn LT, et al. To Err Is Human: Building a Safer Health System. 1st edition, Washington, DC, National Academies Press, 2000.

Kuperman GJ, et al. How promptly are inpatients treated for critical laboratory results? J Am Med Inform Assoc 1998; 5: 112-9.

Leape LL, et al. Pharmacist participation on physician rounds and adverse drug events in the intensive care unit. JAMA 1999; 282: 267-70.

Ledbetter CS and Morgan MW. Toward best practice: leveraging the electronic patient record as a clinical data warehouse. J Healthc Inf Manag 2001; 15: 119-31.

Litzelman DK, et al. Requiring physicians to respond to computerized reminders improves their compliance with preventive care protocols. J Gen Intern Med 1993; 8: 311-7.

Lobach DF. Electronically distributed, computer-generated, individualized feedback enhances the use of a computerized practice guideline. Proc AMIA Annu Fall Symp 1996; 493-7.

Lu HM, et al. Ontology-enhanced automatic chief complaint classification for syndromic surveillance. J Biomed Inform 2008; 41: 340-56.

Marsden-Haug N, et al. Code-based syndromic surveillance for influenzalike illness by International Classification of Diseases, Ninth Revision. Emerg Infect Dis 2007; 13: 207-16.

Miller RA, et al. The anatomy of decision support during inpatient care provider order entry (CPOE): empirical observations from a decade of CPOE experience at Vanderbilt. J Biomed Inform 2005; 38: 469-85.

Mitchell S, et al. Context-aware multimedia computing in the intelligent hospital. Proceedings of the 9th workshop on ACM SIGOPS European workshop, Kolding, Denmark, 2000; 13-18.

Mollon B, et al. Features predicting the success of computerized decision support for prescribing: a systematic review of randomized controlled trials. BMC Med Inform Decis Mak 2009; 9: 11.

Murphy SP and Burkom H. Recombinant temporal aberration detection algorithms for enhanced biosurveillance. J Am Med Inform Assoc 2008; 15: 77-86.

Patkos T, et al. Distributed AI for Ambient Intelligence: Issues and Approaches. Ambient Intelligence European Conference - AmI 2007, Darmstadt, Germany, 2007; 159-176.

Pearson SA, et al. Do computerised clinical decision support systems for prescribing change practice? A systematic review of the literature (1990-2007). BMC Health Serv Res 2009; 9: 154.

Potts AL, et al. Computerized physician order entry and medication errors in a pediatric critical care unit. Pediatrics 2004; 113: 59-63.

Raebel MA, et al. Randomized trial to improve prescribing safety during pregnancy. J Am Med Inform Assoc 2007; 14: 440-50.

Ramos C, et al. Ambient Intelligence—the Next Step for Artificial Intelligence. IEEE Intelligent Systems 2008; 23: 15-18.

Rodríguez MD, et al. Agent-based ambient intelligence for healthcare. AI Communications 2005; 18: 201-216.

Sall J. Monte Carlo Calibration of Distributions of Partition Statistics. SAS Institute, Nov 18, 2002. http://www.jmp.com/software/whitepapers/pdfs/montecarlocal.pdf

Schiff GD, et al. Linking laboratory and pharmacy: opportunities for reducing errors and improving care. ArchIntern Med 2003; 163: 893-900.

Schilit BN and Theimer MM. Disseminating active map information to mobile hosts. IEEE Network 1994; 8: 22-32.

Shabot MM, et al. Wireless clinical alerts for physiologic, laboratory and medication data. Proc AMIA Symp 2000; 789-93.

Tamblyn R, et al. The medical office of the 21st century (MOXXI): effectiveness of computerized decision-making support in reducing inappropriate prescribing in primary care. CMAJ 2003; 169: 549-56.

Teich JM, et al. Effects of computerized physician order entry on prescribing practices. Arch Intern Med 2000; 160: 2741-7.

Tremoulet P, et al. Augmented cognition for Tactical Tomahawk Weapons Control System operators. 2nd International Conference on Augmented Cognition. San Francisco, CA, 2006. 16-20.

Tsui FC, et al. Value of ICD-9 coded chief complaints for detection of epidemics. Proc AMIA Symp 2001; 711-5.

Weiser M and Brown JS. Designing Calm Technology. PowerGrid Journal 1996; 1.

Weiser M. The Computer for the Twenty- First Century. Scientific Am 1991; 265: 66-75.

Yan P, et al. Syndromic surveillance systems. Annu Rev Inform Sci Tech 2008; 42: 425-495.

菅原民枝, 他. 感染症流行の早期探知のための電子カルテを用いた自動的な症候群サーベイランスの構築. 医療情報学 2008; 28: 13.

大日康史, 他. 症状における症候群サーベイランスのための基礎的研究. 感染症学雑誌 2006; 80: 366-76.

柏木公一. 国際医療用語集SNOMED-CTの成立と概要, 日本への影響. 情報管理 2008; 51: 243-250.

FileMakerを使った標準化ストレージからのデータ抽出

渡辺　浩（国立長寿医療研究センター病院　臨床研究推進部）

　現在，多くの病院の臨床現場では部門独自のデータベースを持っていることが多いと思われます。たとえば，入院台帳からはじまり，外科であれば外科手術台帳，循環器内科であれば心カテ検査データベースといった具合です。これらの内容を見てみると，臨床担当の医師が中心になって，作成し入力を続けていることもあり，非常に貴重なデータが含まれています。病名，手術術式一つ取ってみても学術的で，電子カルテに入力するレセプト病名より洗練されていることが多いようです。

　ところが，これらの部門データベースにはありがちな問題があります。それは「病院情報システムとつながっていない」ということです。入力端末が別々であることも多いようですが，入力者の立場から考えると発生源入力が望ましく（電子カルテ，オーダリングシステム導入施設の前提ですが），病院端末に部門データベースが入っており，これに入力すれば，わざわざ別途ノートパソコンで入力する必要はないはずです。さらにいえば，同じ端末には患者の属性情報は病院情報システム（HIS）に入っていることを知っているだけに，わざわざ患者情報の二重入力をすることにストレスを感じているはずです。結局，一般的にはシステム制約もあり，精度に優れた部門データベースは院内端末には共存されず，個人パソコンや部門ローカルネットワーク内に構築されることが多いようです。このような場合，各部門ではデータベース内の個人情報はしっかり管理されているでしょうか。気になるところです。なかにはインターネット回線につながれた環境での部門ネットワーク内に置いている，という危険なケースも耳にします。結局，これらの状況はユーザーにとってもユーザビリティーが悪いし，個人情報セキュリティに関しては，HIS側にとっても問題があるといえます。HISと部門データベースの情報連携は，現在「解答」が強く求められている案件なのです。

　ところが，この，HISと部門データベース連携には多くのハードルが存在しています。そもそも，部門のデータベースを病院端末内におくことを，病院として是とするかというポリシーの問題があります。ただ，上記のような部門データベースと病院情報システムの連携ができれば，臨床現場にとっての利益だけでなく，病院管理側にとっても精度の高いデータを，院内統計やがん登録に利用できる可能性があることを忘れてはいけません。ましてや大学病院などの研究施設においてはなおさらでしょう。もちろん，前提として院内におけるデータの扱い方に関して取り決めがされていることと，ユーザーである医師たちへの情報セキュリティに対する意識向上の教育が必要なことはいうまでもありません。

1 HISからのデータ出力の難しさ

さて，病院側がHISとの接続を是としたとして，ベンダー側の対応はどうでしょうか．実際には病院情報システムは閉じたシステムになっていることがもちろん多く，自社以外の他システムとの接続を許すような出力装備がされていないことが多いと思います．さらに大手ベンダーであれば「その機能をお使いになりたいのでしたら，当社のサブシステムをお使いください」といった対応が多いかもしれません．ビジネスモデルとしては正しいといった考えもありますが，ユーザー側から考えれば院内データを人質化されているとしか思えない状況です．また，ベンダー側にとっても肥大化，多様化しつづけている病院情報システムのすべてに今後対応していくのは困難なのではないでしょうか．大手ベンダーはコアとなるシステムに集中開発し，そのほかの病院部門システム，あるいは研究データベースや経営支援システムは，それらを得意とする別ベンダー（あるいは研究者）に任せたほうが，よりスムーズな製品開発ができるのではないか，と筆者は考えます．

結局このような現状に阻まれ，病院のHISとのデータ連携は断念されることが多いと聞いています．上述の例でいえば，このような現状により，部門データベースは孤立していくケースが多いわけです．他項に掲載されているようなHISとの連携例は，院内情報部門のスタッフの努力やベンダーの理解があり，実現されていることを忘れていけません．とはいえ，部門データベース活用は今後の医療界にとって必要であり，多くの病院で求められてることを考えると，特殊で専門職の助けが必要な接続はハードルが高いかもしれません．ベンダーとの調整が大変な特殊規格より，多く広まっている標準規格基盤でデータが記述されていたほうが便利なはずです．さらにベンダー側にとっても，HISとの連携を望むn個のサブシステムに対しては，$n(n-1)$個のインターフェイスの開発を強いられることはストレスになるでしょう（図1，2）．結局，求められているのは「HISから出力され標準的な構造で書かれた，他部門が容易にアクセス可能な別個のデータストレージ」ではないでしょうか．実はこれが，SS-MIXプロジェクトにおける「標準化ストレージ」なのです．

2 SS–MIXとは

そもそも本プロジェクトは「静岡県版電子カルテ」に端を発しています．医療施設間での情報連携が求められている状況のもと，平成16年(2004年)より，静岡県では浜松医科大学医療情報部および県内企業とともに，安価に導入ができる，施設連携可能な電子健康記録(EHR)の開発が行われました．これが静岡県版電子カルテです．その名称から安価な電子カルテシステムを配布する事業に思われがちですが，実態は標準化されたデータ形式を用いることで，情報連携に特化したEHRシステムの基盤づくりプロジェクトなのです（図3）．もちろんすべてのシステム共通化をめざすのではなく，情報連携機能を基盤として各分野，各ベンダーで

図1 システム間で情報連携基盤が整っていないとインターフェイスの数も増えるし，費用もかさむ

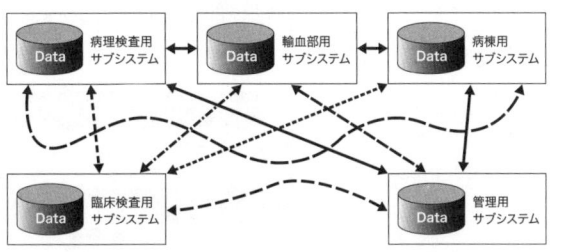

(Kai U. Heitmann, et al. 木村通男訳：HL7医療情報標準化規格−その概略，インナービジョン，2002より)

図2 HL7で統一された通信体系が実現できる

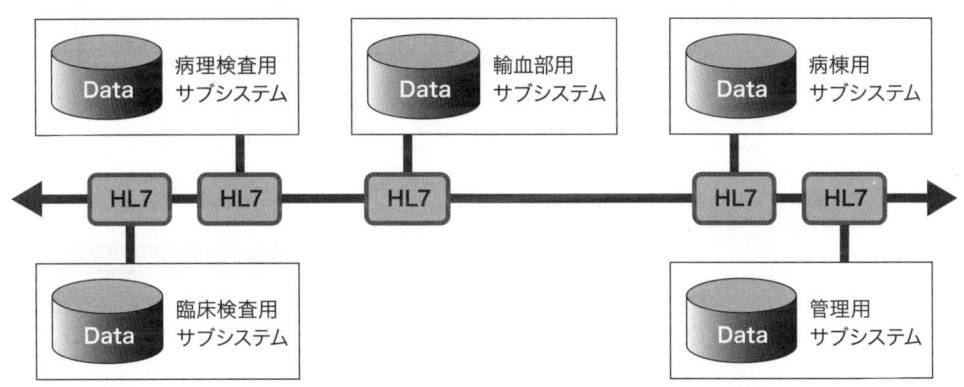

(Kai U. Heitmann, et al. 木村通男訳：HL7医療情報標準化規格−その概略，インナービジョン，2002より)

の開発，拡張を目的としています。開発当初はSBS情報システム，富士通，NEC，NTTデータ，ソフトウエアサービスの5社が携わっていました。その2年後，厚生労働省の標準的電子カルテ推進委員会において，静岡県におけるこのプロジェクトが国策の動向と一致しているということで，医療施設間で標準的情報の連携を可能とするインターフェースの開発が委託されました。これが『厚生労働省電子的情報交換推進事業』(SS-MIX：Standardized Structured Medical record Information eXchange)なのです。したがって静岡県版電子カルテも，SS-MIXプロジェクトもコアの部分はまったく同じであり，それが「標準化ストレージ」の部分です(図4)。

3 標準化ストレージとは

では「標準化ストレージとはなにか」ですが，一言でいえば「標準規格で病院情報システムHISから出力蓄積された各種患者情報」ということになります。現在，標準化ストレージに格納することになっている項目は，「患者基本情報」「病名情報」「検査結果」「処方，注射内容」(「食事情報」，「放射線検査」)とされています。採用されているものは，平成22年(2010年)3

図3 静岡県版電子カルテシステム概念図

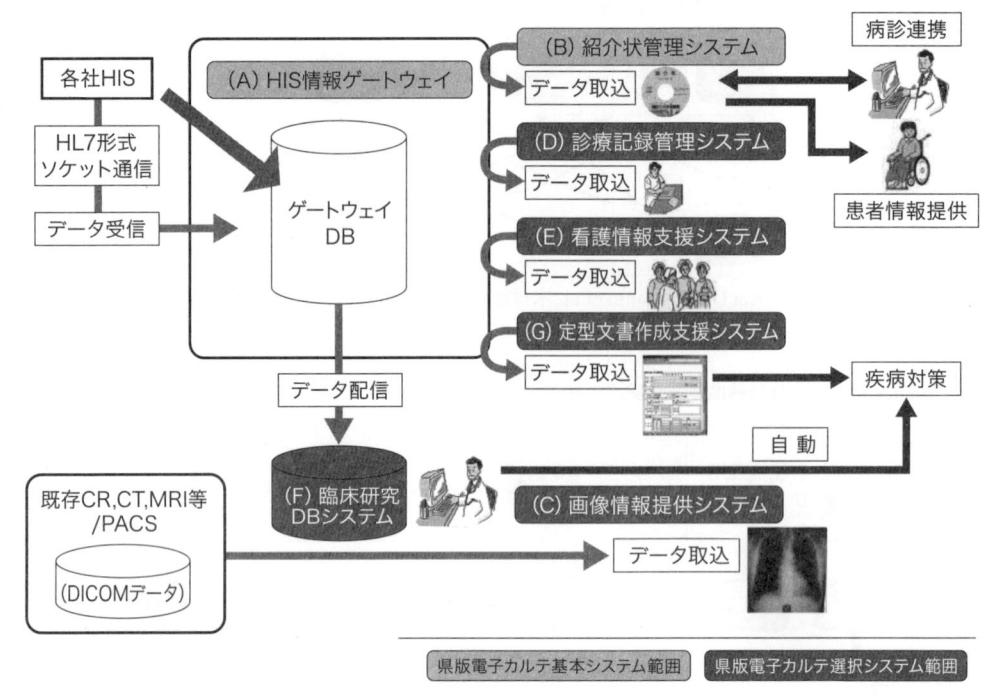

（木村通男：全国へ広がる「静岡県版電子カルテ」―医療の透明性向上と標準化基盤の整備．新医療7月号2006より）

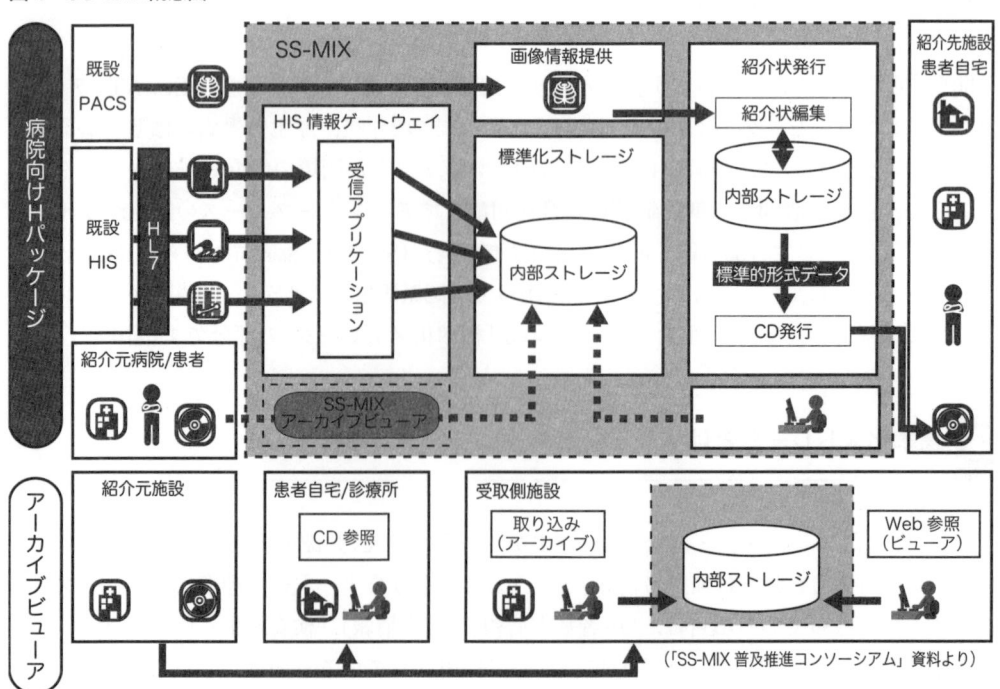

図4 SS-MIX概念図

（「SS-MIX普及推進コンソーシアム」資料より）

月に厚生労働省標準規格として指定された規格であり，医療情報交換のための国際標準規約であるHL7 v2.5，医用画像データのための国際規格であるDICOM，診療に関する文書を電子的に交換する際の標準規格であるHL7 CDA R2などがあたります。これらの標準規格を用いているため，異なった施設システム間でも効率的にデータのやりとりができるわけです。

4 標準化ストレージの正体

　標準化ストレージは「理解しやすい単純な構造」と「安価で一般に普及している技術」を用いることをコンセプトとしています。

　大まかにいえば，データは階層化されたフォルダのなかに（HL7 v 2.5部分においてですが），縦棒区切り「｜」のプレーンテキストファイルが収納されているだけなので，解釈はルールを知っていれば簡単です。またMySQLもCachéも使っていないので当然ライセンス料も発生しません。

　特徴としては，①階層化されたフォルダ内にデータファイルが格納されていること，②階層構造にルールがあること，があげられます。

　ただし，標準化ストレージ本体はインデックスファイルを持っていません。外部の別システムがインデックスを持つことは任意とされています。

　標準化ストレージの構造とルールを図5に示します。

　ストレージ自体はLAN内にファイルサーバーとして存在しています。プロトコルはTCP/IPを採用しています。ルートディレクトリ内には階層化されたフォルダ構造でメッセージファイルが収められています。

　フォルダ第1階層はIDの頭3桁，第2階層はIDの4－6桁，第3階層はID番号，第4階層は診療日，第5階層はオーダ種別コードになっています。ちなみに「患者の保険情報などが変わっ

図5　標準化ストレージの物理的構造

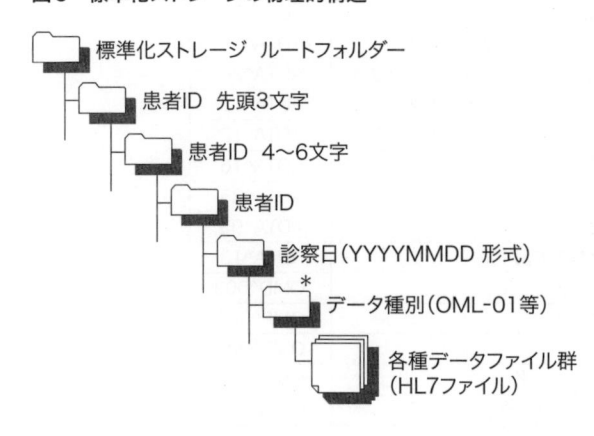

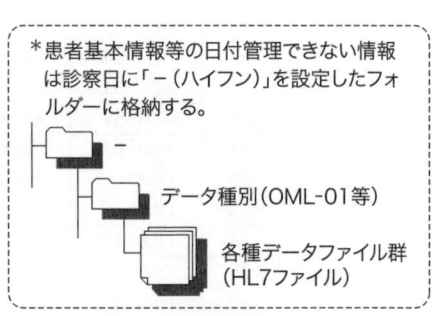

- 標準化ストレージ ルートフォルダー
  - 患者ID 先頭3文字
    - 患者ID 4〜6文字
      - 患者ID
        - 診察日（YYYYMMDD 形式）
          - データ種別（OML-01等）
            - 各種データファイル群（HL7ファイル）

＊患者基本情報等の日付管理できない情報は診察日に「－（ハイフン）」を設定したフォルダーに格納する。
- －
  - データ種別（OML-01等）
    - 各種データファイル群（HL7ファイル）

（清水ら．第33回HL7セミナー資料より）

た」などの診療日を持たないオーダ種に関しては「−」フォルダ内に格納することになっています。

オーダ種コードはOMP-01が処方オーダ，OML-1が検体検査オーダというように決まっています(図6)。たとえば，IDが「0123456789」という患者の2010/1/1の処方オーダであれば，012-345-0123456789-20100101-OMP-01内にあり，IDが「00098765」の患者の基本情報の更新であれば，

   000-987-00098765-「-」-ADT-00

となります。

ファイルのタイトル名にも規約があります(図7)。

HISで発生したオーダごとにメッセージファイルは生成されるのですが，最新のオーダにはファイル名の最後にフラグ1をつけ，以前ファイルの最新フラグは0に戻すことになっています，これにより各オーダ種フォルダのなかには，メッセージファイルが複数格納されていますが，常に最新のメッセージがわかるようになっています。

たとえば，検査オーダOML-01なら中間報告の検査結果も送られてくるのですが，最終的

図6 オーダー種別対応表

項番	オーダ種別	名称	メッセージ型
1	ADT-00	患者基本情報の更新	ADTA^08
2	ADT-00	患者基本情報の削除	ADTA^23
3	ADT-01	担当医の変更	ADTA^54
4	ADT-01	担当医の取消	ADTA^55
5	ADT-12	外来診察の受付	ADTA^04
6	ADT-21	入院予定	ADTA^14
7	ADT-21	入院予定の取消	ADTA^27
8	ADT-22	入院実施	ADTA^01
9	ADT-22	入院実施の取消	ADTA^11
10	ADT-31	外出泊実施	ADTA^21
11	ADT-31	外出泊実施の取消	ADTA^52
12	ADT-32	外出泊帰院実施	ADTA^22
13	ADT-32	外出泊帰院実施の取消	ADTA^53
14	ADT-41	転科・転棟（転室・転床）予定	ADTA^15
15	ADT-41	転科・転棟（転室・転床）予定の取消	ADTA^26
16	ADT-42	転科・転棟（転室・転床）実施	ADTA^02
17	ADT-42	転科・転棟（転室・転床）実施の取消	ADTA^12
18	ADT-51	退院予定	ADTA^16
19	ADT-51	退院予定の取消	ADTA^25
20	ADT-52	退院実施	ADTA^03
21	ADT-52	退院実施の取消	ADTA^13
22	OMD	食事オーダ	OMD^003
23	OMP-01	処方オーダ	OMP^009
24	OMP-02	注射オーダ	OMP^009
25	OML-01	検体検査オーダ	OML^033
26	OMG-01	放射線検査オーダ	OMG^019

(「SS-MIX標準化ストレージ仕様書」より)

図7 ファイル命名規則

■ ファイル命名規則

患者ID_診療日_データ種別_オーダNo_発生日時_診療科_コンディションフラグ

■ ファイル命名に必要な項目

No	項目	内容
1	患者ID	フォルダー構造に必要な項目と同様
2	診療日	
3	データ種別	
4	オーダNo	オーダ（医師の指示）を特定するための識別番号。HL7メッセージ「ORC-2」または同等値を設定する。（詳細は「SS-MIX標準化ストレージ仕様書」参照のこと）
5	発生日時	トランザクション日時（YYYYMMDDHHMMSSFFF表記）HL7メッセージ「MSH-7」または同等値を設定する。
6	診療科	診療科（入力組織）HL7メッセージ「ORC-17」または同等値を設定する。診療科コード自体を保有しない場合は固定で「-」または「000」等の施設内で定めた規定値を設定する。
7	コンディションフラグ	ファイルが有効か無効かを識別するフラグ 1：有効 0：無効（削除）

99999999_20070720_OMP-01_003000000204685_20070720142708_BB_1

（「SS-MIX 標準化ストレージ仕様書」より）

図8 メッセージ ファイルとセグメント識別子

```
MSH|^~¥&|PC-ORDERING/AD|HIS|YUYAMA|薬剤部|20070720142708||OMP^O09|
ZGW|99999999|20070720120000|OMP-01^処方オーダ^|003000000204685
PID|0001||99999999|| 浜松^一郎^^^^L^|~^ハママツ^^イチロウ^|
RXE|||||||||||||000014||||||||||||||||||
TQ1|1|1|¥T¥7N01&&&1日1回&L|||1^|2007072012|||||||
RXO|999999912601^ENA713D／ONO−2540（2.5cm2）^MDCHOT^912601^
RXR|AP|||||
ORC|NW|003000000204685||2|||||20070720142708|BBC54^渡辺 浩^^^
```

1ファイルには1メッセージ
メッセージはいくつかのセグメントから構成
各セグメントは頭に識別IDを持つ

セグメントID	セグメント名
PID	患者識別セグメント
RXO	処方オーダ
OBX	検査オーダ
ZND	病名オーダ
…	…

に確定した検査結果はファイル名の最後尾が「1」のものを選択すればいいようになっています。

● HL7メッセージファイル（v2.5）

さて選択されたファイルはテキストファイルになっており，1ファイル（＝1メッセージ）内にはさらに改行コードで区切られたセグメントが複数格納されており，このセグメントの

頭にはセグメント識別子が付けられています。メッセージ内のセグメント表示にも順番と形式が存在しています(図8)。

5 なぜHL7なのか

標準化ストレージ内の電文メッセージにはHL7(v2.5)を採用していますが，そもそも，「CSVなどのよくある形ではなく，なぜHL7なのか？」ということですが(このあたりのことには若干議論があるとは思いますが)，いくつかの理由があります。

一つにはこれが国際規格であるということ(ISOTC215保健医療情報として規定されています)，つまり，内容がすべて規格化されていますから，システム間のやり取りの際(とくに異なるベンダー間の情報交換の際)に新たな取り決めの必要性が少ないことになります。逆にこれがCSVなどのデータ形式でやりとりをするなら，データの配列順，採用したコード体系など，細かなことを別途定める必要が出てきます。

図9　HL7形式セグメント

OBX|0001|NM|3H010000002326101^ナトリウム^JC10^0001^NA^L||139^
139^L|144^mEq/l^L|139-145||||F||01^R|||||

セグメント内はHL7形式で規格化されたフィールドが並んでいる。
検査オーダOBX内には単位や基準値範囲も記されている。

HL7が冗長性を持っていることも理由の一つです。氏名情報におけるミドルネームや，検査値における単位や基準値範囲などをフィールドとして確保してあるため，ほとんどのシーンに置いて対応可能になっています(図9)。

6 FileMakerを利用した標準化ストレージからの情報抽出

さて，長々とSS-MIX,標準化ストレージの構造につき説明をしてきましたが，ストレージの構造が理解されていれば，ここからの情報抽出はさほど複雑なものではありません。以後は筆者の方法を記述していきますが，当然本法にこだわる必要はまったくありません。むしろ，よりスマートなプログラミングによる抽出方法の公開を待ち望んでいます。

(1) 情報抽出例—患者の属性情報抽出
● ステップ1—最新の患者属性情報のローカルコピー

前述したように患者の最新属性情報は，IDフォルダ下の「-」フォルダ内の「患者基本情報の更新ADT-00」フォルダ，その中のファイル名の末尾が1のメッセージファイル内にあることがわかっています。

以下に例を示します。開発環境はWindows XP sp2，FileMaker Pro ver. 10です。 サンプルファイル

図10

```
cmd.exe /c copy   ￥ストレージのパス￥ストレージ名￥" & Left(ID ; 3 
)& "￥￥" & Middle( ID ; 4 ; 3 ) & " ￥￥" & ID & "￥-￥ADT-00￥*_1 
D:patient_data.txt
```

　FileMaker Proのスクリプト・ステップを使って，以下の計算式を含むメッセージをDOSコマンドとしてOSに送ることにより，クライアントPCのローカルドライブ（この場合はDドライブ）に患者属性最新ファイルをコピーします（図10）。

「Left(ID ; 3)& "￥￥" & Middle(ID ; 4 ; 3) & " ￥￥" & ID & "￥￥ADT-00 ￥」

　この部分で該当患者のターゲットフォルダを指定します。最新を示す末尾1のファイルはワイルドカード＊を使って「＊_1」として指定しています。
　コピー先のファイル名には「patient_data.txt」のように拡張子をつけておきます。サーバ内のファイルを直接分析せずに1回ローカルコピーをするのには，ネットワークの負荷を軽減する意味と，拡張子をつけて読み込みができるようにする意味があります。

● ステップ2―メッセージのインポート，分解

　前ステップでコピーされたメッセージファイルをFileMaker側に用意した「segment」フィールドにインポートします。すると，改行コードごとに各セグメントが複数のレコードとしてインポートされます（図11）。

図11　インポートされたセグメント

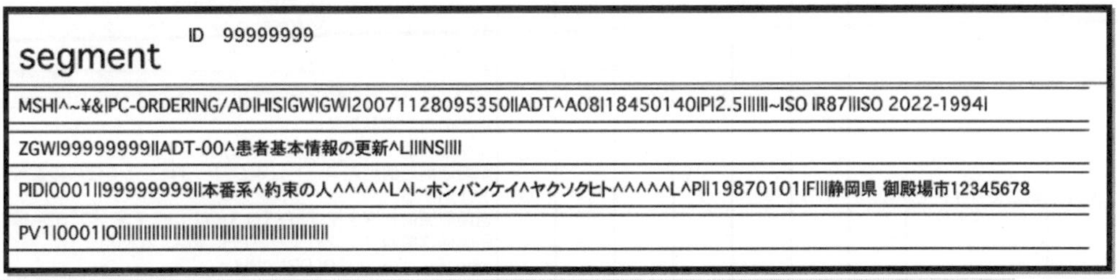

```
                    ID  99999999
segment

MSH|^~¥&|PC-ORDERING/AD|HIS|GW|GW|20071128095350||ADT^A08|184501 40|P|2.5|||||~ISO IR87|||ISO 2022-1994|
ZGW|99999999||ADT-00^患者基本情報の更新^L|||NS||||
PID|0001||99999999||本番系^約束の人^^^^^L^I~ホンバンケイ^ヤクソクヒト^^^^^L^P||19870101|F|||静岡県 御殿場市12345678
PV1|0001|O|||||||||||||||||||
```

● ステップ3―PIDセグメントの抽出

　本来，HL7メッセージ内のセグメントは，その順序にも意味を持っています。そのため本法のようにこれをセグメントに分解して，個々に分析することは好ましくないとも考えられますが，本インターフェースの目的は「患者のIDを入力した時，氏名や生年月日などの一般属性が引用されること」を目的としていることを考えれば，必要なのはセグメント内でも最新の「PIDセグメント」のみともいえます。そこで検索機能を使って「segment」フィールドの頭にPIDがついているものを抽出していきます。これは1レコードのみのはずです。

● ステップ4―テキスト処理関数を使ったHL7標準の解釈

　読み込まれたセグメントはHL7v2.5で書かれています。表現されている各フィールドは，デフォルトではフィールドセパレータ「|」で区切られています（ちなみに，HL7v2.5では縦棒区

図12 PIDセグメント定義

	フィールド名	LEN	DT	OPT	RP	#	JAHIS	静岡県版	説明
PID-0	セグメントID	3	ST	R			R	R	PID（患者識別セグメント）。
PID-1	セットID-PID	4	SI	O			O	O	0001。セグメントの反復が許されるメッセージにおいて，反復を識別するためのメッセージ内でのシーケンス番号。 [静岡県版] 1メッセージで複数患者の情報を送信しない
PID-2	患者ID	20	CX	B			O	N	旧バージョンと互換をとるためのフィールド。
PID-3	患者IDリスト	250	CX	R	Y		R	R	病院内で患者を一意に識別できるID。病院内で定義された桁数で，前ゼロ形式。
PID-4	代替え患者ID	20	CX	B	Y		O	N	旧バージョンと互換をとるためのフィールド。
PID-5	患者氏名	250	XPN	R	Y		R	R	患者の氏名。 [静岡県版] 名前タイプコード（XPN.7）は，HL7 表「0200-名前タイプ」に記載されている「L:法的な名前」を使用，名前表記コード（XPN.8）は，HL7 表「0465-名前/アドレス表記」に記載されている「1:漢字表記」「P:カナ表記」を使用する。 2件の繰り返しをもつ（1.漢字名称，2.カナ名称） ex）駿河^葵^^^^L^1^スルガ^アオイ^L^P
PID-6	母親の旧姓	250	XPN	O	Y		N	N	患者の母親の旧姓。通常は使用しないフィールド。
PID-7	生年月日	26	TS	O			O	R	患者の誕生日。「YYYYMMDD」形式。
PID-8	性別	1	IS	O		0001	R	R	患者の性別を識別するコード。（F:女性，M:男性）
PID-9	患者別名	250	XPN	B	Y		N	N	旧バージョンと互換をとるためのフィールド。
PID-10	人種	250	CE	O	Y	0005	N	N	患者の人種。通常は使用しないフィールド。
PID-11	患者住所	250	XAD	O	Y		O	O	患者の住所。 [静岡県版] 住所タイプコード（XAD.7）は，HL7 表「0190-住所タイプ」に記載されている「H:自宅」を使用する。 ex）静岡県静岡市葵区追手町9番6号^^^^420-8601^JPN^H
PID-12	郡コード	4	IS	B		0289	N	N	旧バージョンと互換をとるためのフィールド。
PID-13	電話番号-自宅	250	XTN	O	Y		O	O	患者の自宅電話番号。 遠距離通信用途コード（XTN.2）は，HL7 表「0201-遠距離通信用途コード」より「PRN:主たる住居の番号」を使用する。 遠距離通信装置タイプ（XTN.3）は，HL7 表「0202-遠距離通信機器タイプ」より「PH:電話」を使用する。 ex）054-211-9999^PRN^PH

（「SS-MIX標準化ストレージ仕様書」より）

切りデータなどといわれることがあるのですが，実際にはフィールドセパレータはなんでも構わないとされています）。さらに，「患者氏名」フィールド内に漢字とカナの2種類を入れるなど，フィールド内に複数のデータを入れる必要があるときには，コンポーネントセパレータ"^"を使ってフィールド内に格納しています。

　ちなみにPIDセグメントでは，以下の順番でフィールドデータが格納されています（図12）。これらをスクリプト内のテキスト処理を使って必要なフィールドデータを抽出しています。具体的には指定した回数目の（抽出したいフィールドによって異なる）フィールドセパレータの出現文字数位置を「Position」関数でカウントし，次のセパレータまでの出現文字位置とあわせて，「Left」関数と「Substitute」関数を用いて必要なフィールドを抽出します（図13）。

図13　HL7セグメントのテキスト処理

```
セグメント
PID|0001||99999999||本番系^約束の人^^^^^L^I~ホンバンケイ^ヤクソクヒト^^^^^L^P||19870101|F|||静岡県 御殿場市1
2345678^^^^411^JPN^H||000332659****PRN^PH|||||||||||||||20071128095350|||||
```

フィールドNo　5

選択したセパレータまでの文字数　　Position(セグメント , "|" , 1 , フィールドNo)
20

次のセパレータまでの文字数　　Position(セグメント , "|" , 1 , フィールドNo+1)
51

左から指定セパレータまでの文字抽出　　Left(セグメント , 選択したセパレータまでの文字数)

PID|0001||99999999||

次のセパレータまでの文字抽出　　Left(セグメント , 次のセパレータまでの文字数-1)

PID|0001||99999999||本番系^約束の人^^^^^L^I~ホンバンケイ^ヤクソクヒト^^^^^L^P

セパレータ間の文字抽出　　Substitute(次のセパレータまでの文字抽出 , 左から指定セパレータまでの文字抽出 , "")

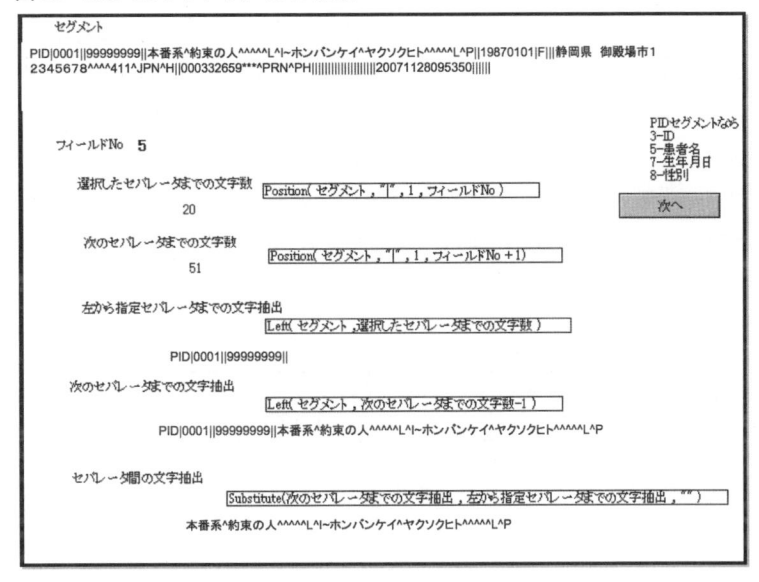

本番系^約束の人^^^^^L^I~ホンバンケイ^ヤクソクヒト^^^^^L^P

PIDセグメントなら
3-ID
5-患者名
7-生年月日
8-性別

図14　PIDセグメントの処理結果

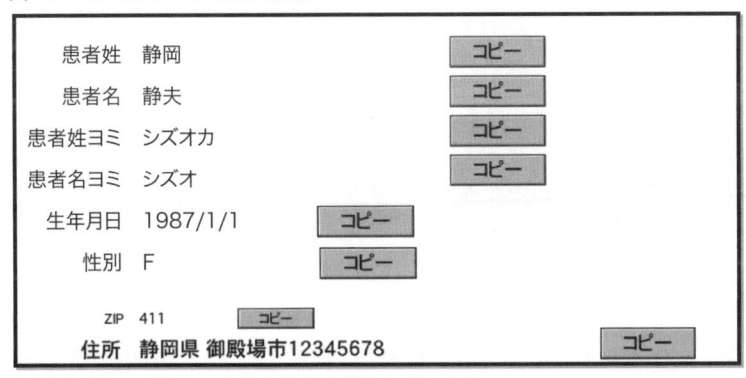

患者姓　　静岡　　　　　　コピー
患者名　　静夫　　　　　　コピー
患者姓ヨミ　シズオカ　　　　コピー
患者名ヨミ　シズオ　　　　　コピー
生年月日　1987/1/1　　コピー
性別　　F　　　　　　　コピー
　　　　ZIP　411　　コピー
住所　静岡県 御殿場市12345678　　　　　コピー

※今回はサンプルデータから氏名を抽出しています

表示した例は「患者氏名」フィールドなので，抽出結果にはさらにコンポーネントセパレータで「姓」「名」「姓ヨミ」「名ヨミ」が含まれています。同じ手法で必要なコンポーネントを抽出します。最終的には「氏名」「ヨミ」「性別」「生年月日」「住所」が引用できました（図14）。現場ではこの結果をスクリプトの結果として書き出し，他の帳票データベースで使われています。

(2) 情報抽出例 —病名 処方 検査結果の抽出

　これまで基本的な患者情報の抽出プロセスにつき説明してきました。同様の手法で，標準化ストレージの主たるコンテンツである「病名」「処方注射オーダ内容」「検査結果情報」の抽出も可能です。DOSコマンドを実行してローカルPCに必要なファイルをコピーし，これを取り込み，セグメント単位まで分解，HL7規格に基づきこれらをテキスト処理をして解釈をする，といった流れはほぼ同じなのですが，大きく異なる点があります。それは「標準化スト

レージは構造上，オーダー日がわからないと下位のオーダー種フォルダにアクセスできない」ということです。またインデックスファイルを持っていませんから，検査や処方がいつオーダーされたかはわかりません（正確にいえば，病名の抽出はオーダ日を指定せず「-」フォルダ内にデータあるため前述の手法が取れるのですが，便宜上ほかのデータ抽出と同じ手法で説明しています）。

　筆者は，手法が単純であること，データ量が多くないことから，該当患者の最新ファイルをすべてローカルに保存して解析する方法を取りました。以下メッセージをDOSコマンドとして送ります（図15）。

図15
```
cmd.exe /c copy ¥ストレージのパス¥ストレージ名¥¥" & Left(ID ; 3 )& "¥¥"
& Middle( ID ; 4 ; 3 ) & " ¥¥" & ID & "¥*_1 D:¥patient_data¥*.txt
```

　該当患者IDフォルダ以下のすべてのフォルダ内の，ファイル名末尾が1の物をすべてtxtの拡張子をつけてローカルフォルダ「patient_data」内にコピーします。ファイルをインポートするときにはファイル名ではなく「patient_data」フォルダ全体を指定します。これでフォルダ内の全ファイルが読み込まれた形になります。このあと，すべてのファイルをセグメント単位まで分解します。

　セグメント識別子を検索し，病名の抽出であれば「ZND」，検査結果であれば「OBX」，処方注射内容であれば「RXO」で絞りこみます（図16）。

　あとは患者番号と発行日をキーにしてポータルで表現すれば完了です。ただこの手法はスマートではなく，今後改善が必要と考えています。

● 補1　標準化ストレージの文字コードについて

　これまで触れてきませんでしたが，実は標準化ストレージ内のファイルにおける文字コード体系には決まりはありません。しかしながら，標準化ストレージ内の情報を他施設に電子紹介状などで送る際には，「JIS」コードでの表現が指定されています。浜松医科大学の標準化ストレージは「Shift-JIS」ですが，現在，筆者の職場である国立長寿医療研究センターで導入を開始したストレージは「JIS」コードで記述されています。ご存じのように，FileMakerで日本語テキストなどを読み込む際には「Shift-JIS」と「Unicode」にしか対応していません。そのため筆者の施設では，標準化ストレージのファイルを読み込ませる前に，バッチファイルによる文字コード変換処理が必要になり，煩雑になってしまいました。FileMaker連携を考慮した標準化ストレージ構築の際にはお気を付けください。

● 補2　拡張化ストレージの存在の重要性

　平成22年（2010年）大阪で行われた第33回HL7セミナーにて，「拡張化ストレージ」についての発表がありました。すでにお伝えしたように，標準化ストレージは「患者情報」「処方注射」「検査」などの標準規格が制定されている項目の置き場所とされていますが，それ以外のデー

図16　病名，処方，検査結果の抽出

ZND　病名

	類病名	接頭修飾語	診断病名	診療科コ…	診療科名	診断日
	物:磁気性		眼球内異物:磁気性	AA	内科	19920113
	病˜I10˜EM7Q˜		糖尿病	AL	内分泌・代謝内科	20090608
腸壊死の疑い˜I10˜SQBF˜腸	K550˜腸壊死の疑い	5395˜の疑い	腸壊死の疑い	DE	心臓血管外科	20090515
˜急性腎不全˜I10˜F7VH˜急性	N179˜急性腎不全		急性腎不全	DE	心臓血管外科	20090510
˜意識障害˜I10˜PKAU˜意識障	R402˜意識障害		意識障害	DE	心臓血管外科	20090520
脳梗塞˜I10˜K5PV˜脳梗塞	I639˜脳梗塞˜I10˜K5PV˜		脳梗塞	DE	心臓血管外科	20090520
播種性血管内凝固	D65˜播種性血管内凝		播種性血管内凝固	DE	心臓血管外科	20090509

OBX　検査

		001|ST|	20040401	白血球数	6000	/μl	3600-9200
		002|ST|	20040401	赤血球数	468	X10¥S¥4/μl	443-561
		003|ST|	20040401	ヘモグロビン濃度	13.8	g/dl	13.7-16.9
		0004|ST|	20040401	ヘマトクリット値	41.0	%	41.2-49.5
	OBX	OBX|0005|ST|	20040401	血小板数	18.2	X10¥S¥4/μl	15.3-35.2
	OBX	OBX|0006|ST|	20040401	MCV	88	fl	82-98
	OBX	OBX|0007|ST|	20040401	MCH	29.5	pg	26.8-32.9
	OBX	OBX|0008|ST|	20040401	MCHC	33.7	%	31.6-35.0
	OBX	OBX|0001|ST|	20040401	無機リン	3.2	mg/dl	2.4-4.6
	OBX	OBX|0002|ST|	20040401	カルシウム	9.4	mg/dl	8.5-10.4
	OBX	OBX|0003|ST|	20040401	PSA	2.03	ng/ml	<2.5 (<5.0)

RXO　注射処方

		診療日	内服注射別	薬剤名称	一日量	単位
		20090608	注射	ノボラピッド注フレックスペン	1	本
		20090608	注射	レベミル注フレックスペン	1	本
		20090608	注射	マイクロファインプラス31G　14本入	2	包
RXO		20090617	注射	マイクロファインプラス31G　14本入	1	包
RXO		20090617	注射	マイクロファインプラス31G　14本入	2	包
RXO		20090621	注射	ノボラピッド注フレックスペン	1	本
RXO		20090627	注射	マイクロファインプラス31G　14本入	3	包
RXO		20090509	注射剤	大塚糖液　10%　500mlバッグ	1	袋
RXO		20090509	注射剤	ガスター注射液　20mg	2	A

タを置くことは許していません。一方，実際の診療現場では標準化ストレージにないようなさまざまなデータも取り扱い，また，共有化したいという要望が強くあります。これらの置き場所として拡張化ストレージは有用です。手術のデータや各種サマリー記事，などをHIS外に置くことができます(**図17**)。

約束事として，標準化ストレージとはルートディレクトリを分ける，ファイルの名称から患者ID・診療日・データ種別等が判別できるように命名する，格納するフォルダ内にて一意となるようなファイル名を設定する，などが決めてあります。長寿医療センターでは現在，拡張化ストレージ内には，手術に関するデータと患者の詳細なプロフィール情報を格納しています。今回提示した主法を用いれば，これらの情報もFileMakerに引用可能になっています。

● 補3　標準化ストレージのインデックスについて

標準化ストレージがインデックスデータベースを持っていないことは前述しました。これは，「標準化ストレージはデータベースというよりストレージである」ことから考えるとやむを得ないのですが，それでもオーダ日がわからない患者の検査データを抽出する際などには不便が生じます。「外部システムが別個に標準化ストレージのインデックスを持つことは任意である」とされていますが，実際には他社システムではどのようにして処理をしているのでしょうか。実は，HISがストレージにHL7データを送る際には，そのログデータも出すよう

図17　拡張化ストレージ

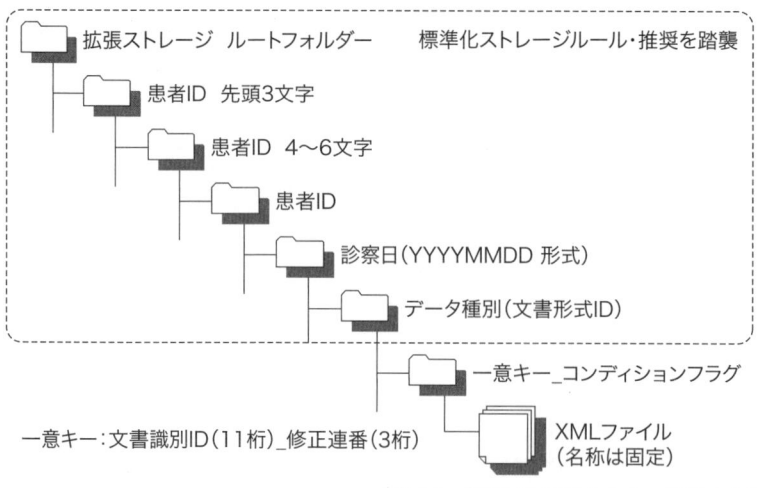

拡張ストレージ　ルートフォルダー　　標準化ストレージルール・推奨を踏襲
患者ID　先頭3文字
患者ID　4～6文字
患者ID
診察日(YYYYMMDD 形式)
データ種別(文書形式ID)
一意キー_コンディションフラグ
XMLファイル(名称は固定)

一意キー：文書識別ID(11桁)_修正連番(3桁)

（清水ら．第33回HL7セミナー資料より）

に決められています。このログファイルのなかには単なるヘッダー情報だけでなく本来送るHL7データもそのまま載せられています。また，このファイル自体は多重フォルダ構造ではなく，単一フォルダ内に蓄積されていきます。つまりこのログファイルを定時的に読取分析することで，独自のインデックスは作れるのです。FileMakerを利用したログファイルの解析とインデックスデータベースの作成は筆者の今後の課題です。

謝　辞

　本稿執筆にあたり浜松医科大学医療情報部木村通男教授をはじめ，SBS情報システム様，NTTデータ東海様，NEC様，富士通様（順不同）から多くのご助言をいただきました。この場を借りてお礼を申し上げます。

文　献

1) Kai U. Heitmann, et al., 木村通男訳：HL7医療情報標準化規格−その概略，インナービジョン，2002
2) 木村通男：全国へ広がる「静岡県版電子カルテ」―医療の透明性向上と標準化基盤の整備，新医療7月号，2006
3) SS-MIX普及推進コンソーシアム　http://www.hci-bc.com/ss-mix/
4) 日本HL7協会　http://www.hl7.jp/
5) 渡辺浩 他：SS-MIXを利用したHIS-FM連携：第29回医療情報学連合大会　企画セッション「ユーザーメイドシステムと基幹システムとの連携に関する検討」2009

4章 医療で利用する際の注意

EUCとそのファイルの取り扱い

平松晋介（製鉄記念広畑病院産婦人科）

　EUCで作成されたファイルは，医療文書とみなされるべき内容を含む可能性があります。したがって，個人のファイルとは違った取り扱いが要求されることもあります。
　最も大きな点は，ファイルの保存方法でしょう。また，そのファイルの著作権についても，知っておく必要があります。それらについて解説します。

1 EUCと職務著作

　すべての著作物には，著作権が発生します。たとえば，書籍，雑誌，CD，DVDなどの内容には著作権が伴っており，その著作権者に勝手に複写したり，さらにそれを配布したりする事は禁じられていることは，よく知られています。
　著作権というと，作家や画家，音楽家などが持つ特殊な権利だと考えられる方が多いようですが，そんなことはありません。誰でも持っている普通の権利です。皆さんの作られたコンピュータープログラムにも著作権が自然に発生し，その権利が守られます。
　その著作権とはどういう事か，また，EUCでの自作のプログラムに伴ういろいろな著作権を巡る問題について，解説してみます。

2 職務作成物

　数年前，この著作権を含めた知的財産権について，大きく世間の注目を得た訴訟が起きました。いわゆる「青色LED訴訟」です。
　中村修二氏（現・米カリフォルニア大サンタバーバラ校教授）が，日亜化学工業の研究員として在籍中，世界で初めて青色LEDを発明し，発明の対価の一部として200億円の支払いを求めた訴訟です。その製品化の後，日亜化学工業は大きく業績を伸ばし，急成長しています。
　東京地方裁判所は，1審で，発明の対価を約604億3000万円と算定し，中村氏の請求通り，同社に200億円を支払うよう命じる判決を出しました。その後の和解交渉で，同社が中村教授に，発明対価が6億857万円，遅延損害金が2億3534万円，合計8億4391万円を支払い，中村教授はそのほかの請求を放棄することで和解しています。
　それ以前より発明に対する訴訟があり，「味の素アスパルテーム訴訟」では，製造方法についての発明について訴訟となり，発明対価として1億9000万円が認定されています。

「日立製作所光ディスク訴訟」は，光ディスクの基本特許にかかる発明を行った研究員が，在職中に行った職務発明について起こした訴訟では，在職中に支払われた補償金(20万円)が不十分であるとして，追加的に補償金を請求しています。この訴訟では，多額のロイヤリティを得た基本特許にかかる判断であることに加え，被告日立製作所は特許管理において日本のデファクトともいわれる先進性を有する企業である事が論点となり，貢献度20％として，3494万円が認定されています。

これらの訴訟では，個人の職務上の業績が，個人の業績として認められ，さらにそれに対する対価がその貢献度によって計算されうる，という画期的な判決だったとされています。

著作権を巡る大きな訴訟は少ないのですが，小説や論文が，他の著作物を盗用していた，という報道は，時々聞かれることもあるでしょう。歌手の森進一さんが，「おふくろさん」の歌詞の一部を作詞家に無断で改変して歌っていたことで，作詞家よりその使用を禁止された事件がありました。

また，上海万博のテーマソングが，日本のポップソングに非常に似ていた，と騒がれた事件もあります。

このように，知的財産権は，その扱いを誤ると大きなトラブルの元になる事もあり，十分な知識を持つことが大事です。

3 著作権とは

著作権と，知的財産権の一つです。知的財産権は，産業財産権と著作権に大別され，産業財産権は，特許権，実用新案権，意匠権，商標権が含まれています。

産業財産権は，工業的な発明物などを独占的に使用する権利を保護するものです。

一方，著作権はそれらの商業上の財産権とは異なり，すべての著作物に自然発生する，著作者に対して付与される財産権であり，著作者に対して著作権の対象である著作物を排他的に利用する権利を認めるものです。

日本国内で，この著作権を規定しているのが「著作権法」で，そのなかで規定されている著作物とは，「思想又は感情を創作的に表現したものであつて、文芸、学術、美術又は音楽の範囲に属するもの」(著作権法第2条)であって，「小説、脚本、論文、講演その他の言語の著作物」「音楽の著作物」「舞踊又は無言劇の著作物」「絵画、版画、彫刻その他の美術の著作物」「建築の著作物」「地図又は学術的な性質を有する図面、図表、模型その他の図形の著作物」「映画の著作物」「写真の著作物」「プログラムの著作物」(著作権法第十条)が含まれます。

さらに国際的な著作権の規定として，

　　文学的及び美術的著作物の保護に関するベルヌ条約(ベルヌ条約)
　　万国著作権条約
　　著作権に関する世界知的所有権機関条約(WIPO著作権条約)

知的所有権の貿易関連の側面に関する協定(TRIPS協定)

などの条約があり，日本も批准しています。

著作権の発生についての考え方として，創作の時点で自動的に創作者(著作者)に帰属するとする，無方式主義がとられており，なんらかの手続きによって発生する方式主義ではありません。

つまり，原始的には，著作者たる地位と著作権者たる地位が同一人に帰属するという考え方がとられています。

さらに，著作権の内容については，財産権たる著作権と，人格権たる著作者人格権に分けられます。

財産権たる著作権は，その実行によって，なんらかの対価の発生が見込まれる物で，著作権者より他の者へ譲渡可能とされています。たとえば，書籍の出版の際には，著作者より複製権が出版社へ譲渡され，出版社が著作権者となり複製を行い販売している，と考えられています。

一方，人格権たる著作者人格権は，公表することの可否を決定する，著作者の公表権，著作権者の表示を求める，氏名表示権，原本からの改変を規制する，同一性保持権が含まれ，これらの権利は，他の者への譲渡は不可能とされており，著作者は，出版後の書籍でも，公表権を停止することによって，出版を禁止する事も可能です。ただし，その際には，それまでに結んだ契約などを解除する手続きが必要でしょう。

このように，著作権法は，著作者に対して非常に強い権利を与えていますが，このような権利が永久に継続することが社会の利益になるとは考えられず，また，その著作者が死亡などで存在しなくなったときに，その権利の実行に支障を来すことが考えられます。そのために，著作権には，その保護期間に制限があります。

ベルヌ条約では，権利の発生要件として「無方式主義」(同条約5条(2))をとり，著作権の保護期間として「著作者の生存期間及び著作者の死後50年」(同条約7条(1))と定められており，日本国内法の著作権法では，「著作権の存続期間は、著作物の創作の時」から「著作者の死後50年を経過するまでの間、存続する」(著作権法51条)とされていて，また「無名又は変名の著作物の著作権は、その著作物の公表後50年を経過するまでの間」(著作権法52条)，「法人その他の団体が著作の名義を有する著作物の著作権は、その著作物の公表後50年を経過するまでの間」(著作権法53条)，「映画の著作物の著作権は、その著作物の公表後70年を経過するまでの間」(著作権法54条)存続すると定められています。

海外では，パブリックドメインという考え方があります。国外の多くの国では著作権の放棄が可能で，著作権が消滅した，または，存在していない状態が存在します。一方，日本国内法の著作権法では，著作権の放棄はできず，年限を経た著作権の消滅を待つしかありませんので，それとは大きな相違があります。

また，オープンソースという考え方もあります。これは，通常は著作権は放棄されておらず，その成果を公表するなどの一定の条件の元で，その使用や改変について，自由に認めるよう

なライセンス方法です。

4 職務著作と職務発明

さて，ここにいう著作者とは，誰を指すのでしょうか。

著作者になり得るのは，実際の創作活動を行う自然人たる個人です。

しかし，企業の従業員がその職務として創作を行った場合に，著作権が創作者個人に帰属することになるのは不都合な場合が多々あります。たとえば，会社の営業上の文書を作った場合に，会社がその文書を自由に使えないことは業務の支障となりますし，その作成者が退社した場合に，その文書を使用するために，許諾を得る必要が出てくるかもしれません。それは非常に不合理です。そのために，著作権法第15条ではある一定の要件を満たした場合には，創作者個人ではなく企業そのものが著作者となり著作権を取得することが定められています。これが職務著作(法人著作)です。つまり，職務上作成された著作物の著作者は，その所属する法人等に帰属することになります。

ここで，最初に述べた職務発明と矛盾するのではないか，と思われた方も多いと思います。

実は，特許法と著作権法では，職務上の業績成果物についての扱いがまったく異なるのです。

著作権法では，「法人等の発意に基づきその法人等の業務に従事する者が職務上作成するプログラムの著作物の著作者は，その作成の時における契約，勤務規則その他に別段の定めがない限り，その法人等とする」(第15条2項)と定められていることに対して，特許法35条ではでは，発明に関する権利は発明者個人に帰属し，契約・勤務規則等によって事前・事後に会社に権利が承継された場合は，発明者は相当の対価の支払い受ける権利を有すると定められています。

つまり，職務発明については，基本的にその権利は発明者本人に帰属し，法人がそれを利用することに対して発明対価を支払う義務があることに対して，職務著作については，著作者はその所属する法人に帰属することが規定されており，著作した本人にはその権利はありません。

ただし，その職務著作については制約があり，著作権法15条2項に

1. その著作物を作る企画を立てるのが法人その他の使用者(たとえば，会社や国など，職員の雇用・管理者。以下「法人等」という。)であること
2. 法人等の業務に従事する者の創作によること
3. 職務上作成されること
4. 公表するときに法人等の名義で公表されること
5. 契約や就業規則に職員を著作者とする定めがないこと
6. プログラムの著作物については，4の法人等の名義で公表されることが満たされていなくとも法人著作となる

と規定されています。
　ここで非常に重要な論点が，法人等の発意であるかどうかです。
　これについては，知的財産高等裁判所における平成18年12月26日判決(著作権存在確認等請求控訴事件)があり，

>　『「法人等の発意」の要件については、法人等が著作物の作成を企画、構想し、業務に従事する者に具体的に作成を命じる場合、あるいは、業務に従事する者が法人等の承諾を得て著作物を作成する場合には、法人等の発意があるとすることに異論はないところであるが、さらに、法人等と業務に従事する者との間に雇用関係があり、法人等の業務計画に従って、業務に従事する者が所定の職務を遂行している場合には、法人等の具体的な指示あるいは承諾がなくとも、業務に従事する者の職務の遂行上、当該著作物の作成が予定又は予期される限り、「法人等の発意」の要件を満たすと解するのが相当である。』

とされています。これは，従業員同士でアイデアを出しただけでは法人の発意とはならず，法人のなかで企画制作について決定する権限のある者の意思によって決定されなければならないことを示していますが，法人との間で直接の命令があった場合はもちろん，このような具体的な指示がなくても，「業務に従事する者の職務の遂行上，当該著作物の作成が予定又は予期される」場合であっても，この要件を満たすことになります。
　すなわち，上司の指示，または，業務上の自己判断で作成されるものは，業務著作に該当する，と考えていいようです。
　ちなみに，「法人」には，法人格を有しない社団または財団で代表者又は管理者の定めがあるものを含みます。
　つぎに，その法人等の業務に従事する者という用件は，「法人等の指揮監督下において労務を提供するという実態にあり、法人等がその者に対して支払う金銭が労務提供の対価であると評価できるかどうか」という基準で判断されます。それは，業務態様，指揮監督の有無，対価の額及び支払方法などによって判断されます。つまり，雇用関係に基づき，その法人の指揮監督のもとで制作することは当然職務著作となり，請負契約に基づいて著作物を制作した場合には，請負人が著作者ですが，創作活動において独創的な役割を持たない単なる補助者では著作者にはなれません。
　派遣社員が派遣先で職務上制作した場合は，派遣先企業が著作者になりうると考えてよいと思いますが，これについては解釈が分かれていますので，事前に契約で取り決めをしておいた方がなおよいでしょう
　これらについて，最高裁判所平成15年4月11日判決では，次のように述べられています。

>　『法人等と雇用関係にある者がこれに当たることは明らかであるが、雇用関係の存否が争われた場合には、同項の「法人等の業務に従事する者」に当たるか否かは、法人等と

著作物を作成した者との関係を実質的にみたときに、法人等の指揮監督下において労務を提供するという実態にあり、法人等がその者に対して支払う金銭が労務提供の対価であると評価できるかどうかを、業務態様、指揮監督の有無、対価の額及び支払方法等に関する具体的事情を総合的に考慮して、判断すべきものと解するのが相当である。』

次に、「職務上作成する著作物」の要件については、知財高裁に判決もあるように、業務に従事する者に直接命令されたもののほかに、業務に従事する者の職務上、プログラムを作成することが予定又は予期される行為も含まれるものと解すべきでしょう。その意味では、自宅で作成したものであっても職務に基づいているものであれば、職務上作成に該当すると考えられます。

「法人等の名義で公表されること」との要件については、
・法人等が自己の著作の名義の下に公表する著作物であること
・発行者名義が法人等であるだけではこの要件を満たさない
・著作物の著作者として、法人等の名称が表示されている必要

があげられます。名称表示については、著作物の表紙、裏面、その他奥付などに、「著者：○○株式会社」とか、「制作著作：○○株式会社」、©マークを活用して、「©2008○○株式会社」と表示しても、著作者表示としての役割を果たすものと思われます。また、条文上「公表するもの」と規定されていますが、これは使用者の著作の名義で実際に公表したものだけではなく、使用者の著作の名義で公表することを予定している著作物も該当することを意味しています。

ただし、プログラムについては、必ずしも公表される性質の物ではなく、公表については規定はされていません。

最後に、契約や就業規則に職員を著作者とする定めがないことについての要件です。

雇用契約で、「権利は従業員に帰属する」と定めた場合などは、会社は著作者にはなりません。ただ、従業員採用の際に従業員が創作した著作物の一切が法人に帰属する、とする契約は、社会通念上、業務上の不合理を生じる可能性が高く、この契約は有効ではないと思われます。

過去の判例でも、大学院時代の研究成果を元に、業務に関係する特殊なプログラムの開発を会社とは独自に開発を進め、会社を休職中にさらに改良したプログラムが、会社の方針転換によって、業務に用いるプログラムとして採用され、さらに他のメーカーにライセンスする等して利益を上げている事に対して、自己に著作権が存在することの確認を求めた訴訟がありました。

論点になったのは、「職務上作成する」という要件と、「法人等の発意」についてです。前者については、「業務に従事する者に直接命令されたもののほかに、業務に従事する者の職務上、プログラムを作成することが予定又は予期される」場合も含む、と広く解釈し、また、後者についても、「法人等と業務に従事する者との間に雇用関係があり、法人等の業務計画に従って、業務に従事する者が所定の職務を遂行している場合には、法人等の具体的な指示あるいは承諾がなくとも」法人等の発意があるといえる、とすることによって、その請求は退けられています。(知的財産高等裁判所平成18年12月26日判決)

6 著作権を得るためには

　EUCプログラマにとって，すべての著作権法上の権利を主張する必要はないでしょう。必要または要望される著作権は，複製権，公衆送信権等，展示権，頒布権，譲渡権，貸与権でしょう。特に，複製権は自己業務の継続のために重要な物だと思われます。
　その著作権を得るためには，職務著作物にしない事が重要です。
　まず，契約や就業規則に職員を著作者とする定めがないことが，大きな問題になります。職員を著作者とする契約を結ぶには，労働協約の変更，または，個別または団体での契約を締結する事になりますが，国，地方公共団体との協約の改訂は，国家公務員法・地方公務員法などのさまざまな法律の改正手続きが必要となる可能性があり，非常に難しいことが予想されます。
　私は所属する医療法人と話合いを1年以上かけて，著作権についての契約を行っています。その概要は，著作権については作成者に認める，作成者は医療法人に対してその使用を許諾する，プログラムの解析などは行わない，というものです。実際に，そのプログラムの一部の病歴管理システムは，病院の正式な業務システムの一部として採用されています。
　つぎに，法人の発意によるものでないことを証明することになります。
　業務に関連するEUC著作物は，その作成が予定されているとみなされる可能性がきわめて高く，個人の企画であることを証明することは非常に困難です。たとえば，企画を，所属のない在学中にたてており，勤務開始よりなんらかの形で公表しておくことができれば明確でしょうが，実際にはこのような状況は少ないでしょう。
　医療上のEUCプログラムは，このように職務著作とみなされる可能性が高いでしょうが，直接利益をうむことは少ないと考えられるため，その配布などによる損失はほとんどないと考えられます。したがって，営業上の秘密などの条項が含まれないかぎりは，EUCプログラム作成者が法人などの著作権者との間で良好な関係が保たれていれば，民事法である著作権法を巡って訴訟を起こされる可能性は，非常に少ないと考えられます。著作権者の利益への配慮，さらに配布する際の一言や添付文書のなかでの謝辞などでこの関係を保つことが，EUCプログラムにおいては，非常によいものではないかと考えています。さらに，それが職務著作物であるとみなされることにより，業務時間のなかでのプログラムの編集作業も認められる可能性があり，さらにそれに伴う時間外勤務も認められるかもしれません。
　一方，個人著作であるとされる場合もあります。独立行政法人労働者健康福祉機構では，その所属する医師の労働契約について，医業としての契約であり，それに付随する・しないとは無関係に，その著作物は労働契約の範囲外である，というコメントを出しているようです。この場合は，医師の作成したプログラムについて，職務著作ではない，という判断を行ってもいいと考えられます。
　この状況では，勤務時間内の編集作業は，研究活動の一環とされるのが一般的だと思われますが，とくにその作成物を有料配布している状況であれば，勤務時間内の正規業務以外へ

の従事とみなされる可能性もあり，勤務規定違反を問われる可能性もあります。また，勤務時間外であろうと，院内での作業であれば，団体の資産を利用している点で，咎められる可能性もあります。その点は，十分な配慮が必要になるでしょう。

7 ファイルの保管について

EUCで作成されているファイルは，医療現場で使われれば使われるほど，医療情報を多く扱うことになります。これはすなわち，医療文書に準じて扱う必要がある，ということを示しているでしょう。

医療文書，特に電子カルテは，保存性，見読性，真正性の3項目を確保することが必要です。つまり，「法令に定める期間，復元可能な状態を保つこと」，「情報の内容を書面に表示できること」，「故意または過失による虚偽入力，書換え，消去及び混同を防止し，作成の責任の所在を明確にすること」が求められます。ただし，これは，診療情報を保存している場合に求められるものですので，電子カルテなどに保存されている情報があり，それの複写，または，派生させた情報が保存されているファイルに対しては適応されないと考えていいと思います。

ただし，裁判などでは，本来の診療録以外に，参考資料としてそれ以外の資料も提出を求められる場合があり，それへの対応として，これらのファイルも，電子カルテに準じた扱いをする必要があるでしょう。

ファイルの保管については，一般的なサーバーでの管理と大きな違いはありません。

最も重要な管理は，定期的なバックアップです。

ファイルメーカーでは，サーバーを導入すれば，その基本機能として定期的にバックアップを取ることができます。そのバックアップスケジュールは，ユーザーが好きなように設定することが可能です，

私の行っているバックアップスケジュールを紹介しておきましょう。

まず，全体のファイルを2グループに分けます。

第1のグループは，常にデータの更新が行なわれているファイル群で，入退院台帳等が該当します。このグループのファイルを，サーバー上のフォルダ1に入れておきます。

第2のグループは，マスターファイルなどのファイル群で，内容が大きく変化することはなく，メンテナンスなどで情報が更新されるもので，たとえば，病名コードファイルなどです。このファイル群をフォルダ2へ入れておきます。

バックアップスケジュールは，3段階になっています。

第1は，1時間ごとのバックアップです。これは，フォルダ1のファイルを，1時間ごとに保存していきます(Dayly00-Dayly23フォルダ)。その際に，24時間前(前日の同時刻)のファイルを上書きしていきます。

第2は，1日ごとのバックアップです。これは，フォルダ1のファイルを，1日ごとに保存します(Weekly1-Weekly7フォルダ)。その際に，7日前(前週の同曜日)のファイルを上書きし

ていきます。

　第3は，毎日のバックアップです。これは，フォルダ1，フォルダ2のファイルを，毎日保存していきます。このファイルは，上書きせずに保存していき，保存後には自動的に圧縮しておきます。ある程度の時間が経った時点，たとえば，1年経過すると毎月1日のデータのみを残すなど，整理していくことも可能でしょう。

　このバックアップによって，少なくとも1時間前の状態のデータが確保されており，また，数時間前の状態を再現することもできます。前日以前へも戻ることが可能で，数日前から起こっていた異常をリカバーすることができます。

　また，毎日の圧縮データは，後に外部より要求される際に，提出される情報として利用されることもあるでしょう。

　つぎに，ファイルの不具合はできるだけ取り除くことが重要です。

　内部の不具合は十分なくなっているものとして，ファイル間の整合性を常に気を付けることも重要です。とくにサーバーの異常終了や，ファイルの異常終了などが起これば，全ファイルの確認を行います。修復が必要なファイルについて，修復したファイルにはデータの損傷が残っている可能性があり，そのまま稼働させることは，後のトラブルの元になる，という意見があり，可能ならば直近のバックアップファイルよりレコードを含まないファイルを作成し，修復したファイルよりデータをインポートし，サーバーで稼働させることが安全だとされています。

　つぎに，真正性の問題です。

　真正性の確保のためには，まずファイルを開いている個人を特定することが必要です。そのために必要な物がアカウント情報です。ファイルメーカーでは，アカウント管理が簡単に厳密に行うことが可能です。アカウントは，各アクセス権グループに属します。そのなかで，フィールドごと，また，レイアウトごとの情報へのアクセスを制限することが可能です。また，メニューも変更することが可能で，アクセス権限やレイアウトによって，メニュー項目の表示，動作を変更することも可能です。これらを十分利用して，管理者は情報へのアクセスをコントロールすることできます。

　ファイルメーカーでは，基本機能として，変更履歴を保存することができませんので，ユーザー側で実装する必要があります。このためには，さまざまな方法が考案されていますが，決定的な方法はありません。最近のバージョンでは，スクリプトトリガー機能がサポートされたため，フィールドへのアクセスの開始と終了時点でスクリプトを動かすことが可能です。これを利用し，フィールド値の変更を検知し，アカウントとともに保存していくことが可能になりました。

　また，印刷や情報の書き出しも，メニューを変更することにより，印刷範囲，書き出し情報の詳細を記録することも可能です。

　これらの記録は，バックアップファイルとともに時系列情報として蓄積されていき，必要に応じて展開することが出来ます。

　また，情報には，機密性が必要です。

医療情報は，きわめて機微な情報として扱われるべき情報で，細心の注意が必要とされています。

個人情報保護法の規定により，医療機関はその収集した情報について，利用目的を特定し，利用目的を制限し，適正に取得し，取得に際しての利用目的の通知を行い，苦情の処理を行うように定められています。

これらを遵守するためのを保存する情報を，必要に応じて閲覧に応じる一方，流出しないように保護する責任を負います。

電子カルテは，これらの項目を遵守できる仕組みを組み込んでいます。EUCによるシステムにも，これらを遵守する義務が生じます。

最も重要なのが，上に述べたアクセス権管理です。

次に，データの盗難よりの防護です。意外と思われるかも知れませんが，データの盗難で多いのが，サーバーごと，または，サーバーやバックアップサーバーのストレージデバイスの盗難です。

病院で運用されている基幹システムのサーバーは，厳重に鍵のかけられた部屋に設置されていると思われます。EUCのシステムサーバーについても，同じ程度の管理が必要と考えられます。できれば，同じ部屋に設置しておくのが理想的でしょう。バックアップの一部や，作業用に外部へコピーしたファイルは，作業が終了した時点で厳重に削除しておくことが必要です。それらのファイルを外部へ持ち出すことは禁じられるべきでしょうが，運用によって持ち出しが許可されている場合でも，不要な情報は削除し，最低限必要な情報のみに絞っておくことが必要です。

また，デバイスを廃棄する際にも，厳重に消去しておく必要があります。

最後に，情報の管理について，情報の変更や印刷，持ち出しについて，すべての情報が記録されていることを，周知徹底することも大事です。これによって，情報の取り扱いについての意識の向上を図り，さらに持ち出しの抑止力となることが期待できます。

以上，EUCで作成されたシステムについての，著作権，情報保護の面から見た取り扱いの考え方です。とくに情報保護をなおざりにすることは，非常に重要な問題を引き起こす可能性があります。場合によっては，EUCシステムの管理責任を問われる可能性もあります。大きなシステムになるほど，その責任範囲は大きくなる可能性があり，運用については，システム部，病院と十分な検討を加えておくことをお薦めします。

5章 施設におけるファイルメーカーの利用推進

施設におけるFileMakerの利用推進

佛坂俊輔（佐賀県立病院好生館）
山口秀人（佐賀記念病院）

　利用推進をどのように行うかという方法論については，FileMakerのバージョンによらないので，かなり以前の経験も含めて推進成功事例をレビューして紹介します。

1 佐賀整肢学園の場合

　比較的小規模の施設における，FileMakerで作成した医療業務システムを導入できた事例として佐賀整肢学園（現：佐賀整肢学園こども発達医療センター）の例を紹介します。

　筆者が佐賀整肢学園に赴任した1993年当時，同学園では日本語データベースシステムの「桐」が用いられており，患者データが蓄積されていました。その頃，まだパーソナルユースのパソコンではMS-DOSが主流でした。当時の園長から依頼され，Apple社のLC IIIにインストールされたFileMaker 1.0を使って，桐のデータベースを移行する作業を行うことになりました。当時から，FileMakerはGUIに優れたインターフェースで直感的に使え，現在のバージョン11と比べようもないほど簡単なことしかできないソフトでしたが，その分，覚えることも少なく，その簡便性にとりつかれ，短期間に診療録のデータベース化を完了しました。

　当時は，まだパソコンレベルでのネットワーク環境での使用は一般的ではありませんでしたが，すでにApple社のパソコンではAppleTalkという方法で，簡便なネットワークが素人でも簡単に構築できたので，外来診療数台をAppleTalkで接続し，データの管理とカルテの表紙印刷などといった目的から使用を開始しました。

　当時より簡便な小規模のネットワーク環境での使用が可能だったFileMakerで，複数の端末からデータを共有利用しました。また当時はリレーショナル型ではなかったものの，他ファイルからデータを参照利用可能なルックアップ機能を用いることにより，データを再利用し，転記作業をなくすことがどれほど快適な環境を作り出せるのかを実演し，そのメリットを現場の職員にわかってもらう作業を地道に続けました。また，関連部署との業務フローを調査し，どのような内容をどのように伝えたいのか，あるいはどのように確認したいのかなどの調査を実施。伝票にかわる画面での入力・確認作業にはどのような画面が最適なのかなどを細かく配慮し，実際に画面を操作する職員と密な話し合いをもち，ニーズに徹底的に応えていきました。できる部分から一つ一つ電子化をすすめ，後に様々な関連ファイルを作り，各部署に便利なツールを作成して運用，ネットワーク環境を拡張し，日常診療の強力な補助ツール

の地位を確立していったのです。さらに，FileMakerに興味を持つ事務職員もあらわれ，それまで得てきたノウハウを伝えながら開発を続けました。園長もその成果に満足し，さらに翌年の予算を前倒ししてまで端末，ネットワーク整備を推進していくことになりました。

この事例を振り返ると，以下のポイントが利用推進の鍵だったと思われます。

> **Point**
> ① トップを巻き込み，トップダウンで利用推進(トップがやる気満々)
> ② データの二次利用で転記作業をなくし，通常業務が簡便になることを実演
> ③ 現場の意見を細かく聞き込み，実際に使用する各職員・各部署が使いやすいものを作る
> ④ 施設内に賛同者，共同開発者を育成する(特に異動の少ない事務職員など)

2 佐賀記念病院の場合

佐賀記念病院の小児科医師・山口秀人氏が，ご自身も開発メンバーの一人ですが，FileMakerで開発された，外来小児科学会のクリニック版電子カルテ(ANNYYS, http://www.annyys.net/)を発展させ，同病院で運用しているシステムは，一般の医療系基幹システムと比較しても遜色のない発展を遂げているシステムです。

ここまで徹底してFileMaker利用を推進，成功した事例はほかにみたことがなく，事例として貴重ですので，山口氏にその利用推進の軌跡を振り返ってもらったので紹介します。

● 佐賀記念病院でのIT化

佐賀記念病院も先に紹介した整肢学園の事例同様，環境としては皆無の状態から，ネットワーク環境でエクセルを用いて作成したファイルでの情報共有のメリットを職員に浸透させるところから始まっています。FileMakerの導入を計画した頃，ANNYYSの作成時期に入っていて，病院のすべてをFileMakerで作り込む時間がなかったので，共同開発者を院内に求め，FileMakerの経験が皆無だった職員を開発作業まで手がける助手として育成した結果，その職員はエクセルで作成されていた予約管理ファイルをFileMakerのファイルに置き換える作業もこなせるほどのスキルを身につけたそうです。

当時，佐賀記念病院の外来では紙カルテが使用されていました。患者登録からカルテ出し，診察終了後のカルテの回収，処方箋出力，会計計算と確認作業が煩雑だったので，受付業務の負担を軽減するため，外来カルテの電子化を提案。ちょうどその頃，サンヨーメディコムのレセプトコンピュータ(以下，レセコンと略)がリース切れになるため，これをFileMakerにより作成されたレセコンに置換したそうです。これはデータベースがFileMakerで，クライアントはJAVAを利用しWEBブラウザで会計をするというものでした。データベース本体はFileMaker Serverで運用しているため，それまでレセコンから取り出せなかった患者基本情報をいろいろなところで利用できるようになりました。FileMakerで作られたANNYYSを

ベースに，病院仕様に発展させ，最初は小児科用を作成，その後，内科，整形外科，外科，眼科，皮膚科用と機能を拡張していきました。各科ごと・医師ごとにレイアウトを変え，その医師が望むように独自の電子カルテを作っていったそうです。このような各科ベース，個人ベースで細やかなカスタマイズ対応可能なところもFileMakerの強みであろうと思われます。

　一連の電子化により手書きの書類がなくなったことで一番恩恵を受けたのは，実は看護師や放射線技師，検査技師などのコメディカルだったようです。最初は電子化に反対の立場を取っていたコメディカルも，実際に業務が楽になることを実感すると次々と新しいアイデアを提案してくれるようになりました。各医師がどのようなオーダーを出しているのかを一覧できる画面，オーダー詳細を確認できる画面などはコメディカルが提案したものだったのです。これらの画面を利用し情報を共有することにより，外来患者の現在の受診状況がすべての部署で把握できるようになりました。結果，外来診察がスムーズになり，外来患者の待ち時間は短縮し，患者満足度も上昇しました。受付にも医師の診療内容がすべて見える画面を配備し，レセコン画面と見比べることで診療行為の請求を確実に行うことができるようになり，また，処方箋を印字することにより誤字脱字が減少，処方箋の確認作業も大幅に減少しました。

　平成22年(2010年)8月末現在，病棟の検査・給食・処方のオーダーリングを終え，注射のオーダーリングと病棟用電子カルテを作成中とのことです。平成22年9月から回復期リハビリ病棟が立ち上がるため，リハビリ関係の業務ツール開発が中心となっていますが，電子カルテとして着実に発展し続けているシステムです。

　この事例でもFileMaker利用推進のポイントは先に挙げたPoint①〜④でしょう。

3　佐賀県立病院好生館の場合

　施設規模が大きくなると，組織としてはエンド・ユーザ開発環境より組織的コンピューティングの方が重視され，エンド・ユーザ開発の比重が小さくなることは避けられません。

　実際，各部署で役に立ちそうなツールは作ることができてもそれを病院全体で使用するとなると，その組織的使用のメリットが明確であっても，ボトムアップ的な推進は難しくなります。病院のトップがその重要性を理解し，トップダウン的に利用を推進することが必要となるでしょう。

　佐賀県立病院好生館の場合，筆者が赴任した当時，基幹システムとしてオーダリングから電子カルテへの更新がなされようとしていた時期で，FileMakerによるツールの利用については各科，各個人レベルのユーザーによる利用程度でした。幸いなことにFileMakerのライセンスについては数十のライセンスを病院として購入してあったので，比較的汎用に利用可能な院内情報のデータベース化を目指したドキュメント整理のツールを作成してみました。院内で研究費を獲得，サーバー・クライアント環境を構築し，ツールを即使用可能な環境を

提供し，院内会議などで紹介し，利用を呼びかけました。しかし，日常業務との関連性のうすい（業務的必要性のない）ツールだったので，浸透させることができませんでした。組織が大きくなると，単に便利という観点だけでは全館的な利用にまで推進させるのは困難なことを痛感させられた事例です。

その後も，FileMakerによる日常業務の効率化を推進するため，なんらかの組織的な動きをうかがっていました。そういうなか，平成17年(2005年)1月，ヒヤリハット報告書の電子化計画が持ち上がりました。業者に委託して導入した場合，100万円以上の費用がかかり，導入してもコスト回収のできない電子化事業に予算が付きませんでした。このチャンスにヒヤリハット報告書をFileMakerでデータベース化することを提案したところ，委員会で正式に承認され，病院全体で使用するために必要なツールとしてトップダウンの形で全館一斉にFileMakerで作成したヒヤリハット報告書を使用することになったのです。ノウハウはすでに持っていましたので，ツールの開発，導入，運用までスムーズに行うことができました。ヒヤリハット報告書という，情報のアクセス権についてややセンシティブな内容を扱うツールなので，FileMakerの標準的機能では提供されていないレコードごとに異なるアクセス権を実現した方法，また利用推進に不可欠なツールの使用方法教育を簡便化するためにオンラインマニュアル化した工夫など，ほかの事例に応用可能と思われるので，基幹システムと非連携部分でのFileMaker利用推進成功事例として紹介したいと思います。

● 報告書作成システムの概要

すでに当院ではオーダリングなどの電子化によりパソコン端末・ネットワーク環境が整備されていたので，ハードウェア的なインフラに関する投資は一切不要でした。

オンラインシステム構築のためのソフトウエアとして当時のFileMaker Proのバージョンのver.6.0を使用しました。同ソフトウエアを採用した理由は，当院において以前より同ソフトウエアを使用しさまざまなツールを作成していて経験が豊富で短期間に開発が可能と見込まれたことと，また，先に述べましたFileMakerによるサーバ・クライアント環境をふくめソフトウエア的，ハードウェア的インフラが整っていて，追加投資が不要だったことなどによります。

電子化する上で最も重要視したのは，患者のプライバシーはもちろんのこと，当事者のプライバシーにも十分に配慮して保護しつつ，情報を公開するという点です。FileMakerを用いると簡単にツールを開発，情報を共有できますが，アクセス権管理について十分な配慮がないと個人情報が公開されかねません。

ヒヤリハット報告書は自分の作成したレコードには完全にアクセスでき，同時にほかのレコードは閲覧のみ，あるいは制限された情報のみといった特殊な情報管理が必要になります。

また，通常の報告書は一人のアクセスで十分と考えられますが，実際には目撃した第三者，あるいは当事者の職務上の都合などで他の職員が代理入力する必要が生じたり，あるいは複数の職員が関わっている報告書を，関わった職員全員が閲覧・修正する必要が生じたりすることがあり，報告書ごとにアクセスできる職員を設定できる仕組みが必要と判断しました。

このようなレコードごとに作成者と複数の指定された人のみにアクセスを容認する仕組みは，FileMaker Pro ver.6の標準機能にはありませんでした。

そこで，通常の一般公開される画面とは別に，設定用の「詳細画面」を設け，この画面において，その報告書についてアクセスできる職員の設定とその報告書についてのアクセス状況の閲覧ができるようにしました。

● 報告書（レコード）ごとに異なるアクセス権設定の方法

まず，設定用の「詳細画面」にアクセスするボタンのスクリプトにID，パスワードを認証するスクリプトをサブスクリプトとして組み込み，初期的には報告者か，その分科会のリスクマネージャーがアクセス可能になるように設定しました。つまり，報告書作成者のIDと，画面切り替え時に入力したID・パスワード（ID管理ファイルに病院の指定したID番号，各個人の設定するユーザー名，本名・役職を含めた個人属性，各個人が設定するパスワードなどが登録されている）とが一致するか，あるいはアクセス者がリスクマネージャーという役職に就いている場合をIf文のスクリプトであらわし，このいずれかの場合に詳細画面へ展開，そうでない場合は元の画面にもどるというスクリプトにより画面切り替えを制限しました。

「詳細画面」上に，必要数（当院のシステムでは10個）のアクセスを許可したい職員の職員番号を入力するフィールドを配置し，この横にその職員番号に合致する職員名を職員のID管理ファイルからリレーションで参照するように設定しました（図1）。第三者が報告を代行した場合には，当事者の番号をこれらのフィールドに入力することになります。番号の入力を間違っても，参照表示される氏名が表示されないか，たまたま別の職員のIDを入力したとしても表示される氏名が異なることから自らの入力ミスに気づくことができます。

一覧画面から通常の標準画面へ展開する際のレイアウトを切り替えるスクリプトに，アクセス管理のためのサブスクリプトを実行するように設定しました。これは「職員番号」と自ら設定した「パスワード」を入力する画面へ展開し，ここで入力した職員番号が(1)報告者自身，(2)リスクマネージャー，(3)アクセスを設定された職員，のいずれかの条件に合致し，パスワードが正確に入力されているときにのみ，標準画面へ展開するように設定したサブスクリプトです。これにより，たとえ関係者が複数であっても，報告書にアクセスする必要がある

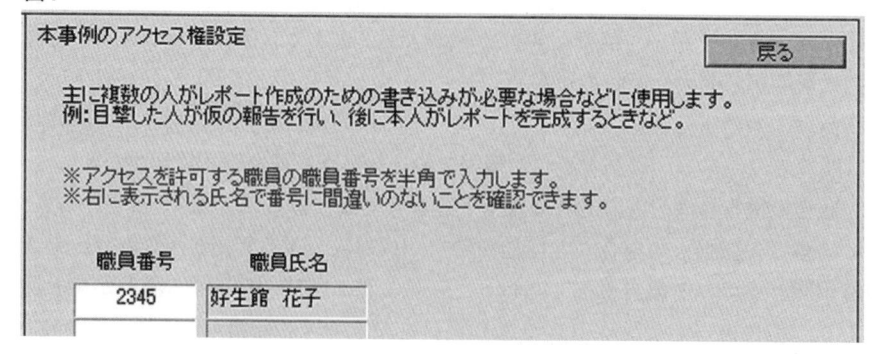

図1

本事例のアクセス権設定　　　　　　　　　　　　　　　　　戻る

主に複数の人がレポート作成のための書き込みが必要な場合などに使用します。
例：目撃した人が仮の報告を行い，後に本人がレポートを完成するときなど。

※アクセスを許可する職員の職員番号を半角で入力します。
※右に表示される氏名で番号に間違いのないことを確認できます。

職員番号	職員氏名
2345	好生館 花子

と認められる関係者全員がアクセスすることが可能になりました。

● 使用方法のマニュアル簡略化

　FileMakerにかぎらず，電子ツールの利用推進で大切なのは使用方法をどのように教育するかです。通常はマニュアルを作成して使用端末の近くに置いておくなどするわけですが，印刷物では自分のやりたいことがどこに書いてあるのか探す必要があり，また，システムの更新を行うごとにすべてのマニュアルを回収し，最新版を配布するなどの煩雑さが否めません。年度初めには職員向けヒヤリハット報告システムの紹介と基本的な使用法の講義を行っていましたが，この講義に出席できない職員や，講義の後に採用される職員もあり，これらの職員については各部署のリスクマネージャーにその教育を任せていました。しかし，報告書を作成する際に必ずしもリスクマネージャーの指導を受けられるとは限らず，印刷されたマニュアルを整備するだけではなく，ツール内にツールの機能更新に対応した最新のヘルプ機能をもたせるオンラインマニュアル化が必要だろうと考えました。

　一例として，報告書記載画面のレイアウトについて解説します（図2）。このレイアウト内では右上にヘルプボタンを配置しています。基本的にレイアウト中のボタンの配置はすべてのレイアウトについて，できるだけ一貫した位置を保つように心がけています。この右上の画面全体に対するヘルプボタンをクリックすると，各ボタンの機能や枠内の入力法などを確認できます（図3）。ワープロ入力が必要な「事例の具体的内容」，「事例原因の考察」，「今後の

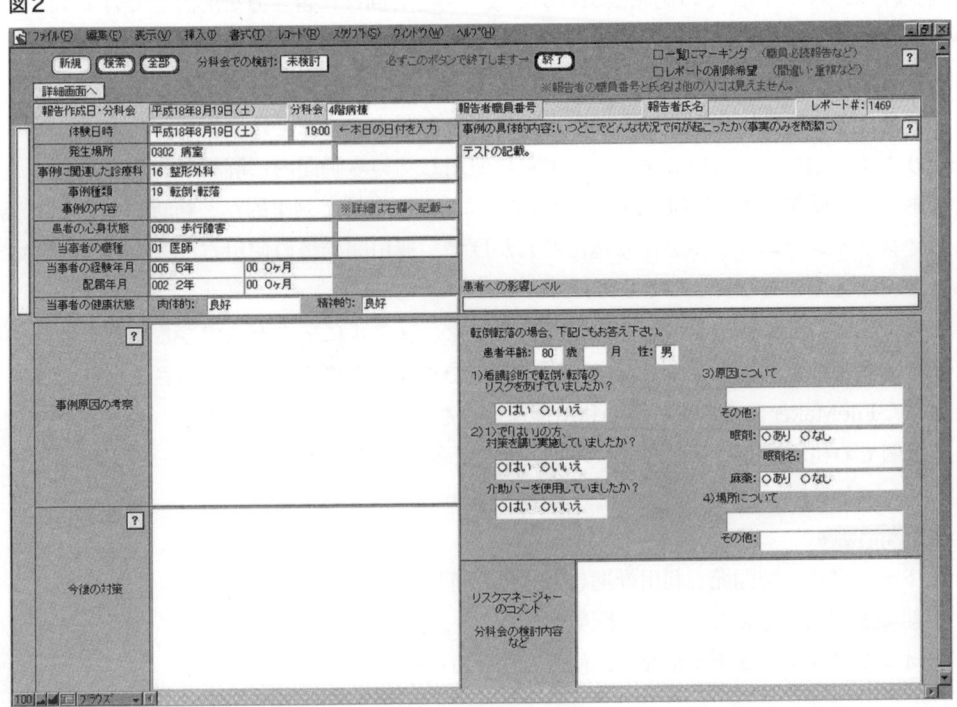

図2

図3

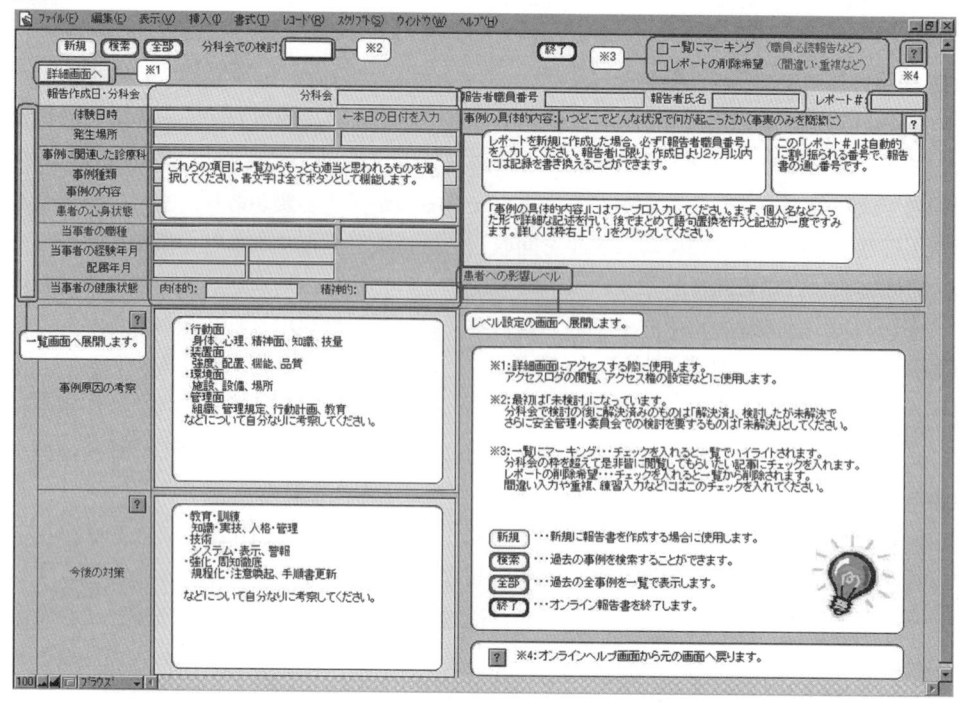

対策」などについては，その記載法がわからない初心者向けに書き方を解説しています。オンラインマニュアルの方法としてバルーンヘルプを用いる方法，別マニュアルを検索する方法もありますが，バルーンヘルプはカーソルをあちこち動かしながら使い方を探さなくてはならず，また，一般的に用いられる別マニュアルを参照する方法では，やはり検索する手間がかかります。図に示しているように，実際に使用している画面内に解説を加えるスタイルでその画面での操作全体を俯瞰できるほうが，マニュアルとして効果的だと判断しました。実際，このオンラインマニュアルを作り込んだおかげで，運用開始後の使用方法についての問い合わせは，ほとんどありませんでした。

このように，どのページにもその場で必要なマニュアルにアクセスできる環境を整備することで，通常の基幹システムなどでは到底実現できないと思われる使い易さを提供できたこともまたFileMakerによるツールの利用推進につながったと考えています。

本事例での利用推進に以下のポイントが重要だったと思われます。

▶ Point

⑤ トップダウンで開発・利用推進(必要だが予算が少ない状況)
⑥ 組織的利用が必要なツールを開発
⑦ オンラインマニュアル化など，使用方法教育の簡便化

4 最後に

　FileMakerの利用を推進するにあたり，施設規模の違い，利用範囲の違いなどにより，その方法は異なると思われますが，筆者の少ない経験ながら，これまで利用推進をどのように実現したか，またそのなかで得たアクセス管理法などの工夫，オンラインマニュアルの整備などを紹介しました．なお，本稿では主旨からはずれるため，システムの詳細については割愛していますので，参考文献として過去の発表内容をあげておきます．新たなツールの組織的導入を考えておられる方の参考になれば幸いです．

参考文献
1) 市販汎用データベースソフトによるヒヤリハット報告のオンライン化 —アクセス管理と検討会効率化に対する取り組み— 佛坂俊輔, 野口康男. 第25回医療情報学連合大会論文集(CD-ROM), 2005
2) 市販汎用データベースソフトによるヒヤリハット報告システム(1) —導入後のワークフローの変化と集計のリアルタイム表示— 佛坂俊輔, 野口康男. 第26回医療情報学連合大会論文集(CD-ROM), 2006
3) 市販汎用データベースソフトによるヒヤリハット報告システム(2) —オンラインマニュアル整備による使用法教育の簡略化— 佛坂俊輔, 野口康男. 第26回医療情報学連合大会論文集(CD-ROM), 2006
4) 市販汎用データベースソフトによる説明・同意書管理システム —説明書・同意書のデータベース化とカスタマイズ環境構築— 佛坂俊輔, 野口康男. 第27回医療情報学連合大会論文集(CD-ROM), 2007
5) 市販汎用データベースソフトによる説明・同意書冊子作成支援ツール —新たに追加された機能とカスタマイズ環境改善— 佛坂俊輔, 野口康男. 第28回医療情報学連合大会論文集(CD-ROM), 2008

6章　成果の共有化

成果の共有化

横田欽一（医療法人社団慶友会 吉田病院 健康相談センター センター長）

1 FileMakerとの出合い

　私は1980年に旭川医科大学を卒業しました。当時，全国の医学部で人気の高かったApple IIを買いました。Apple II用のデータベースソフトであるQuickFile IIを学会発表用のデータ整理に使用して，その処理速度の速さに驚きました。医学研究にはデータベースが使えることが強力な武器になることを実感しました。1987年，留学先の米国ピッツバーグ大学でMacintosh SEを学割りで購入しました。Macintosh用データベースソフトで評価が高かったのがNashoba SystemsのFileMaker Plusでした。FileMakerを使ってみて感じたのは，厳密な設計や宣言がいらない，後で修正が簡単にできる，プログラミングを職業としない人でもやりたいことが簡単に実現できる，そんな感想でした。FileMakerはAppleの子会社クラリスに買収されてFileMaker IIになり，さらにクラリス社のソフトはFileMaker Pro 1本にしぼられ，社名もFileMaker社に変更されて現在に至っています。

2 医学・医療用ソフト開発の経緯

　自分自身で作成，使用していたソフトウエアを公開するきっかけとなった2本について触れておきます。

1）「PubMedMaker」の開発

　医学研究・医療においてかかせないのが文献検索です。Index Medicsによる目視での検索にはじまり，MEDLINE CD-ROMによる検索を経て，1997年のPubMedの無料公開以後は，欧米文献の検索はほとんどPubMedで行うようになりました。PubMedでの検索結果を手軽にFileMakerに取り込めないか，思案の末，ConvCharというフリーウエアとAppleScriptを利用して，drag & dropのみでFileMakerデータベースになるソフトができあがりました。自分自身で使ってみてとても便利だったので，同じ環境にある医師も便利と思うはずだ，そう考えて無料公開することにしました。1999年4月のことです。PubMedからFileMakerのファイルを作るのでPubMedMakerという名前にしました。MedFiles Integrated (http://www001.upp.so-net.ne.jp/MedFiles/)というホームページを立ち上げると同時に，フリーウエア・シェアウエ

アのダウンロードサイトであるVectorで公開しました。PubMedMakerは，その後テキスト変換部をPowerReplaceに変更して，英語版を作成し欧米のサイトに登録しました。また2002年には，Macintosh用とWindows用のプログラムを同時に作成可能なREALbasicでテキスト変換部を作り直しました。医中誌Webデータも同一フォーマットで取り込むiPubMedMaker（iは医中誌）としてリリースしました。2004年にはPDF管理やJDreamデータも扱えるようにして現在のバージョン2.6に至っています。

2）「Theご紹介」の開発

1990年代後半，私は，旭川医科大学病院第3内科で病棟医長をしていました。紹介状，診療情報提供書，退院時要約，入院証明書などの文書作成にもれがないか，それらをコンピュータ管理したいと思いました。みんなが，手書きでなくPC端末で書いてくれるようにするにはどうしたらいいか考えました。病棟で使っている種々の書式がそのままコンピュータ画面上で再現されている，○をつける動作もそのまま再現されている，つまり手書きと同じような感覚で使用できることを念頭にFileMakerのテンプレートを作っていきました。幸い，このテンプレートは医局の多くの医師によって使われるようになってきました。この文書作成テンプレートも，医師にとって有用なはずだと思い，1999年6月にVectorの医療・病院サイトに登録しました。主に紹介状や紹介に対する返礼書の作成を目的としていたので，名前は「Theご紹介」としました。使用者がカスタマイズできるようにプロテクトはかけませんでした。「Theご紹介」は，全国の利用者の方の要望を取り入れるかたちでバージョンアップを続け，現在のバージョン5.4では医療現場で使用する多くの文書を作成できるようになっています。FileMaker Pro 11用，Macintosh版とWondows版のTheご紹介7_5.4が，本書のWebサイトに掲載されています。 サンプルファイル

3　医療用テンプレートの公開準備

作成した医療用テンプレートの公開に先だって，注意すべき点を以下に示します。

1）先達ソフトの調査

公開を予定しているテンプレートと同じ領域の，現在公開されているソフト／テンプレートを調査してください。Vector（http://www.vector.co.jp/）のMacintoshまたはWindows＞ビジネス＞医療・病院に多くのソフトやテンプレートが登録されています。これまでのものより何か優れた点や新しい点を含むオリジナルな作品であるべきです。

2）マニュアルの作成

ソフトの操作は，マニュアルをみなくても使えるのが理想ですが，しばしば作成者には当然のことが使用者にはわかりません。何をどの順番でどうするといった手順を図入りで書い

たPDFのマニュアルが，印刷もできていいと思います。操作図の作成にはスクリーンキャプチャーソフトが必要です。私はSnapz Pro X (Macintosh) とWinShot (Windows) を使用しています。また，PDFの作成にはAdobe InDesignを使っています。

3) ファイルの圧縮

テンプレートの公開時には，ファイル圧縮が必要です。代表的な圧縮形式はZIPとLZHです。LZHは書庫のヘッダ処理における脆弱性の問題から，作者Micco氏より開発停止の意向が表明されています。VectorでもLZH圧縮による登録はできなくなっています。このため現状ではMacintosh, WindowsともZIP圧縮がよいと思われます。Macintoshでは圧縮するファイルを選択して，Finderのファイルメニューから「圧縮」を実行するだけでZIPファイルになります。Windowsでは多機能なフリーのアーカイブユーティリティが，VectorのWindows＞ユーティリティ＞アーカイブユーティリティに多数登録されています。Lhaz, ALZip, Lhaplus, Lhacaなどを利用してZIPファイルを作成してください。

4) ウイルスチェック

ソフト／テンプレート公開にはウイルスを広めてしまう危険性を伴います。公開前に，最新のウイルス定義ファイルに更新したアンチウイルスソフトでスキャンしておいてください。

4 どこに公開するか

医療用テンプレートの公開先として，以下のような場所が考えられます。

1) 自分のホームページ

自分で医療関係のサイトを立ち上げている場合です。ここに公開する利点は，サイトに興味ある方に公開できること，公開ファイルの入れ替えが簡単で即座にできることです。欠点としてはホームページの閲覧者以外には広がりにくいこと，容量の大きなファイルは公開できないことです。プロバイダの規定によりますが，ホームページ容量が10MBを超える場合は有料となる場合が多いようです。もちろん，有料でも公開したいというのであればかまいません。

2) 研究会や学会のポータルサイト

自分の所属する研究会や学会のWebサイトにソフトウエアを公開する場がある場合です。利点は興味ある方に限って公開できること，公開できるファイルサイズにあまり容量制限がないこと，欠点は所属会員以外にはそのソフトを知る機会がないこと，公開ファイルの入れ替えに手間がかかる，あるいは時間がかかることです。

日本ユーザーメード医療IT研究会J－SUMMITS (http://www.j-summits.jp/) にもソフトウエア

登録サイトが用意されています。名古屋大学医療情報センター(http://www.numic.pme.coe.nagoya-u.ac.jp/)へアクセスし，新規会員登録後「ソフトウエアライブラリー」へ移動します。「ソフトウエア投稿」画面に移動，ソフトウエア名，必要なアプリケーション(FileMaker/Access/Excelなど)，対応OS，概要説明(500字以内)を記入，アップロードファイル(LZH/ZIP/PDFのみ)を指定して登録します。10MB以内の記載がありますが，実際には容量制限はありません。注意点は，ファイル名や概要説明に「_(アンダースコア)」文字が使えないことです。専門の医師による承認後に登録されます。ただし会員のみへの公開であるため，利用者は少数です。

3) ソフトウエア登録サイト

フリーウエアやシェアウエアの登録サイトの老舗で国内最大のサイトはVector(http://www.vector.co.jp/)です。VectorにはMacintosh用，Windows用の医療・病院カテゴリー(介護保険／歯科を含む)があります。医療用テンプレートを公開するなら，多くの医療関係者に提供できる可能性があるVectorへ登録することがもっとも良い選択といえます。

5 Vectorへのソフト／テンプレートの登録方法

1) ライブラリ作者登録

Vectorのソフト作者・ソフトハウスの方へ＞ライブラリ作者登録から，ソフト制作者情報の登録を行います(https://sw.vector.co.jp/forauth/newid.enroll)。1～2日後，ライブラリ作者番号(PA＋6桁数字)が発行されます。ライブラリ作者番号が発行されたら，ライブラリ作者パスワードの発行申し込みを行います(https://sw.vector.co.jp/forauth/newpwd.firstform)。ただちにパスワードが登録メール宛に届きます。

2) ライブラリ作品登録

Vectorのソフト登録ページ(http://libauthor.vector.co.jp/)を開き，ライブラリ作者番号とパスワードを入力してログインします。「新規登録・登録ソフト一覧」から新規登録します。ソフト新規登録の入力例を図1に示します。新規登録により登録ソフト一覧に追加されます。ここで第一段階終了です。

登録ソフト一覧画面に，登録したソフト／テンプレートがリストされていますので，登録・変更をクリックします。ここで作品情報を変更したり，スクリーンショットの画像ファイルを登録したり(3枚まで)，公開するファイルのWebアップができます。Webアップできるのは50MBまでのファイルですので，それよりファイルサイズが大きい場合はVectorのFTPサーバー(ftp://upload.vector.co.jp/pack/incoming)へ直接アップロードする必要があります。Vectorスタッフによる審査後，通常5日くらいで掲載希望ディレクトリに掲載されます。公開前にVectorより「ライブラリ公開のお知らせ」がメールされます。登録ソフト一覧画面の該当ソフトに【公開中】と表示されます。

図1　Vectorの新規ソフト登録画面によるWeb登録の例

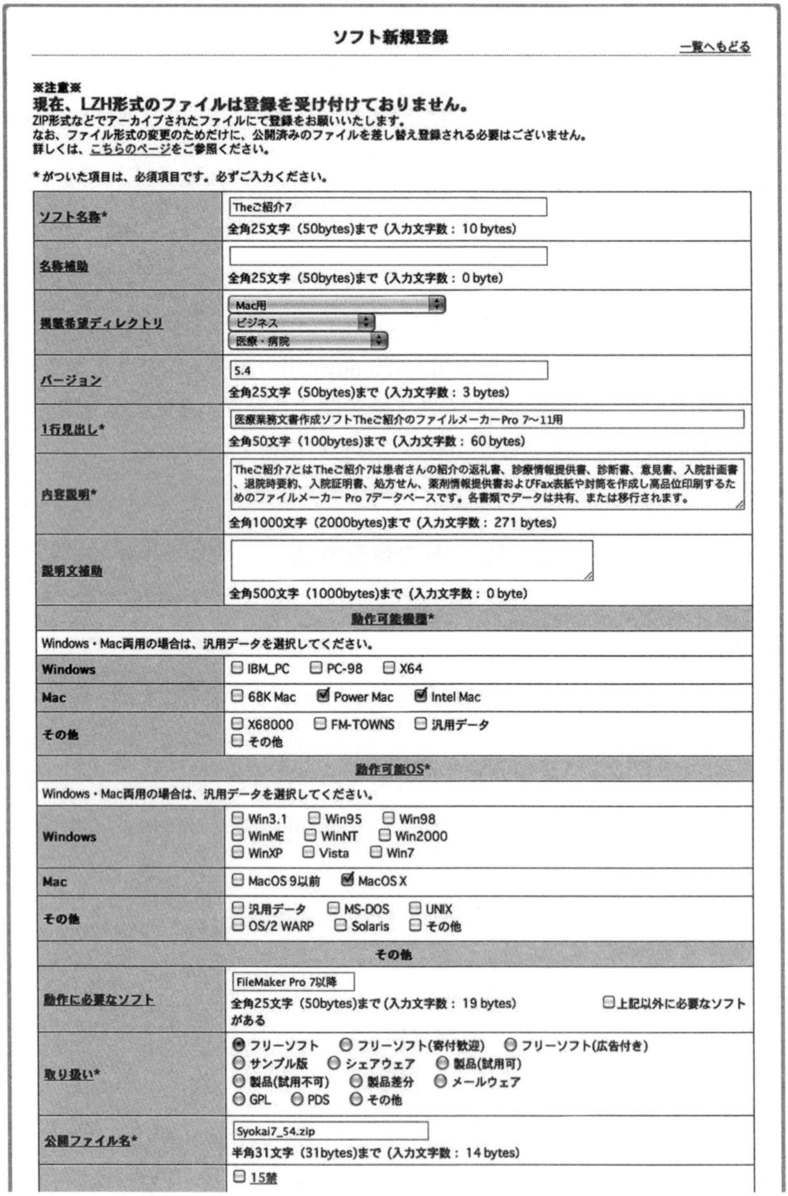

ソフト新規登録　　一覧へもどる

※注意※
現在、LZH形式のファイルは登録を受け付けておりません。
ZIP形式などでアーカイブされたファイルにて登録をお願いいたします。
なお、ファイル形式の変更のためだけに、公開済みのファイルを差し替え登録される必要はございません。
詳しくは、こちらのページをご参照ください。

＊がついた項目は、必須項目です。必ずご入力ください。

ソフト名称*	Theご紹介7 全角25文字（50bytes)まで（入力文字数：10 bytes)
名称補助	全角25文字（50bytes)まで（入力文字数：0 byte)
掲載希望ディレクトリ	Mac用 ビジネス 医療・病院
バージョン	5.4 全角25文字（50bytes)まで（入力文字数：3 bytes)
1行見出し*	医療業務文書作成ソフトTheご紹介のファイルメーカーPro 7〜11用 全角50文字（100bytes)まで（入力文字数：60 bytes)
内容説明*	Theご紹介7とはTheご紹介7は患者さんの紹介の返礼書、診療情報提供書、診断書、意見書、入院計画書、退院時要約、入院証明書、処方せん、薬剤情報提供書およびFax表紙や封筒を作成し高品位印刷するためのファイルメーカー Pro 7データベースです。各書類でデータは共有、または移行されます。 全角1000文字（2000bytes)まで（入力文字数：271 bytes)
説明文補助	全角500文字（1000bytes)まで（入力文字数：0 byte)
動作可能機種*	
Windows・Mac両用の場合は、汎用データを選択してください。	
Windows	☐ IBM_PC ☐ PC-98 ☐ X64
Mac	☐ 68K Mac ☑ Power Mac ☑ Intel Mac
その他	☐ X68000 ☐ FM-TOWNS ☐ 汎用データ ☐ その他
動作可能OS*	
Windows・Mac両用の場合は、汎用データを選択してください。	
Windows	☐ Win3.1 ☐ Win95 ☐ Win98 ☐ WinME ☐ WinNT ☐ Win2000 ☐ WinXP ☐ Vista ☐ Win7
Mac	☐ MacOS 9以前 ☑ MacOS X
その他	☐ 汎用データ ☐ MS-DOS ☐ UNIX ☐ OS/2 WARP ☐ Solaris ☐ その他
その他	
動作に必要なソフト	FileMaker Pro 7以降 全角25文字（50bytes)まで（入力文字数：19 bytes)　☐上記以外に必要なソフトがある
取り扱い*	◉ フリーソフト ○ フリーソフト(寄付歓迎) ○ フリーソフト(広告付き) ○ サンプル版 ○ シェアウェア ○ 製品(試用可) ○ 製品(試用不可) ○ 製品差分 ○ メールウェア ○ GPL ○ PDS ○ その他
公開ファイル名*	Syokai7_54.zip 半角31文字（31bytes)まで（入力文字数：14 bytes)
	☐ 15禁

3）ライブラリへの作品掲載後

医療用テンプレートの掲載ディレクトリは，MacintoshまたはWindows＞ビジネス＞医療・病院となるはずです。そこを開くと，ダウンロード数による人気順でリストされて表示されます。新着順や名前順で表示することもできます。Vectorから月１回作者へ報告される「登録内容確認のお願い」により，ダウンロード数を知ることができます。

ソフト／テンプレートのバージョンアップによる作品情報の変更やファイルの差し替えは，

Vectorのソフト登録ページ＞登録ソフト一覧の登録・変更で行うことができます。

6　医療用テンプレート公開の利点

　医療用テンプレート公開の，利用者からみた大きな利点は，必要に迫られてFileMaker Proでシステムを組みたい医療者に具体的な作品例が提供されることです。FileMaker Proに関する解説本，掲示板[脚注1]あるいはメーリングリスト[脚注2]などは参考になるでしょうが，実物を触ってみて，計算式やスクリプトをみることができるテンプレートにはかないません。

　医療用テンプレート公開の，利用者からみたもう一つの利点は，そのまま使えるものが多いことです。たとえば医療文書の作成を目的としたテンプレートなら，文書形式が診療報酬改訂時に別紙様式として提示されているため，どこの病院でもそのまま使用できるものが多くなります。

　一方，作成者からみた医療用テンプレート公開の利点は，利用者からの声を聞くことができる点にあります。公開することにより，思わぬミスや改善の要望，あるいは法改定の指摘などが全国から届くようになります。これらをバージョンアップで修正していくことにより，よりよいテンプレートができあがっていきます。

7　医療用テンプレート公開の欠点

　医療現場は高度に細分化・専門科しており，テンプレートの現場対応を進めるほど汎用性がなくなってしまいます。このため，公開するテンプレートは汎用性のある部分にとどめ，細部はカスタマイズで変更できるような仕様となります。専門科に特化した機能は公開ファイルには反映しづらいのです。一方，利用者側からみると，現場対応によりテンプレートのカスタマイズを進めると，現場ではとても使いやすくなる訳ですが，公開ファイルがバージョンアップして種々の新機能が追加されたとしても，また利用者側でカスタマイズしなければならないため，古いバージョンのテンプレートを使い続けることになる傾向が生まれます。このようにテンプレートの公開には，せっかくのバージョンアップが生かされなくなるジレンマがあります。

脚注1　FileMakerに関する掲示板
FileMaker Forum：http://forums.filemaker.com/groups/79cf034353/summary?lang=ja_JP
kipwmiのファイルメーカー会議室：http://www.kipwmi.co.jp/fmbbs/wwwlng.cgi
みんなで助け合おう！初心者のFileMaker pro Q&A：http://www.russ.jp/stepbbs/step.cgi
脚注2　ファイルメーカーに関するメーリングリスト
FileMaker Mailing List (FMJML) の入会申し込み：http://mail.filemaker-ml.jp/mailman/listinfo/fmjml

同じことがFileMaker Proのバージョンアップにより採用された新しい便利な機能についてもいえます。たとえばFileMaker Pro 11のポータルフィルタリング機能を使ってポータル表示を限定させたくても，旧バージョン使用者のこのと考えると別の方法をとらなければなりません。これらの点は，作成者，利用者双方にとっての公開テンプレートの欠点となります。

最後に
　医療用テンプレートの公開には，種々の使用環境における不具合への対応，書式改定や法改正への対応など，多大の時間と労力を要する継続的な作業が必要となります。しかし，多くの医療関係者に役立っていると実感できる喜びのある作業でもあります。この分野に参加する医師や医療関係者が増えることを希望しています。

7章　J-SUMMITSの紹介

J-SUMMITS 概要

吉田　茂（名古屋大学医学部附属病院）

　2004年頃，日本クリニカルパス学会のメーリングリスト上で，大手ベンダー製電子カルテとは異なる医療者自作のFileMakerによる診療支援システムの話題に花が咲いて，その年の第5回日本クリニカルパス学会にて，「パス展示(PC)」の名の下に全国の医療関係者の自作FileMakerシステムの展示が行われました．その結果，我が国の医療界におけるFileMakerの達人が一堂に会することになったのです．その後，若宮先生のご提案により，医療者が作成するソフトウエアの世界を一つの領域として確立することを目的に，「CPツールプロジェクト」が始まりました．「CPツールプロジェクト」の詳細については，若宮先生の別稿をご参照ください．

　2005年秋の第6回日本クリニカルパス学会では，「医療者が作成する医療用ソフトの現状と将来性」というシンポジウムを開催し，2006年から2007年にかけては，日本医療情報学会や，北京でのIEEE / ICME 学会においてワークショップを企画するなど，学術的活動を中心に活発に行ってきました．

　そして，さらなる飛躍を目指すべく，2008年に誕生したのが，日本ユーザーメード医療IT研究会（Japanese Society for User-Made Medical IT System，略称J-SUMMITS）です．以下にその概要を紹介します．ご興味のある方はぜひともご入会ください．

【名称】
　和名　「日本ユーザーメード医療IT研究会」
　英名　「Japanese Society for User-Made Medical IT System」
　略称　「J-SUMMITS（ジェイサミッツ）」

【ロゴ】

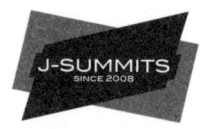

商標登録第5273636号

【目的】
・医療現場に蓄積された業務に関する知識や経験を活かして，市販のアプリケーションソフトウエア（FileMaker, Excel, Access, VBAなど）等のITツールを駆使して，医療者自ら

の手で業務に使用するITシステムを構築する活動の普及，促進を図る
- 医療者自作システムの会員間の共有による利活用を促進する
- 医療の質を高め，真に医療者に役立つITを考える
- 医療者自作システムとベンダー製システムとの連携による調和融合を図る

【活動内容および実績】
(1) 研究会開催
　主として自作システム発表の場
　発表形式はシステムデモorプレゼンテーション，内容はFileMakerには限定せず，規模は個人使用のスタンドアローンから電子カルテ連携まで幅広く採用
　（活動実績）
　　第1回全国集会は，平成21年12月5日(土)に岐阜で開催
　　第2回全国集会は，平成22年12月4日(土)に松山で開催
(2) メーリングリストおよびポータルサイトの運営
　ユーザーの交流の場(意見交換，情報交換)として，メーリングリストおよびポータルサイトを設置
　（活動実績）
　　平成22年12月現在，メーリングリスト登録者数320名
　　ポータルサイト上の公開DB数10件
(3) イベント
　オフラインイベントとして，各地でシステム自作におけるノウハウやTipsを公開する講習会を開催し，会員各自の技術向上を図る
　（活動実績）
　　平成21年3月14日(土)に，AppleStore心斎橋にて開催
　　平成21年9月26日(土)に，AppleStore銀座にて開催
　　平成22年4月17日(土)に，AppleStore心斎橋にて開催
(4) 関連学会企画
　各分野の医療系学会で，シンポジウム，ワークショップ，ランチョンセミナーを行い，当研究会の活動を宣伝し，会員数の拡大を図る
　（活動実績）
　　平成22年5月，Seagaia Meeting 2010(沖縄)
　　平成22年5月，医療情報学会春季大会(高松)
　　平成22年6月，医療マネジメント学会(札幌)
　　平成22年7月，国際モダンホスピタルショウ2010(東京)
　　平成22年10月，FileMakerカンファレンス2010(東京)
　　平成22年11月，第30回医療情報学連合大会(浜松)
　　平成22年12月，日本クリニカルパス学会(松山)

(5) 成功事例病院見学会(Site Visits)

自作システムを有効活用している病院を見学し，成功の秘訣を探る

(活動実績)

第1回，平成21年2月6日(金)，名古屋大学医学部附属病院にて開催
第2回，平成21年3月14日(土)，大阪医療センターにて開催
第3回，平成21年9月26日(土)，東京都立広尾病院にて開催
第4回，平成22年2月20日(土)，新日鐵広畑病院(現：製鉄記念広畑病院)にて開催
第5回，平成22年5月22日(土)-23日(日)，山陰労災病院にて開催
第6回，平成22年9月3日(金)，名古屋第一赤十字病院にて開催
第7回，平成23年2月12日(日)-13日(月)，佐賀県立病院好生館&佐賀記念病院にて開催
第8回，平成23年10月8日，津山中央病院にて開催予定

(6) FileMaker Developer Conference

毎年，米国で開催されるFileMaker Developer Conferenceに参加し，活動をアピールする

(活動実績)

FileMaker Developer Conference2010(San Diego)に5名参加，吉田代表が日本人初のスピーカーとしてプレゼンテーションを行った

(7) TAKUMI's Project(匠プロジェクト)

Technical Assistance for Komatteiru Users about Medical Information System

医療ITシステム構築で困っている研究会員の施設において，研究会で得られた知財(知識，経験，システム)を活用して，システム構築をサポートする

【会員】

- 参加資格

  医師，看護師，薬剤師など医療に関する資格を有する人，または医療機関に在籍する人，または医療IT業務に関わる人

- 会員種別および年会費

  一般会員(個人加入，年会費3,000円)
  賛助会員(企業または団体加入，年会費一口100,000円)
  入会時特典として，J-SUUMITSロゴバッジを配布(一般会員1個，賛助会員5個)

【役員等】

- 代表1名

  幹事の中から幹事会にて互選により選出，任期は3年
  名古屋大学医学部附属病院メディカルITセンター：吉田 茂

- 幹事13名

  幹事会で推薦のあった会員を過半数の承認で選出，任期は3年
  研究会発足時の幹事は以下の通り(順不同，役職省略)

吉田病院(旭川市)健康相談センター　横田 欽一(北海道支部長)
　　　大崎市民病院腫瘍内科　蒲生 真紀夫(東北支部長)
　　　都立広尾病院 小児科　山本 康仁(関東支部長)
　　　名古屋大学医学部附属病院メディカルITセンター　吉田 茂(代表)
　　　松波総合病院(岐阜県)産婦人科　松波 和寿(東海北陸支部長)
　　　国立病院機構 大阪医療センター 産婦人科　岡垣 篤彦(近畿支部長)
　　　加古川東市民病院 放射線科　中村 徹
　　　製鉄記念広畑病院 産婦人科　平松 晋介
　　　川崎医科大学 眼科学教室　若宮 俊司(中国四国支部長)
　　　佐賀県立病院好生館 整形外科　佛坂 俊輔(九州沖縄支部長)
　　　北美原クリニック　岡田 晋吾
　　　黒部市民病院 整形外科　今田 光一
　　　岐阜大学医学部附属病院 医療情報部　白鳥 義宗
・監事
　本研究会の会計および業務の執行を監査する
　　　加古川東市民病院 事務長　櫃石 秀信
・顧問
　65歳以上の正会員のうち，本研究会の発展のために著しい功績を残した者を幹事会の承認をもって選出する
　　　財団法人 阪神北広域救急医療財団 理事長　中村 肇

【入会方法】
　一般会員：J-SUMMITSウェブサイトより申込
http://www.j-summits.jp/
　賛助会員：添付の賛助会員入会フォームに記載の上，事務局まで郵送

各種問い合わせは，下記へ
名古屋大学医学部附属病院 メディカルITセンター(TEL：052-744-1977)内
J-SUMMITS事務局 jsummits-admin@umin.ac.jp

索引

欧字

C
Caché *19*
CDSS *106*, *166*
Clinical decision support system *106*, *166*
CoDiC *21*
Computerized Diabetes Care *21*
Context-aware *185*
Cube *19*

D
DataCube *166*
Data warehouse *106*
Diagnosis Procedure Combination *122*
DICOM *193*
　-サーバー *81*
DPC *76*, *122*
DVD *27*
DWH *93*

E
EHR *190*
EMR *106*
End User Computing *90*
EUC *57*, *90*

F
FileMaker Go for iPad *21*

H
HIS *189*
HL7 *196*
HL7 v2.5 *193*

I
IHE-J *81*
Integrating the Healthcare Enterprise in Japan *81*
ISBN *25*

J
J-SUMMITS *234*

N
NeoChart *36*

O
ODBC *154*
OLTP *174*

P
PCAPS *6*
PubMed *226*
PubMedMaker *226*

R
Relational On-line Analytical Processing *107*
ROLAP *107*

S
SQLクエリー *154*
SS-MIX *191*
Staged Diabetes Management *19*
Standardized Structured Medical record Information eXchange *191*

T
Transactional Processing System *174*

V
Vector 227

X
XML 156

かな

あ
アジャイル型 88
後利用システム 86

い
Eメール・データベース 14
医事会計システム 87
医療者のアドヒアランス，CDSS への 167
医療用テンプレート 231
医療用テンプレートの公開 227
印刷フォーム作成ツール 49
インポートのエラー 154

う
ウオーターフォール型 88

え
エンド・ユーザ・コンピューティング 57, 90

お
オーダリングシステム 80, 120

か
外部 SQL データソース 107
外来初診カルテ 85
化学療法実施ファイル 73
拡張化ストレージ 200
仮想化 56

がん化学療法管理システム 73
癌患者台帳 130
看護必要度調査票 142
患者基本情報データベース 152
患者基本情報ファイル 60
患者基本台帳 123
患者状態適応型パス 6
患者情報ファイル
　動的な 60
がん薬剤管理ファイル 73

き
教育用ファイル 61

く
繰り返しフィールド 173
クリニカル・サポーティング・システム 71

け
警告閾値 169
検査データの自動転記 21

こ
厚生労働省電子的情報交換推進事業 191

さ
再診カルテ 86
The ご紹介 227
参照系 93

し
自然言語処理 177
手術台帳 126
手術予約システム 75
症候群サーベイランスシステム 177
証明書作成支援システム 133
職員管理用ファイル 29

索引

239

職務作成物 204
職務著作 204, 207
職務発明 207
書籍 JAN コード 25
書類作成用ファイル 61
診断群分類 122
診断書作成支援システム 133
診療情報システム 79
診療判断支援システム 106, 166

せ
成果の共有 226
セキュリティー 158
　閲覧した記録 159
　パスワードとユーザー ID 158
　ファイルごとの 158

そ
送受信時期 108
ソフトウエア登録サイト 229

ち
逐次入院台帳 116
重複削除 157
重複チェック 148
著作権 205

て
データウエアハウス 87, 93, 106
電子医療情報記録システム 106
電子カルテ 19, 84, 120
　静岡県版 190
電子カルテシステム 34, 59
電子健康記録 190
テンポラリーファイル 153
電話番号表 52

と
統計処理 149
当直表 52
糖尿病診療 18
糖尿病療養手帳 20
糖尿病治療マニュアル 19
糖尿病データマネジメント協会 21
ドキュメントファイル 61
図書借用返却用ファイル 29
図書目録用ファイル 29
取り込み
　サーバーサイドスクリプトによる 157

に
日本クリニカルパス学会 234
日本図書コード 25
入院管理台帳 123
入院管理ファイル 60
人間中心設計 185
妊婦管理台帳 128

は
バーコード 24, 27
バーコードスキャナ 24, 27
バックグラウンド連携 40
パワーユーザー 58

ひ
備忘録データベース 15
病院情報システム 21, 86, 142, 189
標準化ストレージ 189
　インデックス 201
　文字コード 200
病歴管理システム 123

ふ
ファイルの保管 211

ファイルの命名　54
FileMaker Pro システム
　　デメリット　65
　　メリット　65
　フロントエンドファイル　60
　分娩管理台帳　128

へ
ベッド管理ファイル　60
ベンダー製電子カルテ　7, 91

ほ
報告書作成システム　219
放射線情報システム　81

ま
マニュアル　227

め
名大の森　38

や
薬剤管理システム　134
薬品情報提供システム　135
薬品発注システム　135

ゆ
ユビキタスコンピューティング　185

り
リアルタイム接続　108
利用推進　216
リレーショナルデータベース　19
リレーショナルフィールド　145
リレーションシップ　16
臨床データファイリングデータベース　16

れ
レコード間の移動　148
レジメンファイル　73
レポートシステム　47

わ
ワークフローの親和性，CDSS と　167

サンプルファイルについて

「医療現場のデータベース活用」のサンプルファイルは下記からダウンロードできます。
閲覧には下記のID/パスワードをご利用下さい。
ファイルについては該当箇所 サンプルファイル をご参照下さい。

http://www.lifescience.co.jp/books/isbn2907/
ID: db
パスワード：2907

いずれのファイルも FileMaker Pro ver.11 が必要です。

本書に掲載された内容，本書webサイトからのダウンロードファイルの利用に関するサポートは一切行っておりません。またダウンロードファイルによって生じたいかなる障害に対しても，本書発行所，著者，編者はその責を負いません。読者の皆様の責任により利用，活用してください。

医療現場のデータベース活用
―ファイルメーカーを用いた医療データベース構築・活用術
2011年6月2日　初版第1刷発行
2012年7月8日　第2刷発行

編集　　若宮俊司，吉田茂
発行所　ライフサイエンス出版株式会社
　　　　〒103-0024
　　　　東京都東京都中央区日本橋小舟町 11-7
　　　　TEL 03-3664-7900
　　　　http://www.lifescience.co.jp/
印刷　　三報社印刷株式会社
©2011 Life Science Publishing Co., Ltd.
ISBN 978-4-89775-290-7　C3004

JCOPY ＜(社)出版者著作権管理機構 委託出版物＞
本書の無断複写は著作権法上での例外を除き禁じられています。
複写される場合は、そのつど事前に、(社)出版者著作権管理機構（電話 03-3513-6969, FAX 03-3513-6979, e-mail: info@jcopy.or.jp）の許諾を得てください。